もやもや イライラ コリコリ うつっぽさ 対人関係のストレス が

すーっとやわらぐ！

やすらぎスイッチ

崎田ミナ 著
MINA SAKITA

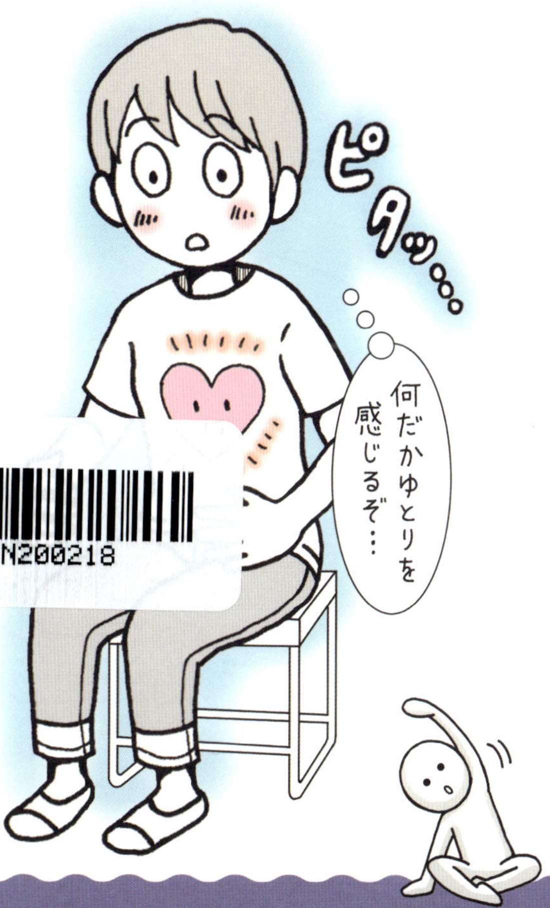
ピタッ…
何だかゆとりを感じるぞ…

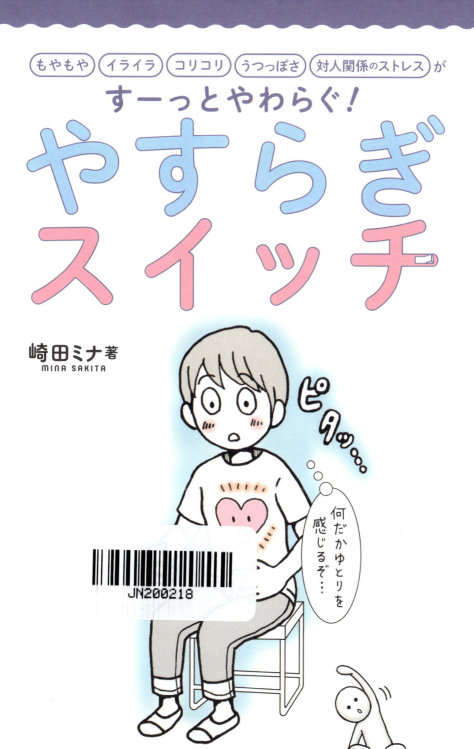

はじめに

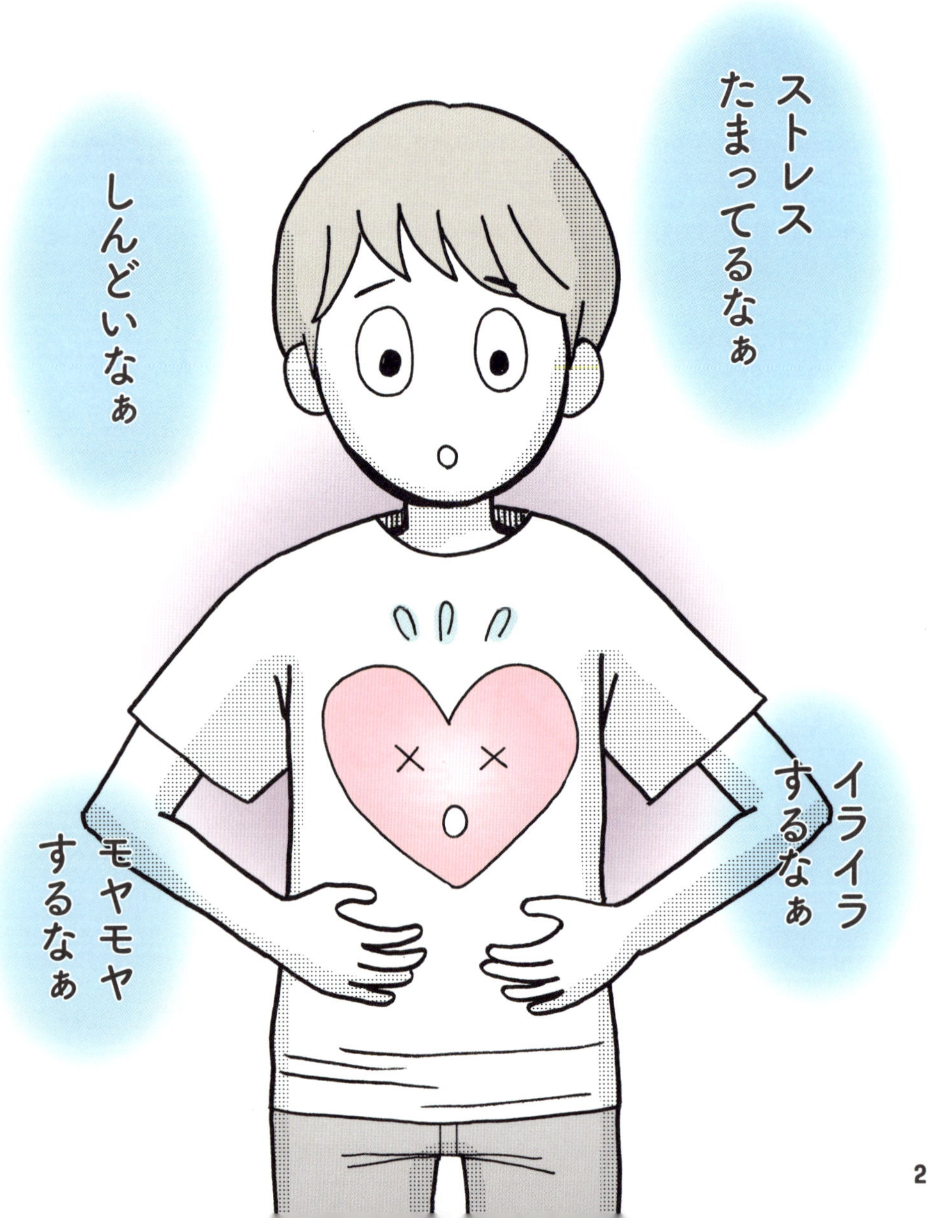

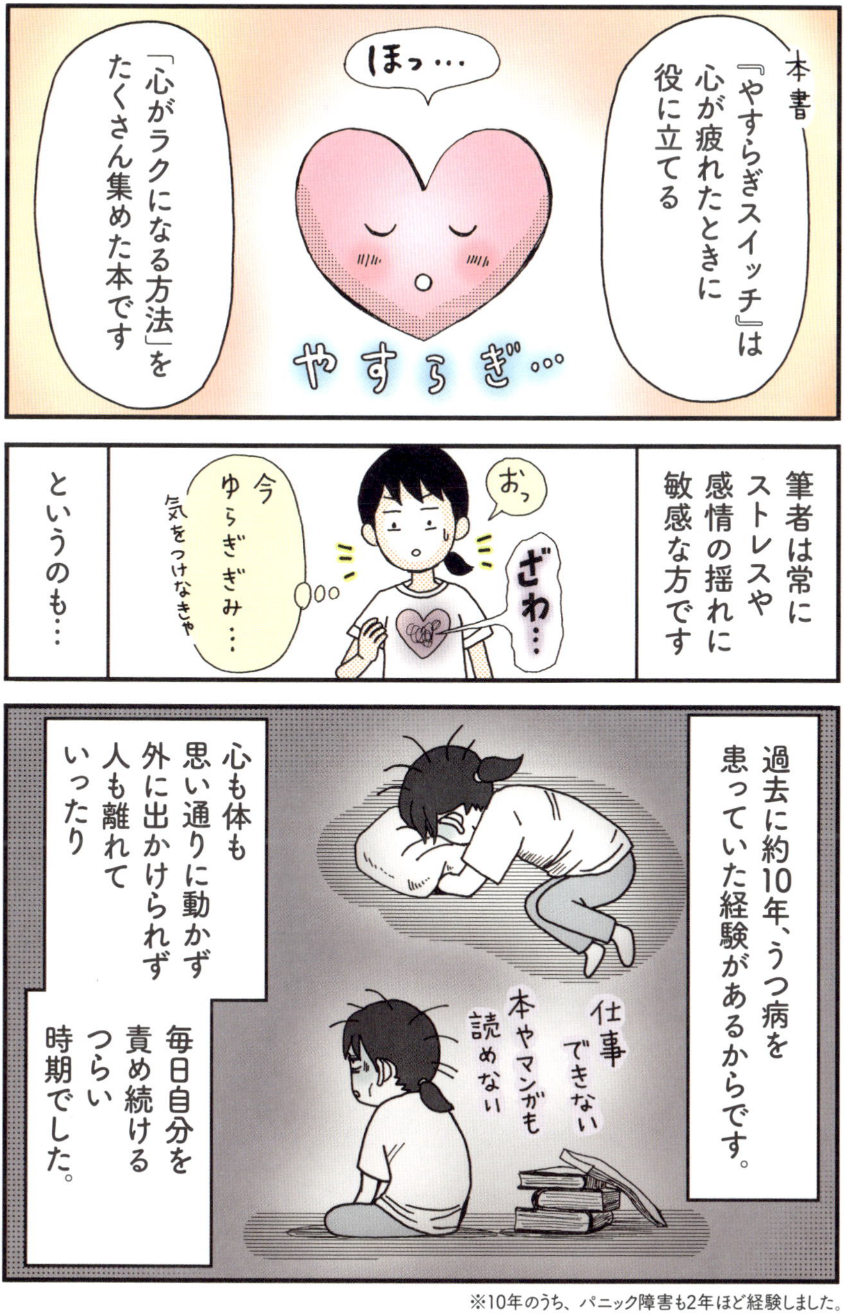
本書『やすらぎスイッチ』は心が疲れたときに役に立てる
ほっ…
やすらぎ…
「心がラクになる方法」をたくさん集めた本です
筆者は常にストレスや感情の揺れに敏感な方です
おっ
ざわ…
今ゆらぎぎみ…
気をつけなきゃ
というのも…
過去に約10年、うつ病を患っていた経験があるからです。
仕事できない
本やマンガも読めない
心も体も思い通りに動かず外に出かけられず人も離れていったり
毎日自分を責め続けるつらい時期でした。

※10年のうち、パニック障害も2年ほど経験しました。

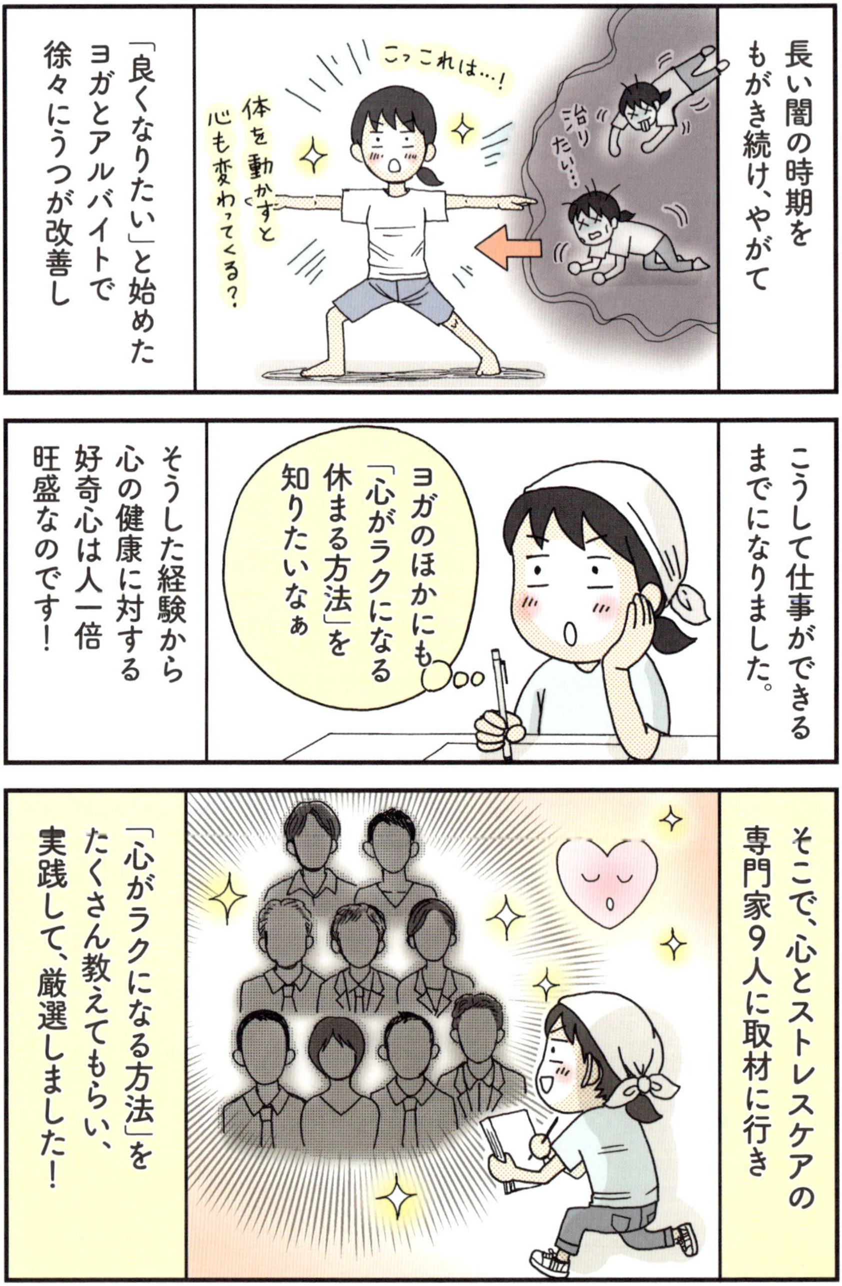
長い闇の時期を
もがき続け、やがて
治りたい…
こっこれは…!
体を動かすと
心も変わってくる?
「良くなりたい」と始めた
ヨガとアルバイトで
徐々にうつが改善し
こうして仕事ができる
までになりました。
ヨガのほかにも
「心がラクになる
休まる方法」を
知りたいなぁ
そうした経験から
心の健康に対する
好奇心は人一倍
旺盛なのです!
そこで、心とストレスケアの
専門家9人に取材に行き
「心がラクになる方法」を
たくさん教えてもらい、
実践して、厳選しました!

取材してみて「心がラクになる方法」には

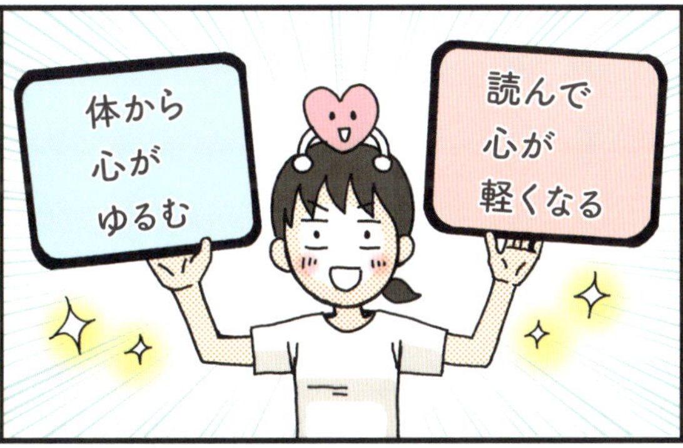

大きく分けて2つのアプローチ方法がありました！

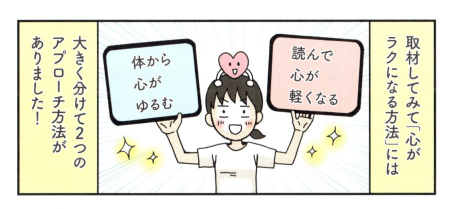

「読んで心が軽くなる」編とは

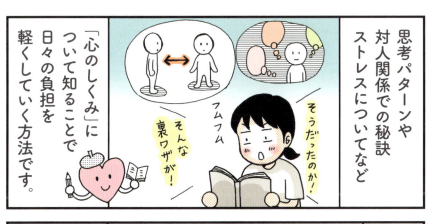

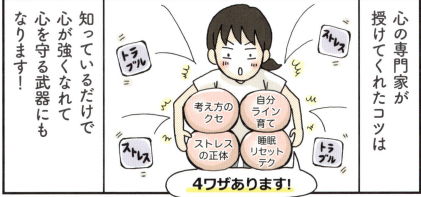

思考パターンや対人関係での秘訣ストレスについてなど

「心のしくみ」について知ることで日々の負担を軽くしていく方法です。

心の専門家が授けてくれたコツは

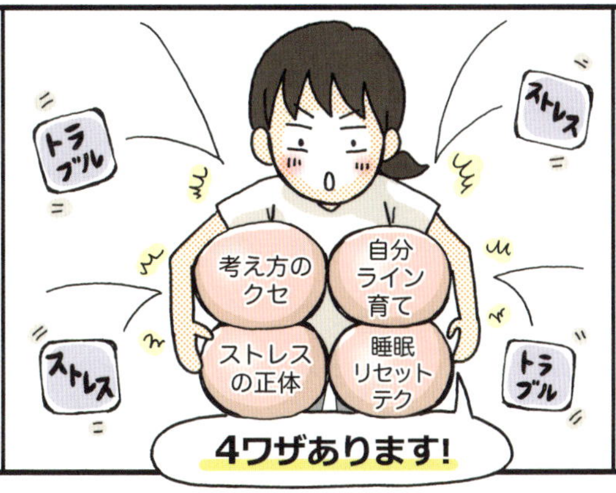

知っているだけで心が強くなれて心を守る武器にもなります！

「体から心がゆるむ」編とは

普段あまり意識しませんが心と体は

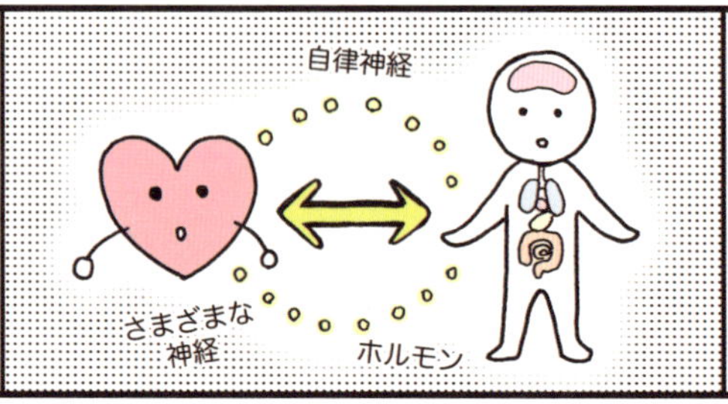
自律神経
さまざまな神経
ホルモン

良くも悪くも相互に影響し合います。

心とストレスケアの専門家が考案してきた方法で体を心地よくゆるませながら

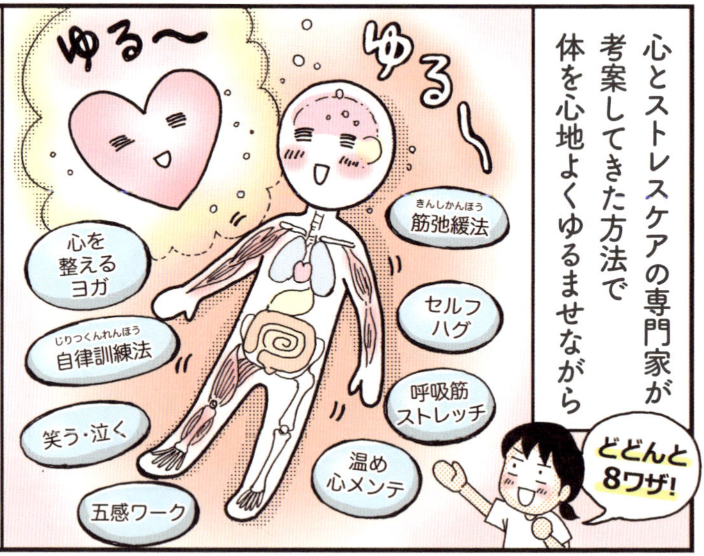
ゆる〜
ゆる〜
筋弛緩法《きんしかんほう》
心を整えるヨガ
セルフハグ
自律訓練法《じりつくんれんほう》
呼吸筋ストレッチ
笑う・泣く
温め心メンテ
五感ワーク
どどんと8ワザ!

心もほぐし、軽くする方法をたくさん紹介します!

心と体がつながっていることがピンとこない人もいるかもしれません。

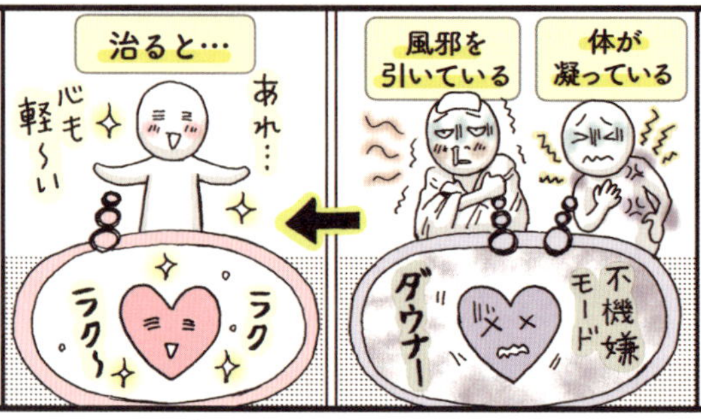
体が凝っている
風邪を引いている
不機嫌モード
ダウナー
治ると…
あれ…
心も軽〜い
ラク
ラク〜

こんな気持ちの変化は、わかりやすい例の一つです。

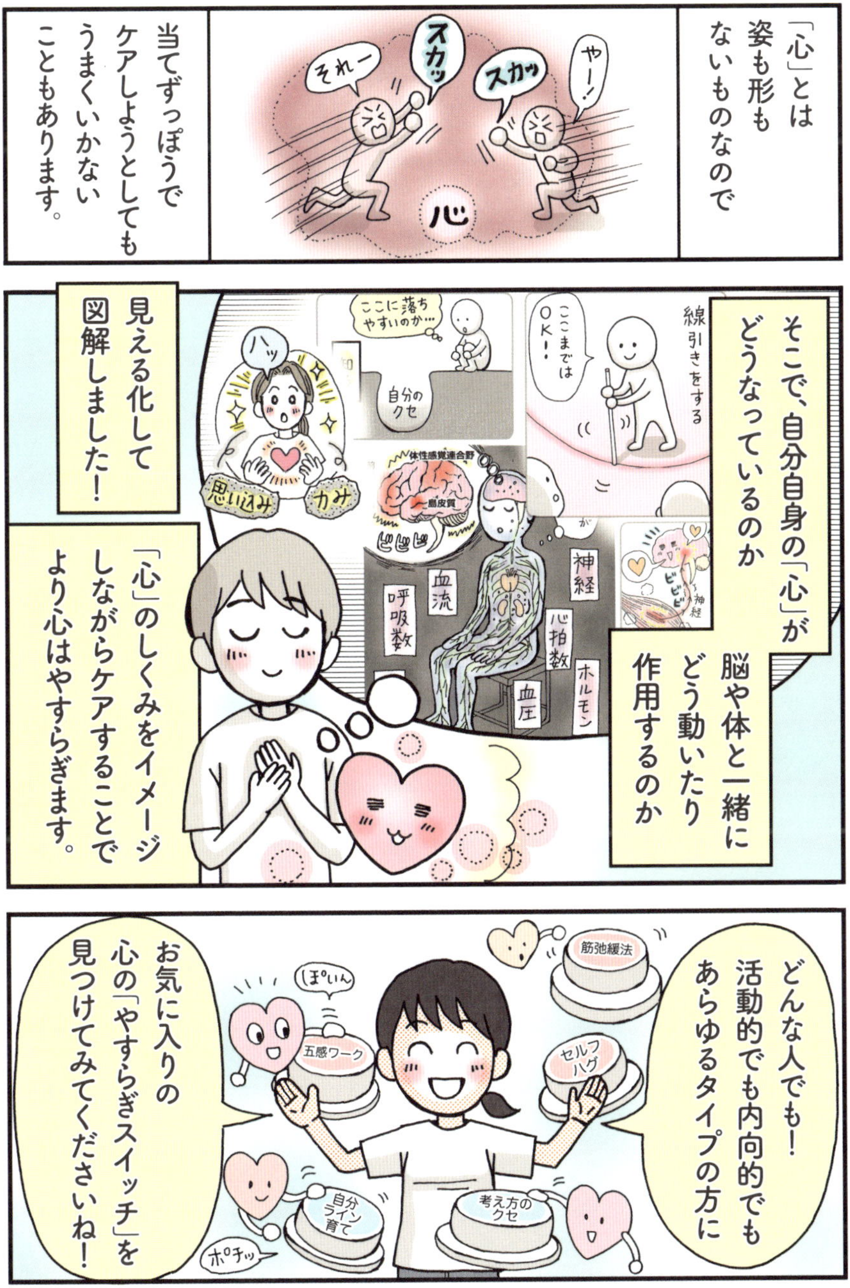
「心」とは姿も形もないものなので
やー！
スカッ
スカッ
それー
心
当てずっぽうでケアしようとしてもうまくいかないこともあります。
そこで、自分自身の「心」がどうなっているのか
脳や体と一緒にどう動いたり作用するのか
線引きをする
ここまではOK！
ここに落ちやすいのか…
自分のクセ
ハッ
思い込み
力み
体性感覚連合野
島皮質
ビビビ
神経
血流
呼吸数
心拍数
ホルモン
血圧
ビビビ
神経
見える化して図解しました！
「心」のしくみをイメージしながらケアすることでより心はやすらぎます。
どんな人でも！活動的でも内向的でもあらゆるタイプの方に
筋弛緩法
セルフハグ
考え方のクセ
ぽいん
五感ワーク
自分ライン育て
ポチッ
お気に入りの心の「やすらぎスイッチ」を見つけてみてくださいね！

もやもや イライラ コリコリ うつっぽさ 対人関係のストレス がすーっとやわらぐ!

やすらぎスイッチ

目次

2つのアプローチで、あなたの疲れをやわらげる

やすらぎスイッチ

専門家に教わった「心の疲れをとる方法」には2つのアプローチがあります。それに合わせ、考え方のヒントをもらうだけで目の前がぱぁーっと開ける「読んで心が軽くなる」と、マッサージや呼吸法など体へのアプローチで心がほぐれる「体から心がゆるむ」に分けました。気になるところ、やれそうなところからやってみましょう。

PART 1 読んで心が軽くなる

第1話 P16

自分の心を守る「自分ライン」の育て方

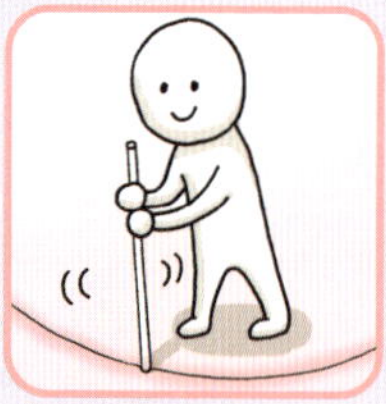

こんなときに　コミュニケーションでのもやもや、NOと言えない不快感に

第2話 P34

「考え方のクセ」を知って心を軽くする

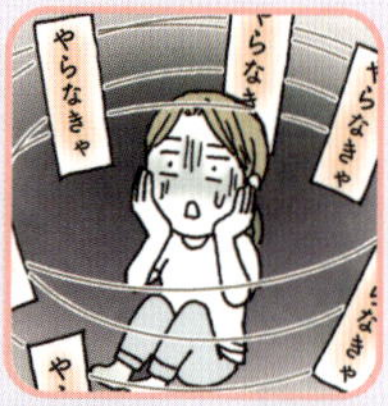

こんなときに　自己肯定感低め、理由なくネガティブ、自分を責めがちなときに

第3話 P50

心を安定させる タイプ別「睡眠リセット」テクニック

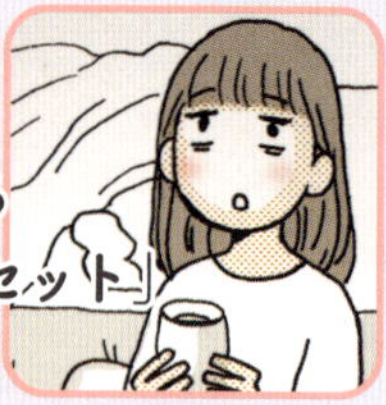

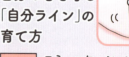

こんなときに　疲れがとれない、集中力が続かない、イライラ、落ち込みが止まらないときに

第4話 P66

心と体をむしばむ「ストレスの正体」

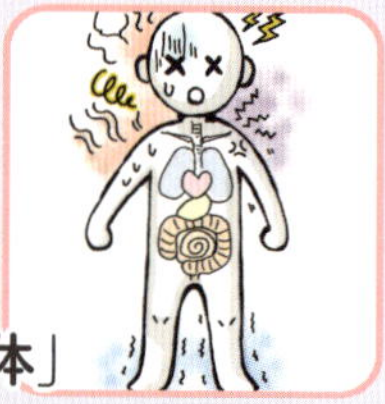

こんなときに　焦燥感、胃腸の不快感、頭痛、めまいなど不調が重なるときに

PART 2 体から心がゆるむ

第9話 P130

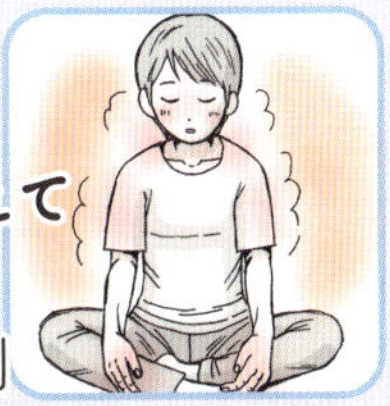

自律神経を整えて
究極の安心感
「心が整うヨガ」

こんなときに
慢性的な首こり、
眼精疲労、
気持ちがほぐれないときに

第10話 P146

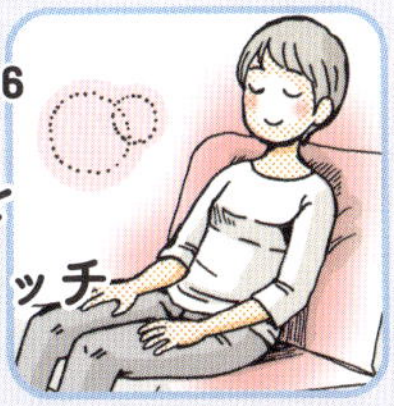

マイナス感情を
フラットにスイッチ
「自律訓練法」

こんなときに
お腹や頭が痛い、
眠れない、
心と身体がちぐはぐなときに

第11話 P162

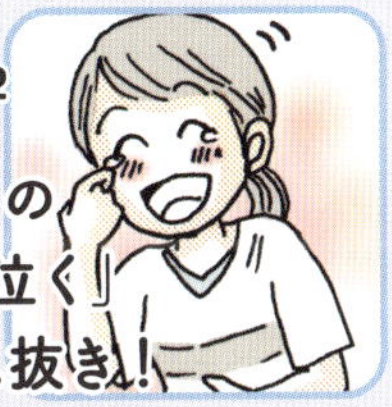

いざというときの
切り札「笑う」「泣く」
ストックでガス抜き!

こんなときに
ため込んだ
ストレスで限界!
感情も出せなくなったときに

第12話 P172

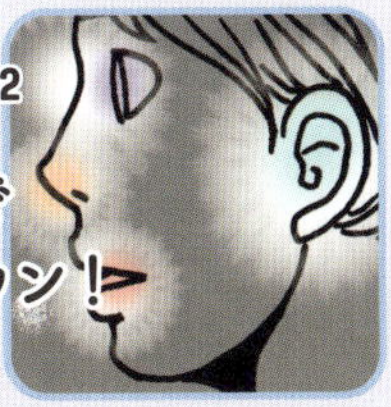

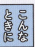

五感のしくみで
心をクールダウン!
「五感ワーク」

こんなときに
イライラ、
ぐるぐる思考、
高ぶる心が収まらないときに

第5話 P78

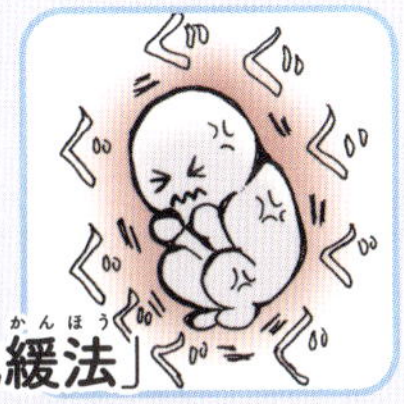

極上の
脱力が訪れる
ゆるふわ「筋弛緩法《きんしかんほう》」

こんなときに
精神的プレッシャー、
肩・首のこわばりを
ゆるめたいときに

第6話 P86

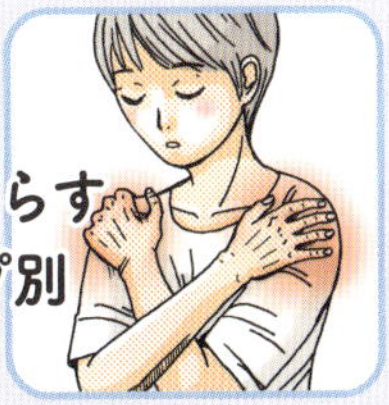

やすらぎをもたらす
自己受容タイプ別
「セルフハグ」

こんなときに
つながり不足、
ネガティブ感情から
逃れたいときに

第7話 P96

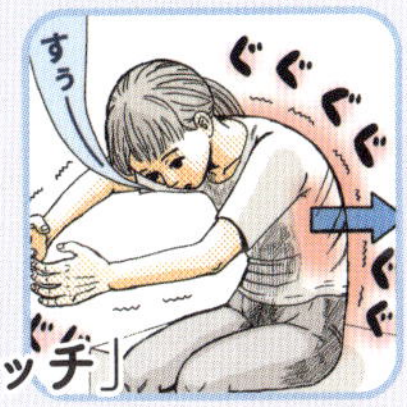

心がストンと
落ち着く
「呼吸筋ストレッチ」

こんなときに
息苦しさ、
気分の落ち込み、
不安感が消えないときに

第8話 P114

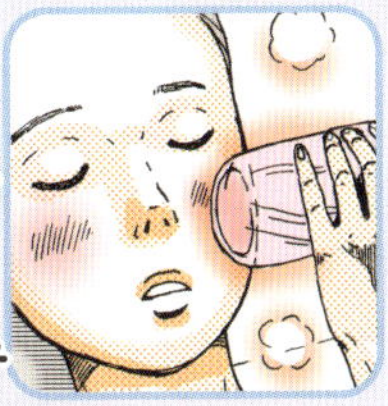

ホッとゆるめて
休ませる
「温め」心メンテ

こんなときに
ガマンしすぎ、
やる気が起きない、
心配しすぎのお疲れに

PART 1

読んで心が軽くなる

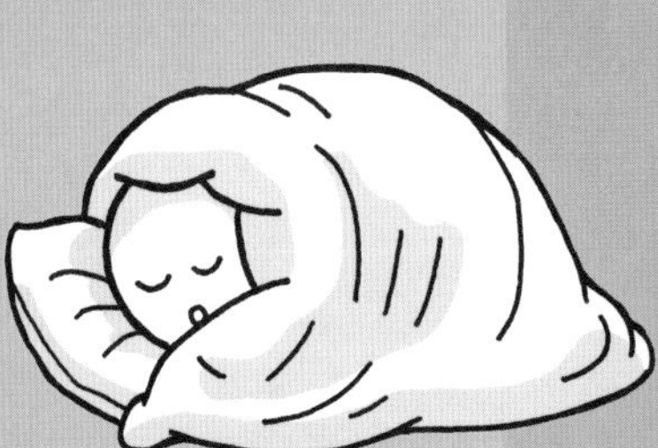

しんどい人間関係、理由なく繰り返すネガティブ思考……。
「心が疲れた」と感じたら、まず自分の思考パターンを
知ることから始めてみませんか。

多くの人に頼りにされてきた専門家に、
対人関係で疲れない考え方、
不安や不快な感情に上手に対処する方法、
心身スッキリ目覚められる睡眠テクニックなど、
今日から使える方法を教えてもらいました！

ストレスで起こる体と心の変化のしくみも
わかりやすく解説します。

まずは読んで気持ちをほぐしていきましょう。

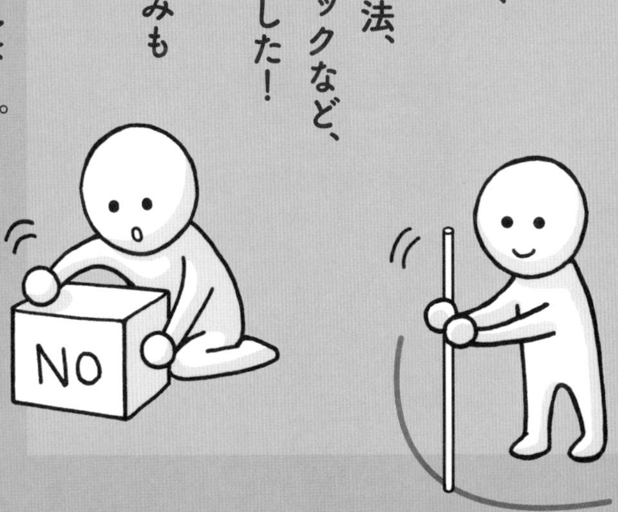

第1話

コミュニケーションでのもやもや、
NOと言えない不快感に

自分の心を守る「自分ライン」の育て方

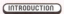

INTRODUCTION

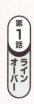

他者との境界=〈自分ライン〉を引いて安心領域をつくるには

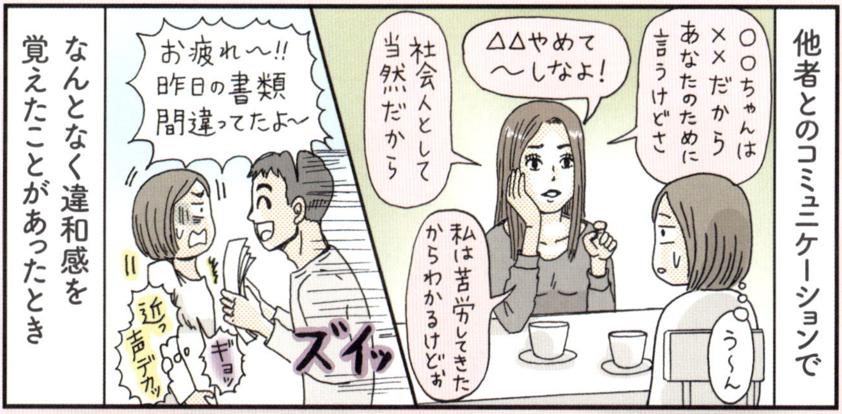
他者とのコミュニケーションで
○○ちゃんは××だからあなたのために言うけどさ
△△やめて〜しなよ!
社会人として当然だから
私は苦労してきたからわかるけどぉ
う〜ん
お疲れ〜!! 昨日の書類間違ってたよ〜
ズイッ
ギョッ
近っ 声デカッ
なんとなく違和感を覚えたことがあったとき

それの違和感が「不快」に感じるなら…

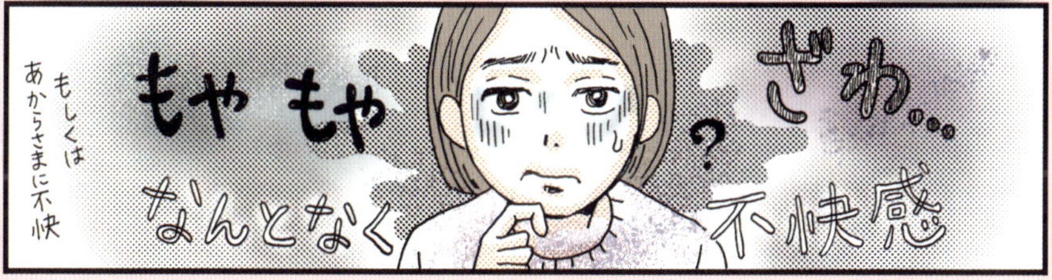
もやもや
なんとなく
もしくはあからさまに不快
?
ざわ…
不快感

〈ラインオーバー〉されている状態かもしれません

目には見えない心の中の「境界線」を意識してみよう

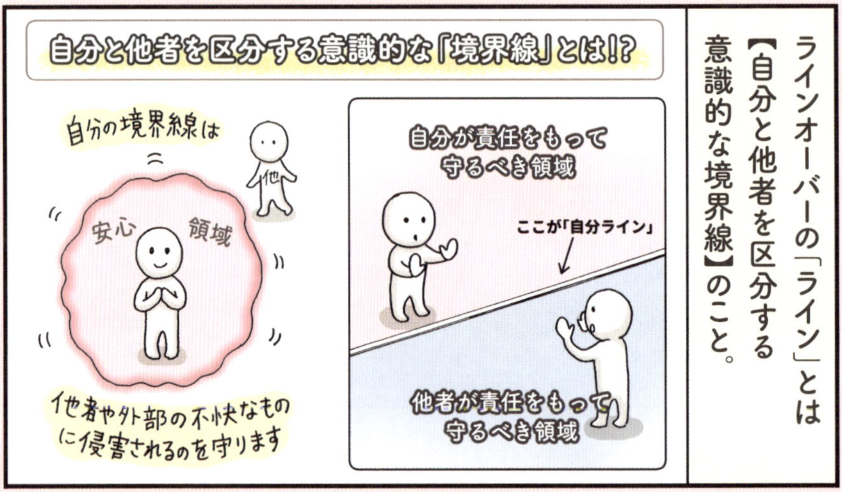

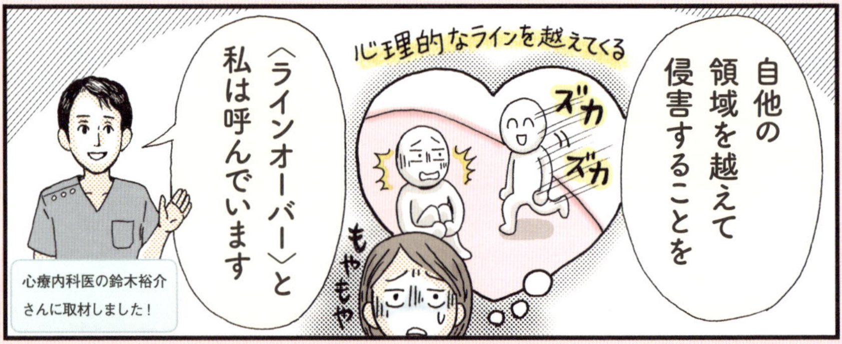
自他の領域を越えて侵害することを
心理的なラインを越えてくる
ズカズカ
もやもや
〈ラインオーバー〉と私は呼んでいます
心療内科医の鈴木裕介さんに取材しました！

※鈴木裕介先生のプロフィールは189ページ。

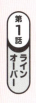

ラインオーバーには さまざまな種類がある

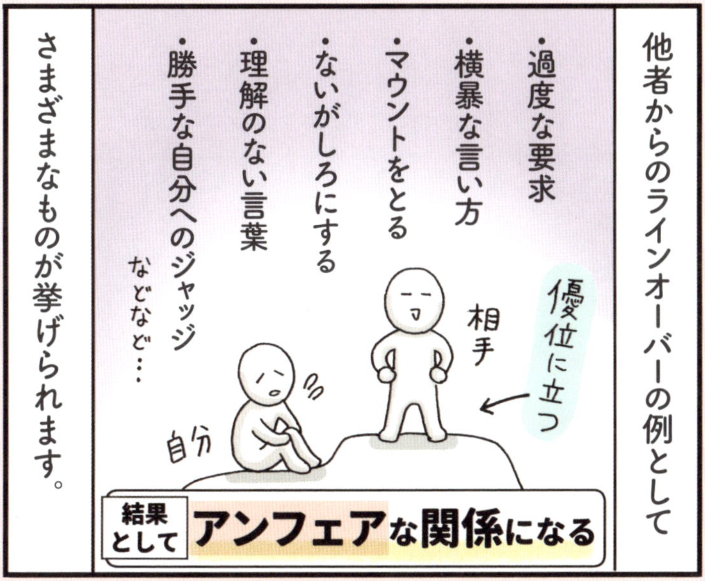
他者からのラインオーバーの例として
・過度な要求
・横暴な言い方
・マウントをとる
・ないがしろにする
・理解のない言葉
・勝手な自分へのジャッジ
などなど…
優位に立つ
相手
自分
結果として
アンフェアな関係になる
さまざまなものが挙げられます。

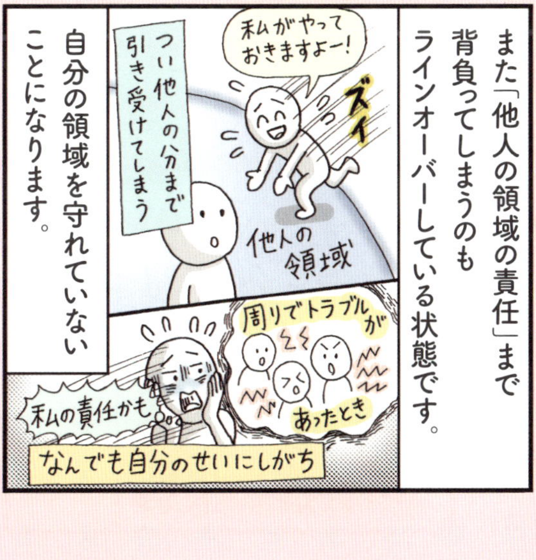
また「他人の領域の責任」まで背負ってしまうのもラインオーバーしている状態です。
私がやっておきますよー!
ズイ
つい他人の分まで引き受けてしまう
他人の領域
周りでトラブルがあったとき
私の責任かも…
なんでも自分のせいにしがち
自分の領域を守れていないことになります。

何をもって自分の境界線を越えられたのかは考えるといろいろあるものなんだね

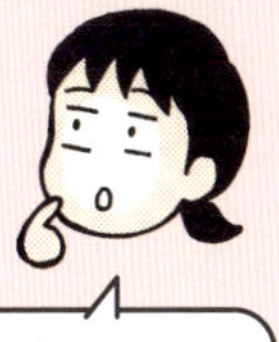

やさしさや責任感の強さの表れのように見えても他人の領域に入りすぎることにも注意が必要か…

〈ラインオーバー〉を放置すると「生きづらくなる」しくみ

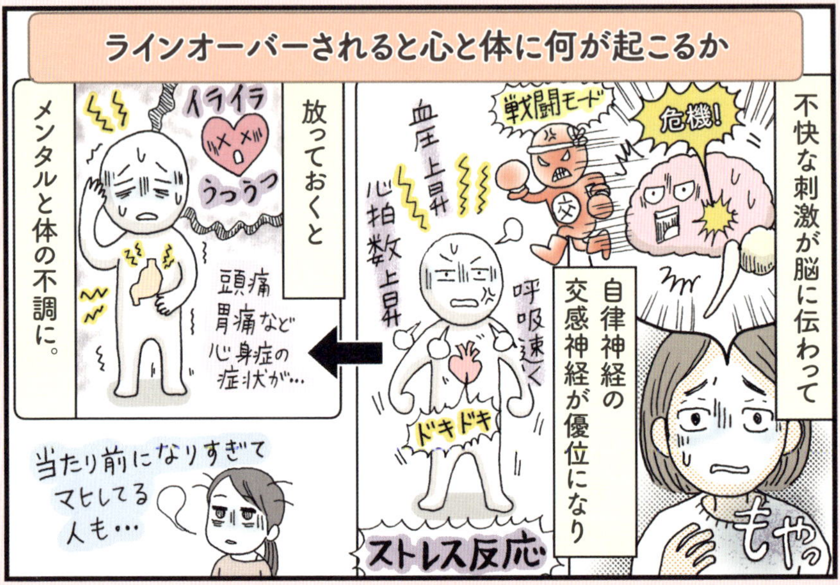

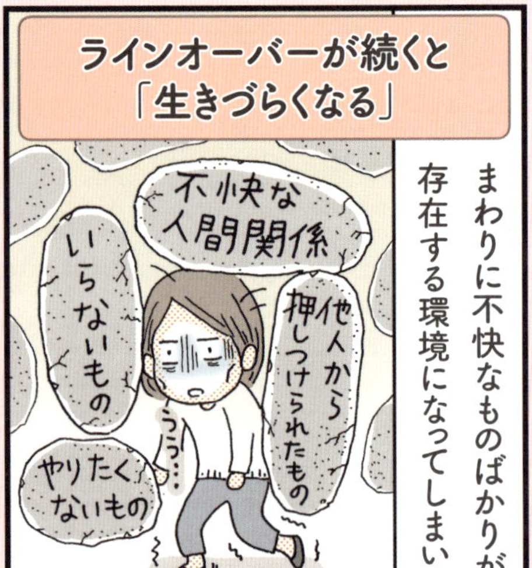

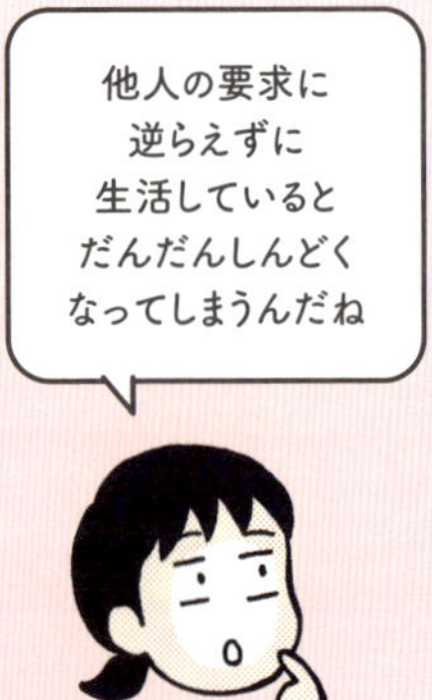
他人の要求に逆らえずに生活しているとだんだんしんどくなってしまうんだね

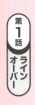

自他の境界線を越えやすい要因に…！5つ以上当てはまったら注意！

ラインオーバーされやすい人チェック

しやすい人にも当てはまります！

① 心理的に余裕がない
② 自分のことを責めやすい
③ 他人のことを責めやすい
④ 拒絶したり頼まれ事を断ったりが苦手
⑤ 自己肯定感が低い
⑥ いい人そうとよく言われる、道でよく話しかけられる
⑦ ついつい世話を焼いたり他人の尻拭いをしてしまう
⑧ 自分の苦労を度外視して誰かを助けようとすることがある
⑨ 相手のちょっとした言動に過剰反応してしまう
⑩ 他人に依存しやすい、共依存しやすい傾向がある

※ラインオーバーされやすい・しやすい人は自他の境界線があいまいな認識になっているのです。

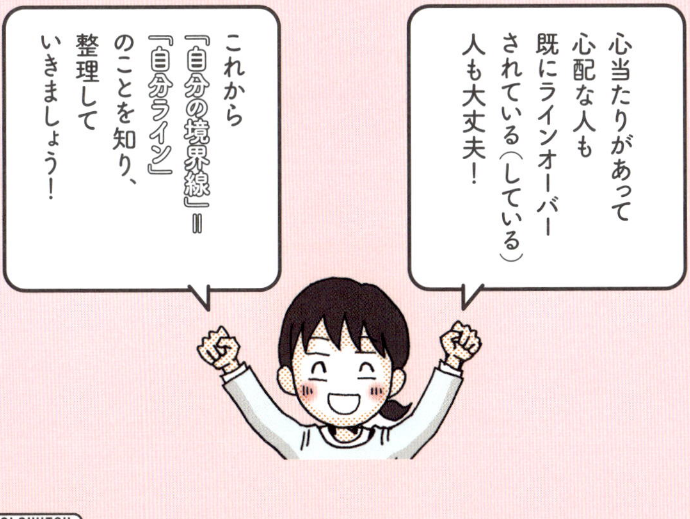
心当たりがあって心配な人も既にラインオーバーされている（している）人も大丈夫！
これから『自分の境界線』＝『自分ライン』のことを知り、整理していきましょう！

他者の意思は関係なし！
〈自分ライン〉で心が安定する理由

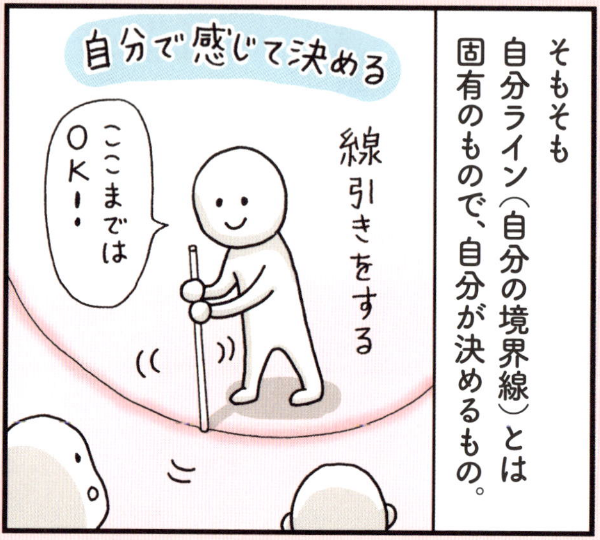
そもそも
自分ライン（自分の境界線）とは
固有のもので、自分が決めるもの。
自分で感じて決める
線引きをする
ここまではOK！

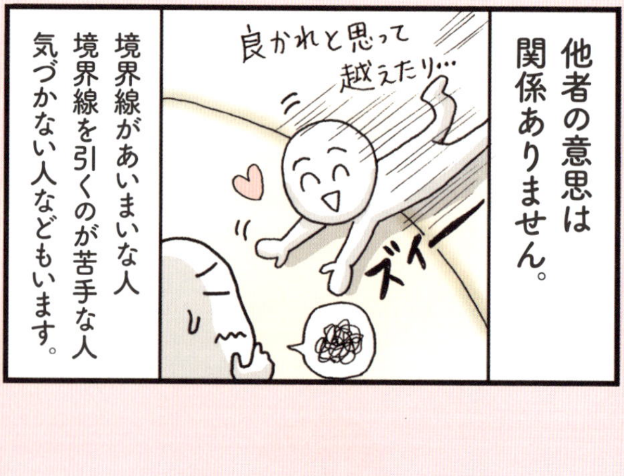
他者の意思は
関係ありません。
良かれと思って越えたり…
ズイー
境界線があいまいな人
境界線を引くのが苦手な人
気づかない人などもいます。

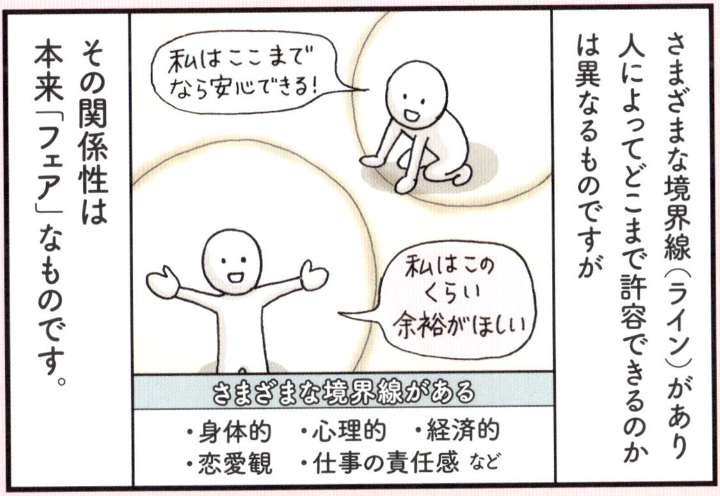
さまざまな境界線（ライン）があり
人によってどこまで許容できるのか
は異なるものですが
私はここまでなら安心できる!
私はこのくらい余裕がほしい
さまざまな境界線がある
・身体的 ・心理的 ・経済的
・恋愛観 ・仕事の責任感 など
その関係性は本来「フェア」なものです。

※関係性が「フェア」であるかどうかの判断は、パートナーや家族間では「愛情」が加味されるため気づきづらくなります。

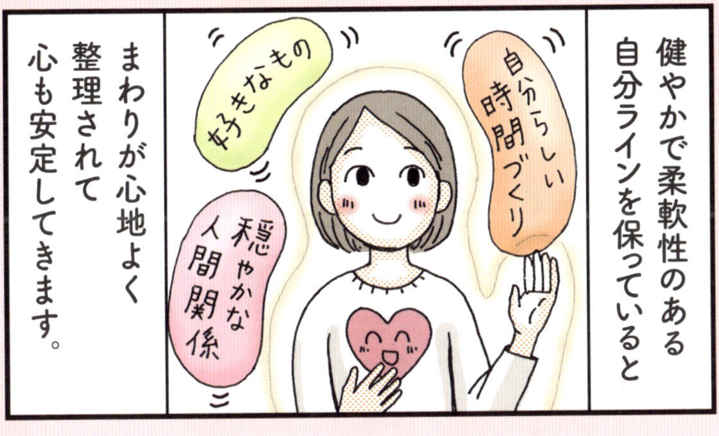
健やかで柔軟性のある
自分ラインを保っていると
自分らしい時間づくり
好きなもの
穏やかな人間関係
まわりが心地よく
整理されて
心も安定してきます。

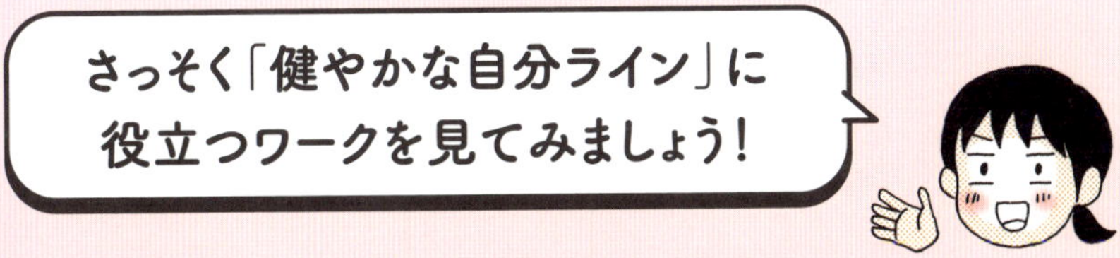
さっそく「健やかな自分ライン」に
役立つワークを見てみましょう!

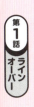

WORK

ラインオーバーを予防するための

「自分の境界線《（自分ライン）》」を守り 心を健やかに保つワーク

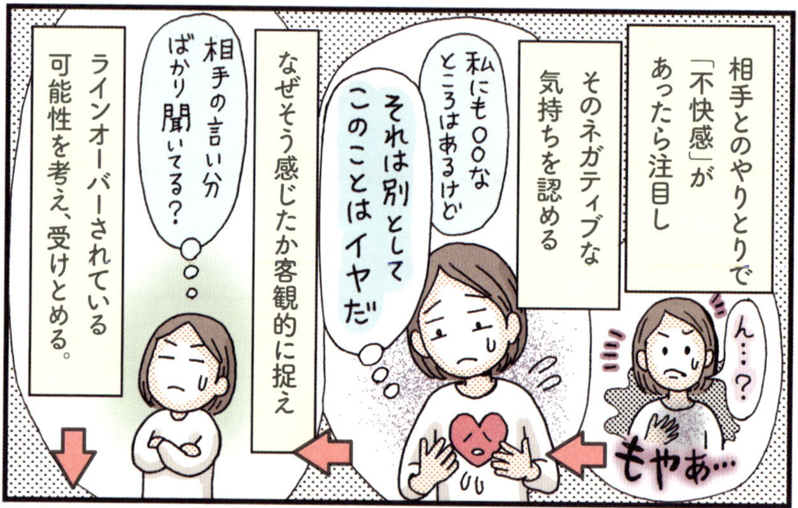
相手とのやりとりで「不快感」があったら注目し
ん…？
もやぁ…
そのネガティブな気持ちを認める
私にも○○なところはあるけど
それは別として このことはイヤだ
なぜそう感じたか客観的に捉え
相手の言い分ばかり聞いてる？
ラインオーバーされている可能性を考え、受けとめる。

他人からのラインオーバーに敏感になる

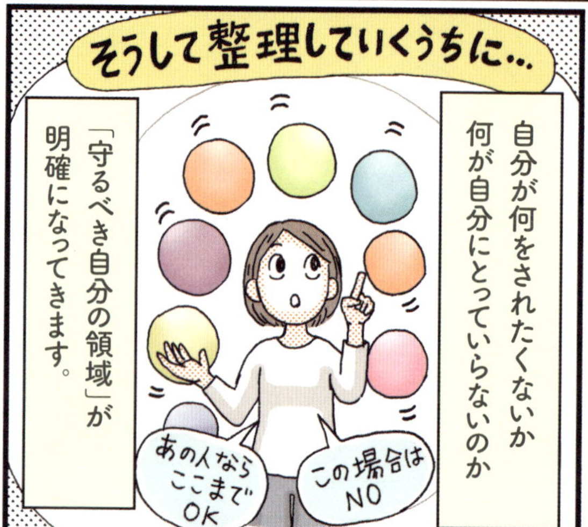
そうして整理していくうちに…
自分が何をされたくないか 何が自分にとっていらないのか
この場合はNO
あの人ならここまでOK
「守るべき自分の領域」が明確になってきます。

「べき思考」を手放していく

「〜しなければならない」という思考は世俗的なルールや他人の価値観から影響を受けている場合がほとんど。

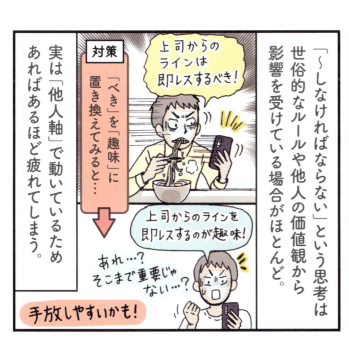

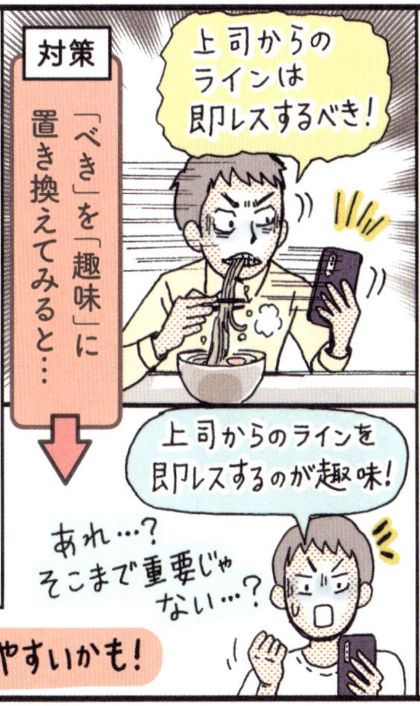
上司からのラインは即レスするべき!
対策
「べき」を「趣味」に置き換えてみると…
上司からのラインを即レスするのが趣味!
あれ…? そこまで重要じゃない…?
手放しやすいかも!

実は「他人軸」で動いているためあればあるほど疲れてしまう。

他人のニーズに応えたいという気持ちには冷静に

「期待に応えなければならない」「誰かの役に立たなければならない」と思いすぎてしまうと

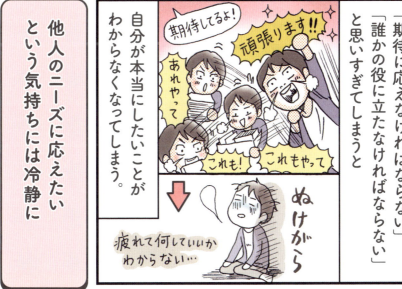

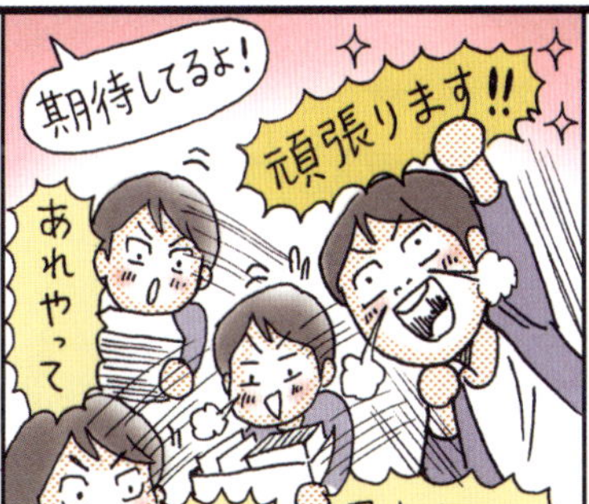
期待してるよ!
頑張ります!!
あれやって
これも!
これもやって

自分が本当にしたいことがわからなくなってしまう。

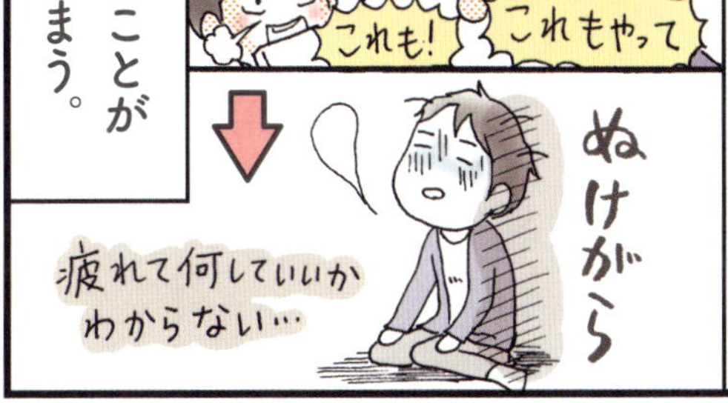
ぬけがら
疲れて何していいかわからない…

SNSでも自分ラインを忘れずに

SNSでも心理的な「自分ライン」は普段の生活と同じ。

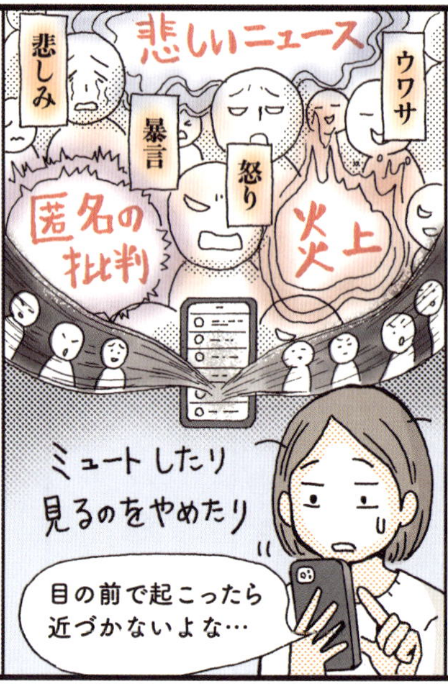
悲しいニュース
ウワサ
悲しみ
暴言
怒り
匿名の批判
炎上
ミュートしたり
見るのをやめたり
目の前で起こったら
近づかないよな…

画面の向こう側だからと特別に扱わずリアルに置き換えてうまく距離をとろう。

信頼できる人とそうでない人を見極めておく

自分が自分らしくいられる人や「NO」を言ってもわかってくれる人

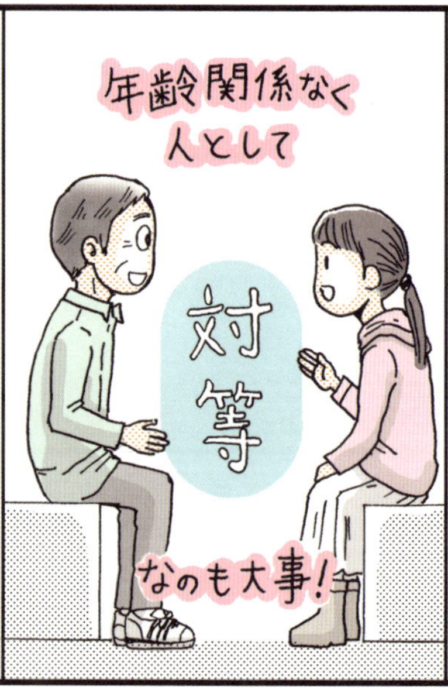
年齢関係なく
人として
対等
なのも大事!

いざとなったとき助け合える人は誰なのか、日ごろから考えてみよう。

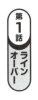

身体的なニーズを大切にしよう

自分自身の体の疲れやダメージをごまかさずに自覚しよう。

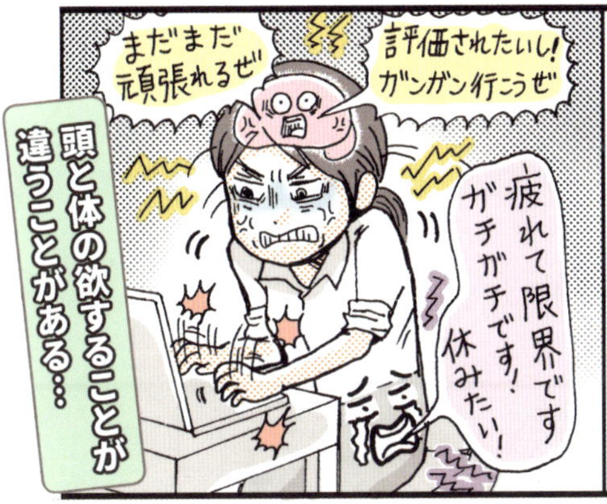
まだまだ頑張れるぜ
評価されたいし!ガンガン行こうぜ
疲れて限界です ガチガチです! 休みたい!
頭と体の欲することが違うことがある…

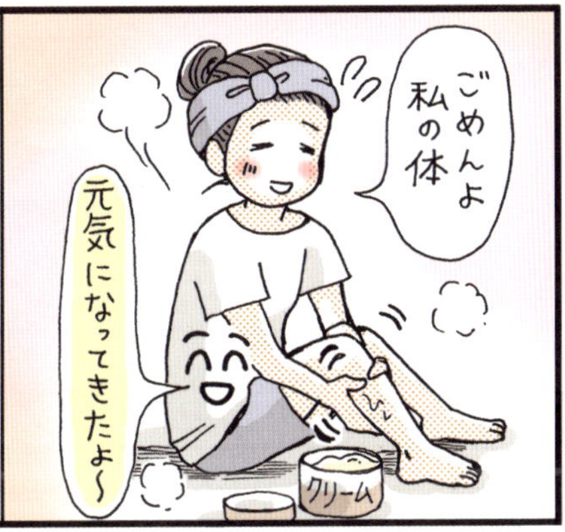
ごめんよ私の体
元気になってきたよ〜
クリーム

自分の中の感覚にきちんと気づくことが大事。ケアをして回復すると心の余裕につながってくる。

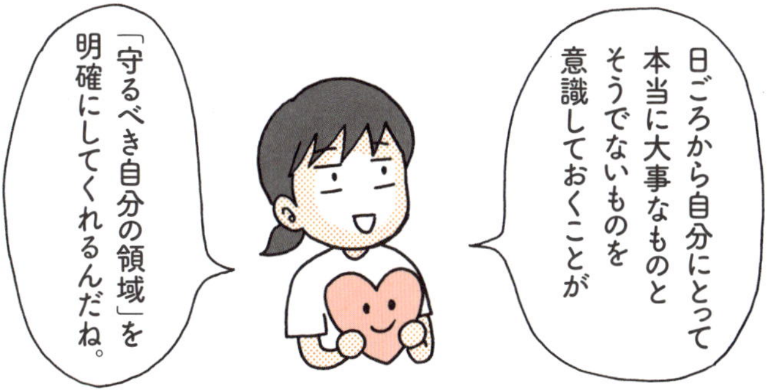
日ごろから自分にとって本当に大事なものとそうでないものを意識しておくことが
「守るべき自分の領域」を明確にしてくれるんだね。

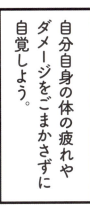

WORK

〈ラインオーバーされた〉ときの

「自分の境界線《自分ライン》」を守りストレスを減らすワーク

コミュニケーションの小骨を放置しない

もやもやするやりとりがあったらそのままのみ込まず

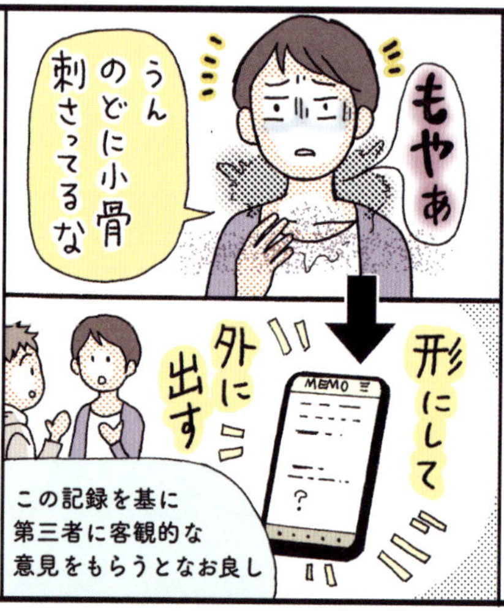

もやぁ
うん のどに小骨刺さってるな
形にして
外に出す
MEMO
?
この記録を基に第三者に客観的な意見をもらうとなお良し

スマホや紙などにメモして自分の心の外に出す。

頼まれ事はいったん持ち帰り他人に消費されない

頼まれ事やお誘い事はその場で引き受けず

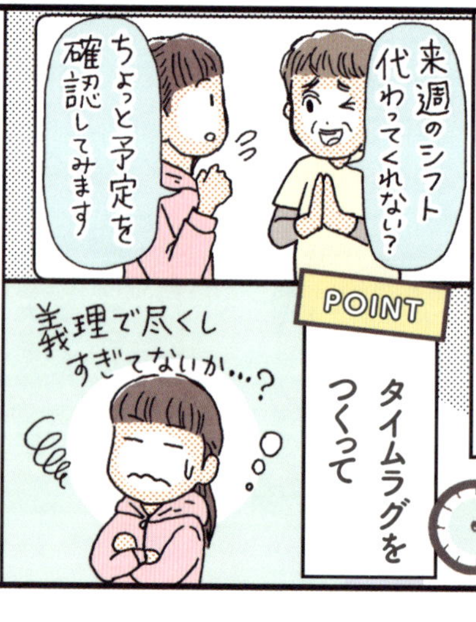

来週のシフト代わってくれない？
ちょっと予定を確認してみます
POINT
タイムラグをつくって
義理で尽くしすぎてないか…？

自分にとって快か不快か判断。NOであれば少しずつでもお断りする。

その相手と良い関係を続けたい場合には…

必要があれば気持ちを伝えてみる

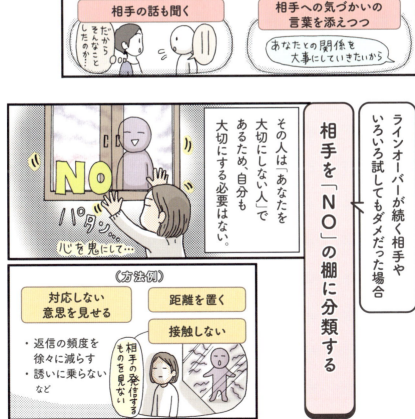

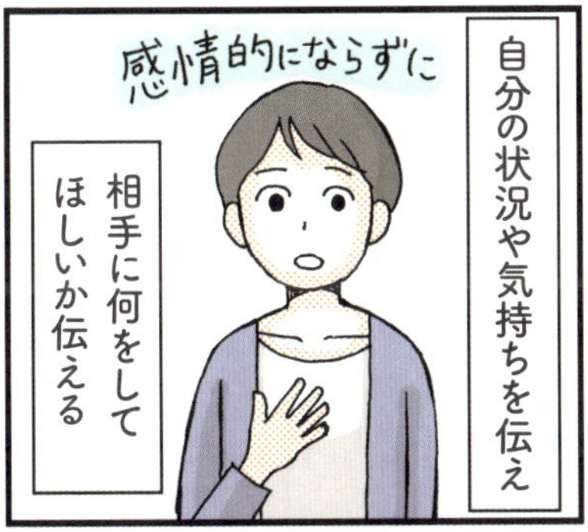

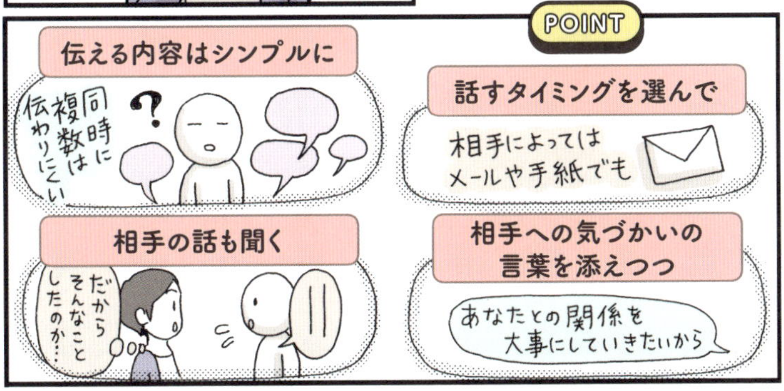

ラインオーバーが続く相手やいろいろ試してもダメだった場合

相手を「NO」の棚に分類する

罪悪感から他人に時間を使いすぎない

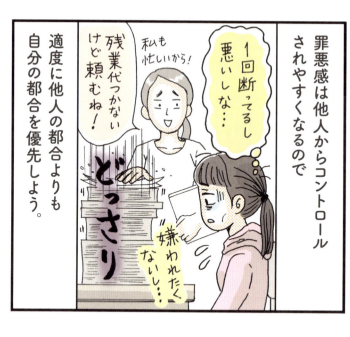

罪悪感は他人からコントロールされやすくなるので

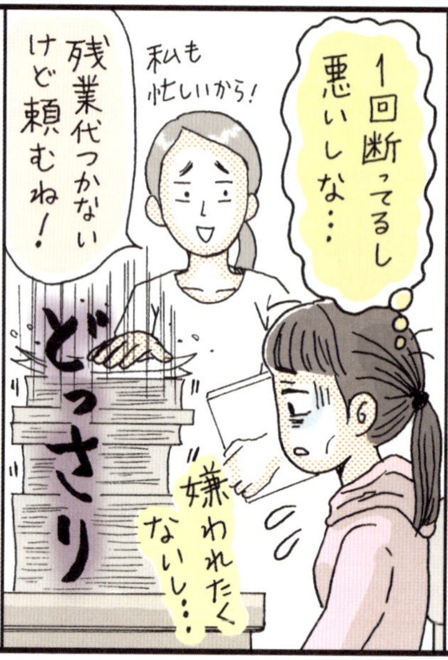

1回断ってるし悪いしな…
私も忙しいから！
残業代つかないけど頼むね！
嫌われたくないし…
どっさり

適度に他人の都合よりも自分の都合を優先しよう。

心が弱っているときは一方的に自分をジャッジする人から離れる

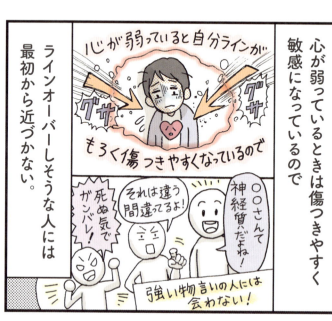

心が弱っているときは傷つきやすく敏感になっているので

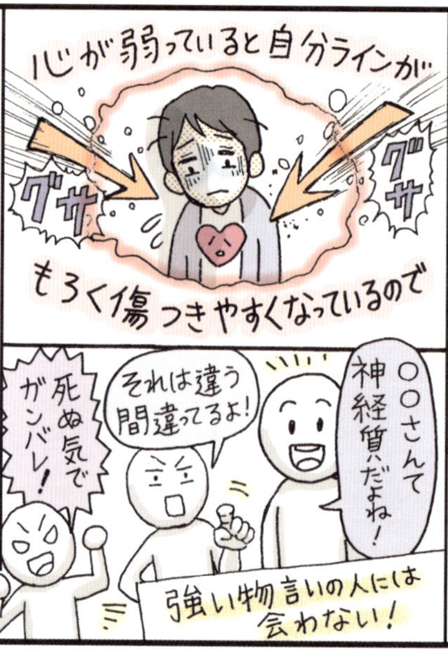

心が弱っていると自分ラインが
グサ
グサ
もろく傷つきやすくなっているので
○○さんて神経質だよね！
それは違う間違ってるよ！
死ぬ気でガンバレ！
強い物言いの人には会わない！

ラインオーバーしそうな人には最初から近づかない。

気力・体力を使い果たして
コミュニケーション・オーバーのときは
「一人になりたい」と思うのは自然なこと。

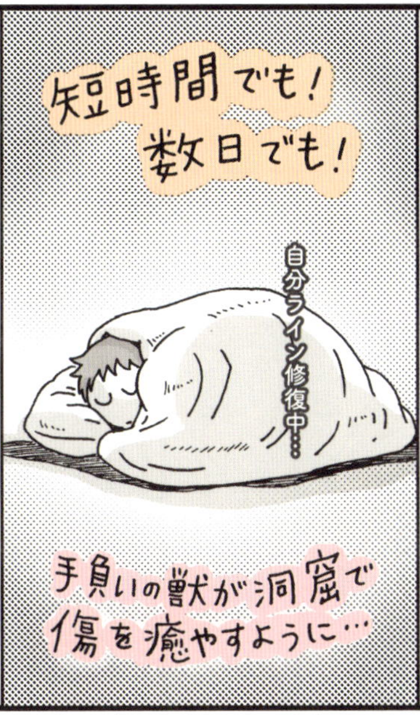
短時間でも！
数日でも！
自分ライン修復中…
手負いの獣が洞窟で
傷を癒やすように…

外の情報を遮断して
自分自身を守る時間を確保しよう。

引きこもる、シャットダウンする

不快な場から離れ
エネルギーを節約し、回復に向かおう。

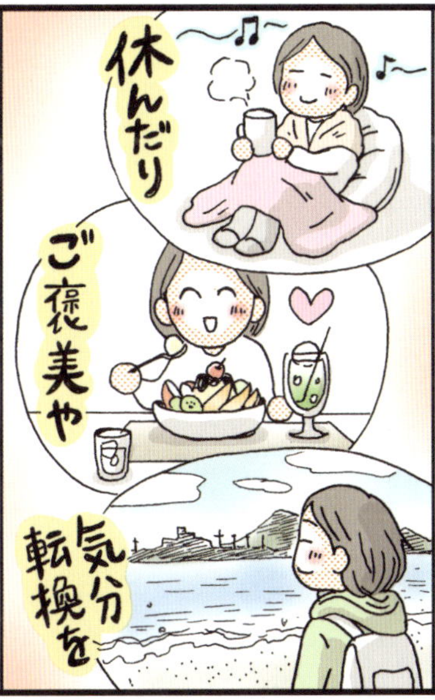
休んだり
ご褒美や
気分転換を

誰のためでもない
自分だけを喜ばせるための
時間や価値観を大切にしよう。

**自分の余裕（キャパシティ）を
回復することを最優先する**

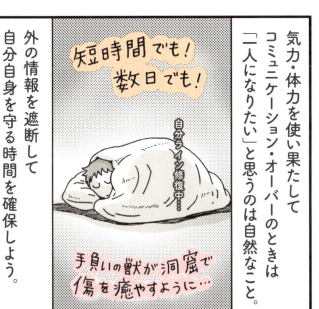

REPORT 崎田レポ

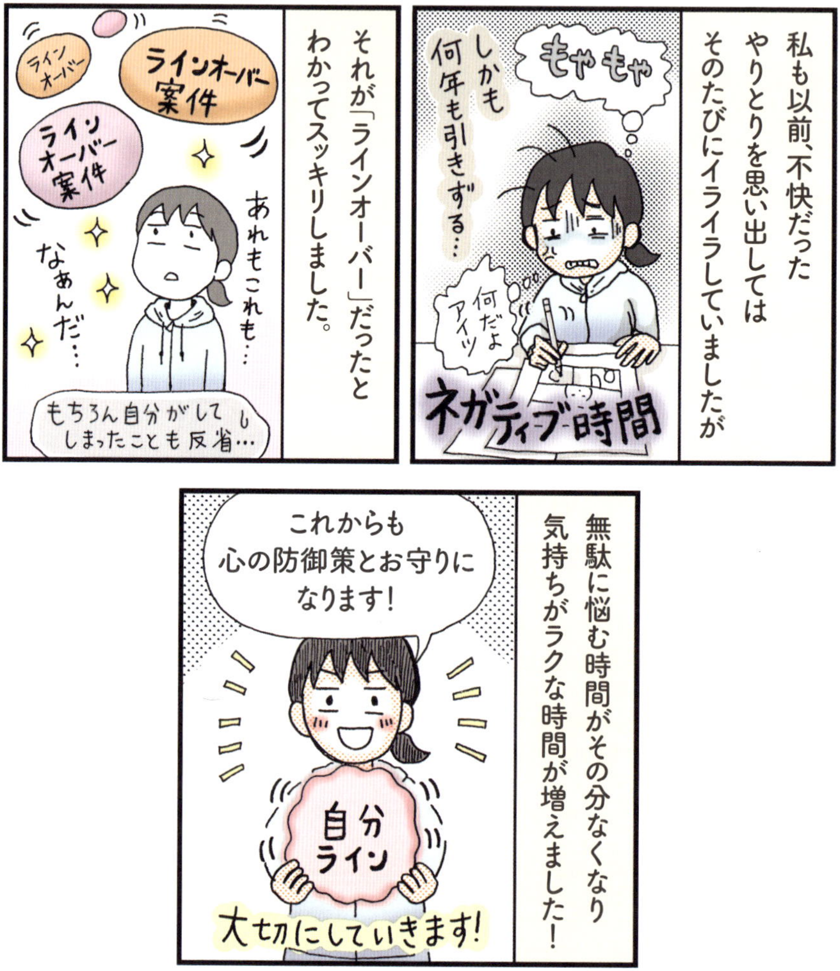
私も以前、不快だった
やりとりを思い出しては
そのたびにイライラしていましたが
もやもや
しかも何年も引きずる…
何だよアイツ
ネガティブ時間
それが「ラインオーバー」だったと
わかってスッキリしました。
ラインオーバー案件
ラインオーバー
ラインオーバー案件
あれもこれも…
なあんだ…
もちろん自分がしてしまったことも反省…
無駄に悩む時間がその分なくなり
気持ちがラクな時間が増えました！
これからも心の防御策とお守りになります！
自分ライン
大切にしていきます！

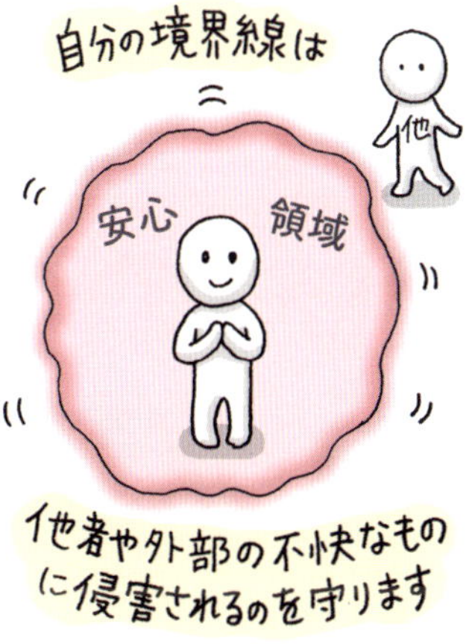
自分の境界線は
他
安心
領域
他者や外部の不快なもの
に侵害されるのを守ります

第2話

自己肯定感低め、理由なくネガティブ、自分を責めがちなときに

「考え方のクセ」を知って、心を軽くする

INTRODUCTION

気づかないうちにパターン化してる？「考え方のクセ」を意識してみよう

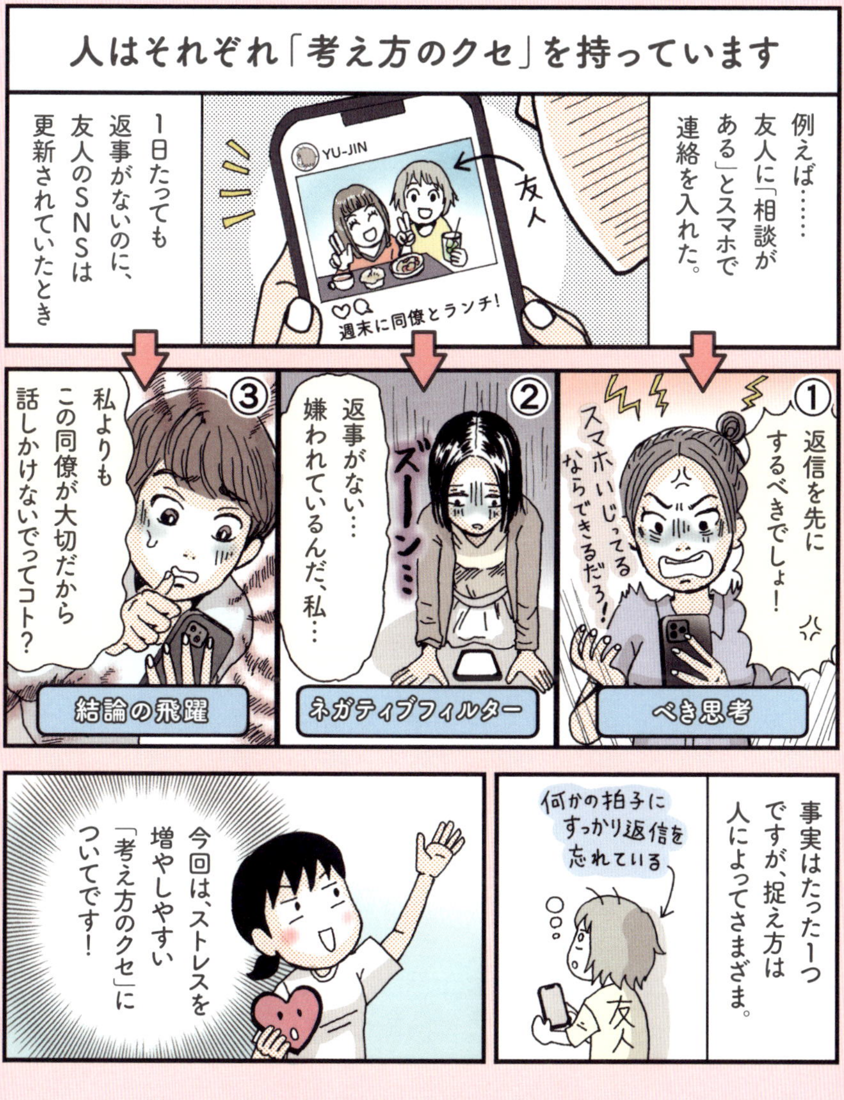
人はそれぞれ「考え方のクセ」を持っています
例えば……友人に「相談がある」とスマホで連絡を入れた。
YU-JIN
友人
週末に同僚とランチ！
1日たっても返事がないのに、友人のSNSは更新されていたとき
①
返信を先にするべきでしょ！
スマホいじってるならできるだろ！
べき思考
②
返事がない…嫌われているんだ、私…
ズーン…
ネガティブフィルター
③
私よりもこの同僚が大切だから話しかけないでってコト？
結論の飛躍
事実はたった一つですが、捉え方は人によってさまざま。
何かの拍子にすっかり返信を忘れている
友人
今回は、ストレスを増やしやすい「考え方のクセ」についてです！

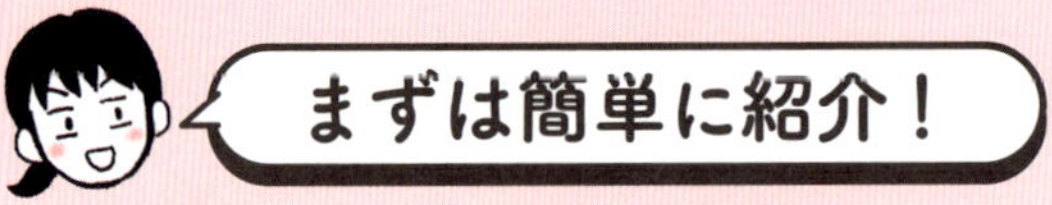

「考え方のクセ」6つ

白黒思考

物事を白か黒かのどちらかで考える。

レッテル貼り

1つのマイナスを拡大解釈して
レッテルを貼る。

ネガティブフィルター

嫌なことにこだわり、良いことを
無視して現実をより暗く見る。

結論の飛躍

根拠のないストーリーを作り上げる。

べき思考

固定された思考を正当化して
自分や他人に実現させようとする。

自己関連づけ

嫌なことが起こったとき、
責任がないのに自分のせいにする。

「考え方のクセ」は誰しもが持っているもの

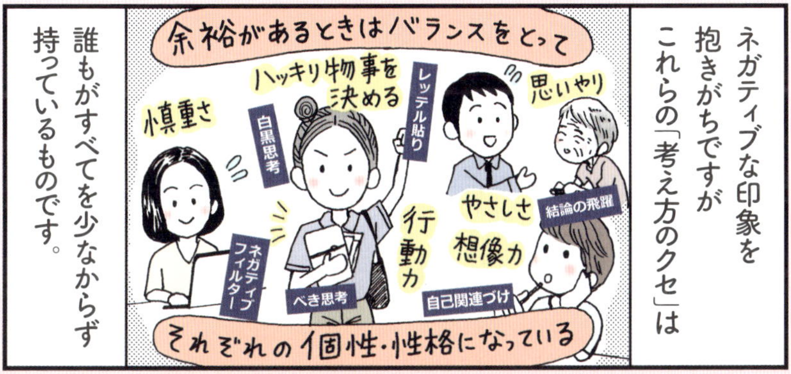
ネガティブな印象を
抱きがちですが
これらの「考え方のクセ」は
余裕があるときはバランスをとって
思いやり
ハッキリ物事を決める
レッテル貼り
慎重さ
白黒思考
やさしさ
結論の飛躍
行動力
想像力
ネガティブフィルター
べき思考
自己関連づけ
それぞれの個性・性格になっている
誰もがすべてを少なからず
持っているものです。

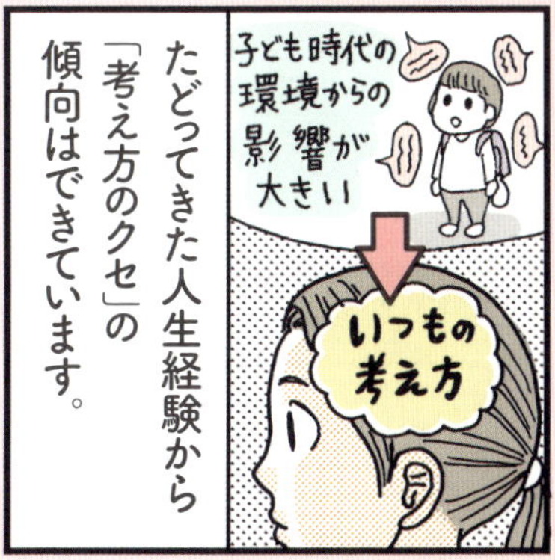
たどってきた人生経験から
「考え方のクセ」の
傾向はできています。
子ども時代の環境からの影響が大きい
いつもの考え方

※「考え方のクセ」は一般的に「認知の歪み」と表現されることが多いですが、ここでは「考え方のクセ」と表記します

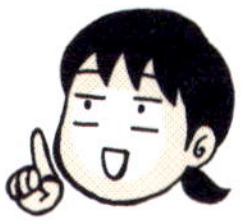

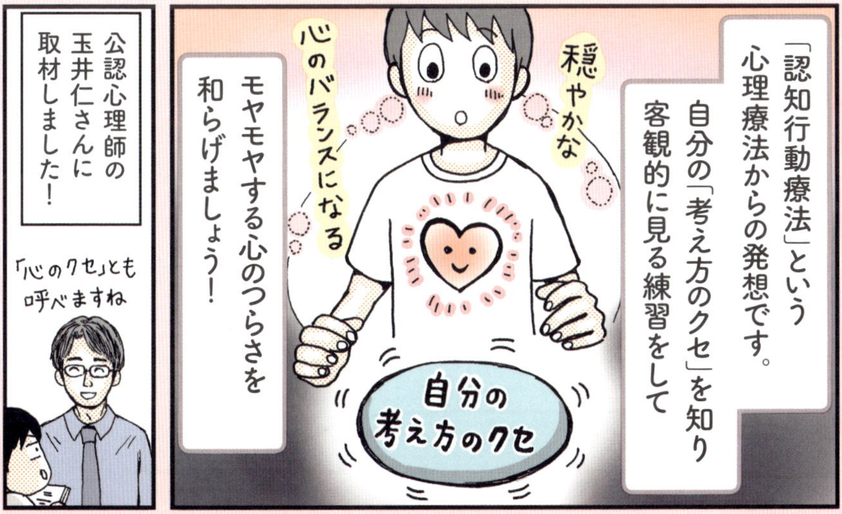
「認知行動療法」という
心理療法からの発想です。
自分の「考え方のクセ」を知り
客観的に見る練習をして
穏やかな
心のバランスになる
モヤモヤする心のつらさを
和らげましょう!
自分の考え方のクセ
公認心理師の
玉井仁さんに
取材しました!
「心のクセ」とも
呼べますね

※玉井仁先生のプロフィールは189ページ。

「考え方のクセ」が強くなってしまうと心と体に悪影響が出てくる

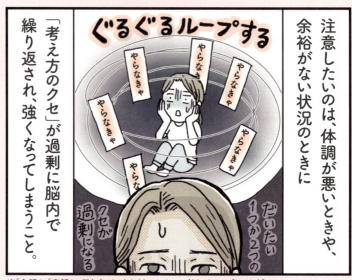

注意したいのは、体調が悪いときや、余裕がない状況のときに

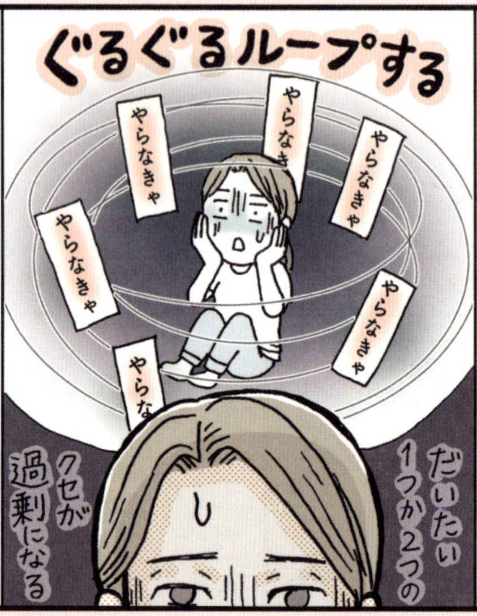

「考え方のクセ」が過剰に脳内で繰り返され、強くなってしまうこと。

※「主観」と「客観」の行き来ができなくなるために、考えがループしてしまう。

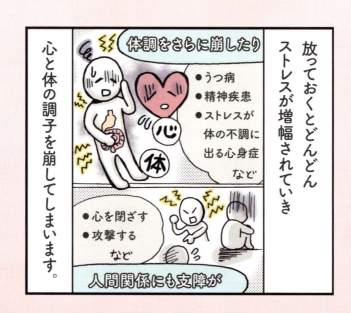

放っておくとどんどんストレスが増幅されていき

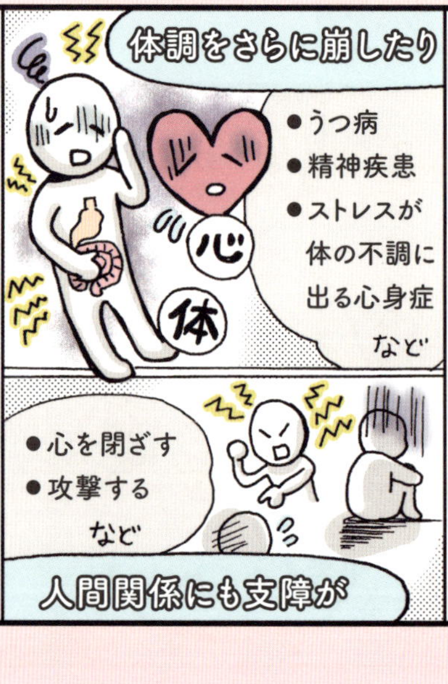

心と体の調子を崩してしまいます。

「考え方のクセ」を知ることで客観的に対応できるようになる

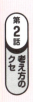

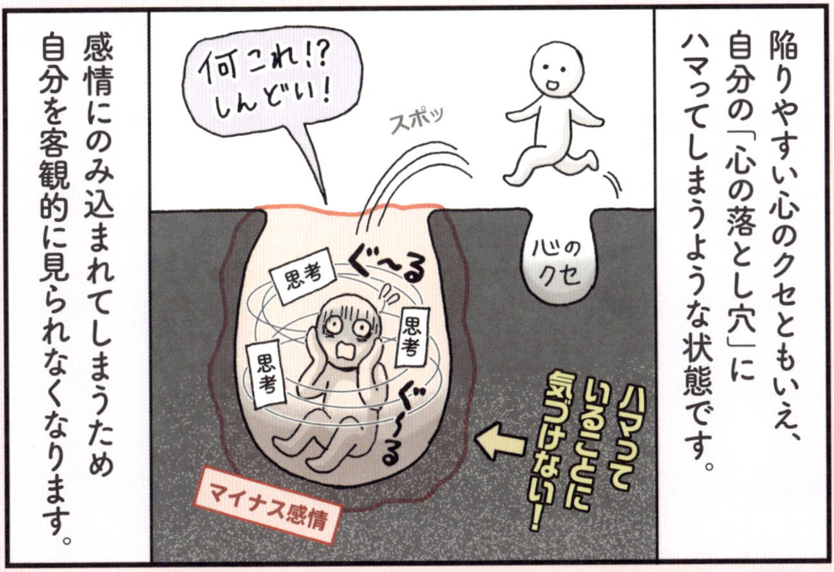
陥りやすい心のクセともいえ、自分の「心の落とし穴」にハマってしまうような状態です。
心のクセ
スポッ
何これ!? しんどい!
ぐ〜る
思考
思考
思考
ぐ〜る
ハマっていることに気づけない!
マイナス感情
感情にのみ込まれてしまうため自分を客観的に見られなくなります。

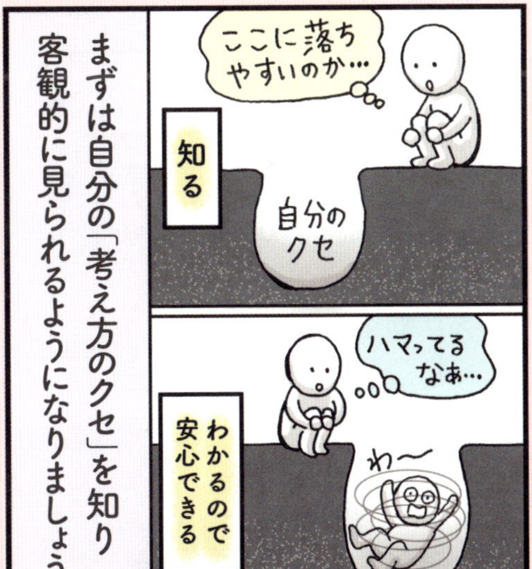
まずは自分の「考え方のクセ」を知り客観的に見られるようになりましょう。
ここに落ちやすいのか…
知る
自分のクセ
ハマってるなぁ…
わかるので安心できる
わ〜

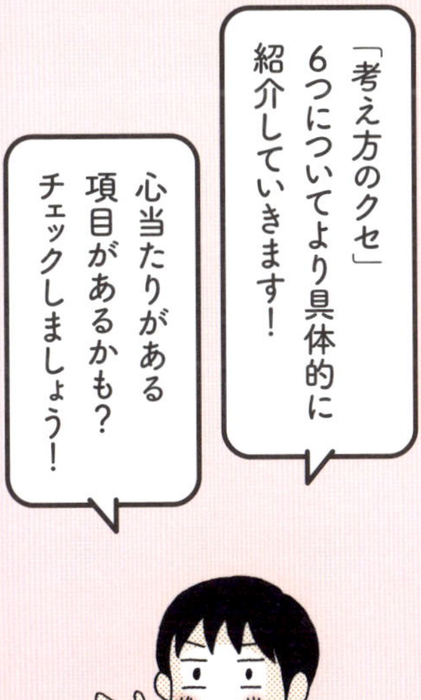
「考え方のクセ」6つについてより具体的に紹介していきます!
心当たりがある項目があるかも?チェックしましょう!

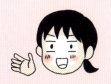

あなたの傾向は？

ストレスを増やしやすい「考え方のクセ」6つ

ストレスを生みやすい
6つの「考え方のクセ」について
自分もハマってないか見てみましょう。

白黒思考

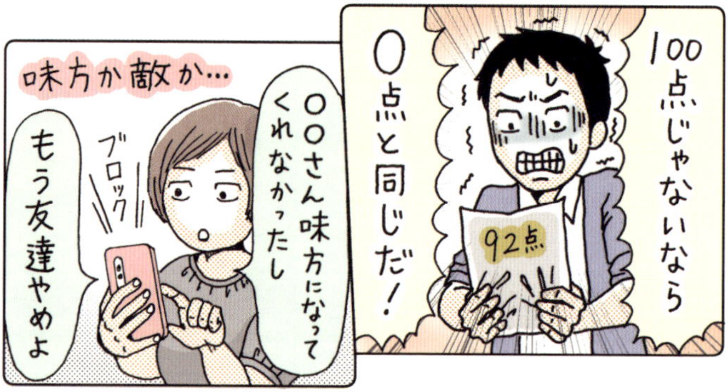
100点じゃないなら
0点と同じだ！
92点
味方か敵か…
〇〇さん味方になってくれなかったし
ブロック
もう友達やめよ

※これまでの努力もなかったことにしてしまう。

※交友関係が極端になっていく。リセットグセがある人も。

物事を白か黒かで考え、中間がない２分割思考。状況を全か無か、善か悪かなど極端な2つのカテゴリーで捉えてしまう。考え方の基盤に完璧主義がある。ちょっとした欠点やミスが見つかると「全部ダメだ!」と考えてしまい、自分にも他人にも厳しく、満足することが少なくなる。

レッテル貼り

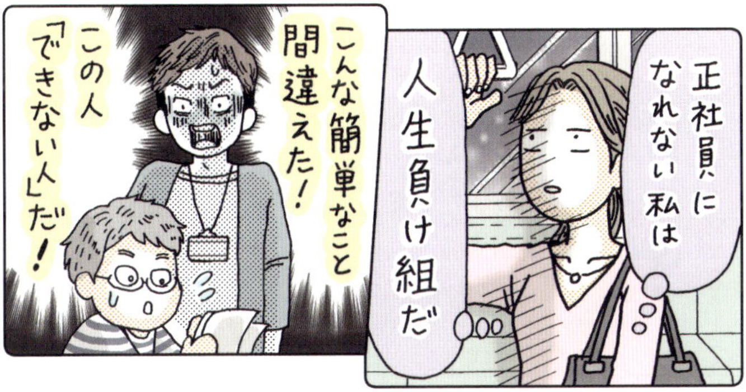
正社員になれない私は
人生負け組だ
こんな簡単なこと間違えた！
この人「できない人」だ！

※マイナスのレッテルを貼って自分の人生を過ごしてしまう。

※他人への敵意を引き起こし増幅させることにもなる。

1つのマイナスな出来事を拡大解釈してレッテルを貼る。自分や他人に対してネガティブなラベリングをし、誤った人物像を創作してしまう。

「私はダメな人間だから何もできない」などマイナス思考になったり、そこにあるはずの可能性や要素を見えなくしてしまう。

ネガティブフィルター

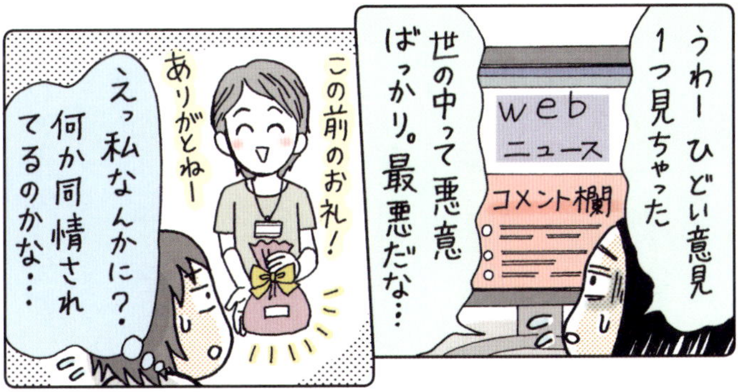
うわー ひどい意見1つ見ちゃった
web
ニュース
コメント欄
世の中って悪意ばっかり。最悪だな…
この前のお礼！
ありがとねー
えっ私なんかに？何か同情されてるのかな…

※まともな人も大勢いるのに全体を絶望視してしまう。

※他人の好意を素直に受け取らず疑心暗鬼な時間を過ごす。

嫌なことにこだわり、良いことを無視して、現実を実際よりもネガティブに捉えてしまう。なんでもないこともすべて悪いほうへとすり替えて考える。自分の価値を下げ、ディスカウントしてしまう。良い部分が見えなくなっているので、日々の生活がすべてマイナスになってしまう。

結論の飛躍

※「心の読みすぎ」と「先読みの誤り」の2種類がある。

※他人の行動を想像しているつもりで、空回りしてしまう。

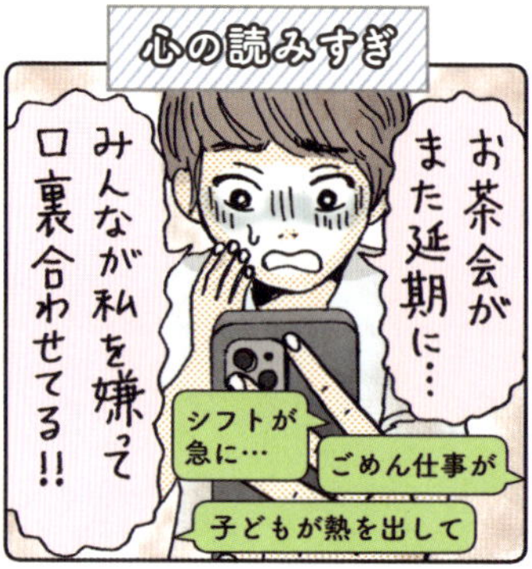

心の読みすぎ
お茶会がまた延期に…
みんなが私を嫌って口裏合わせてる!!
シフトが急に…
ごめん仕事が
子どもが熱を出して

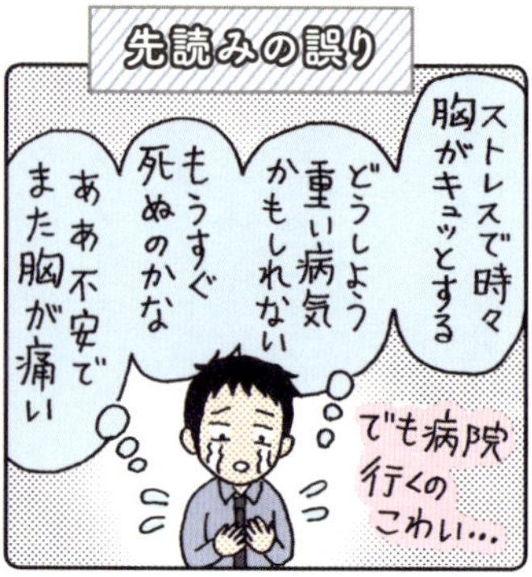

先読みの誤り
ストレスで時々胸がキュッとする
どうしよう重い病気かもしれない
もうすぐ死ぬのかな
ああ不安でまた胸が痛い
でも病院行くのこわい…

※決めつけた想像がストレスになり、事態が悪循環になる。

「心の読みすぎ」…相手の気持ちを根拠なく思い込みで過剰に予測する。
「先読みの誤り」…事態が悪くなると決めつける。
根拠のないストーリーを作り上げて空回りし、自分を追い詰めてしまう。勝手に決めつけることで、人間関係を悪化させる可能性がある。

べき思考

※自分の基準に合わないと怒りを引き起こす。

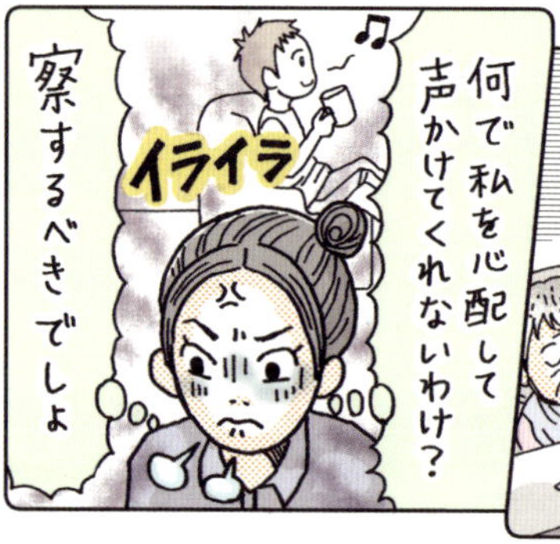

何で私を心配して声かけてくれないわけ?
察するべきでしょ
イライラ

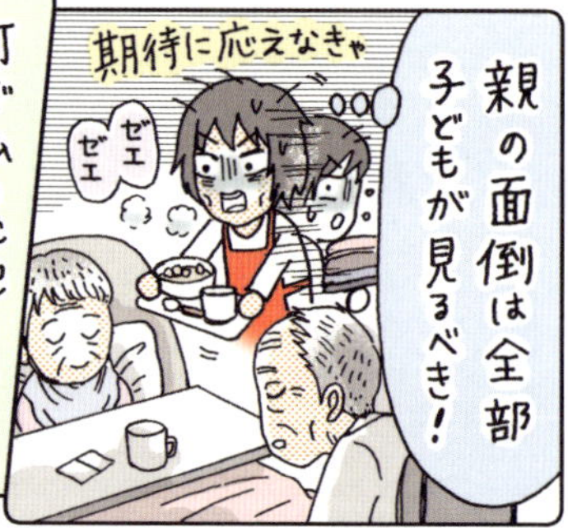

親の面倒は全部子どもが見るべき!
期待に応えなきゃ
ゼエ
ゼエ

※「しなければならない」とプレッシャーを作り出す。

自分や他人のふるまいや考えに対して、固定された思考を要求し実現させようとする。「～すべき」「～しなければならない」と考える。自分に必要以上のプレッシャーを与え、追い詰めてしまう。実現しないと、自己嫌悪や罪悪感に陥る。他人に「べき思考」が向かうと怒りや失望を感じる。

自己関連づけ

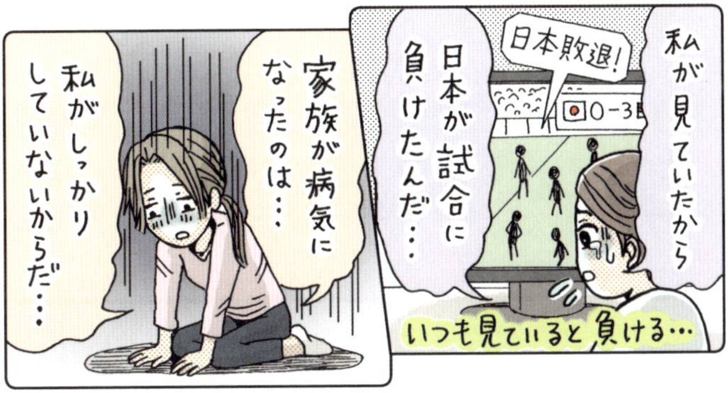
私が見ていたから
日本敗退!
0-3
日本が試合に負けたんだ…
いつも見ていると負ける…
家族が病気になったのは…
私がしっかりしていないからだ…

※他人を自分が操作することはできない。

※関係ないことも自分の責任と思い込み、落ち込んでしまう。

嫌なことが起こったとき、自分に責任がないような出来事についても自分のせいにしてしまう。状況と自分を極端に結びつける。罪の意識を引き起こし、自己評価を下げ、うっ屈とした気分になる。自分と対象物、自分と世界がつながっていたいという心理から表れる場合もある。

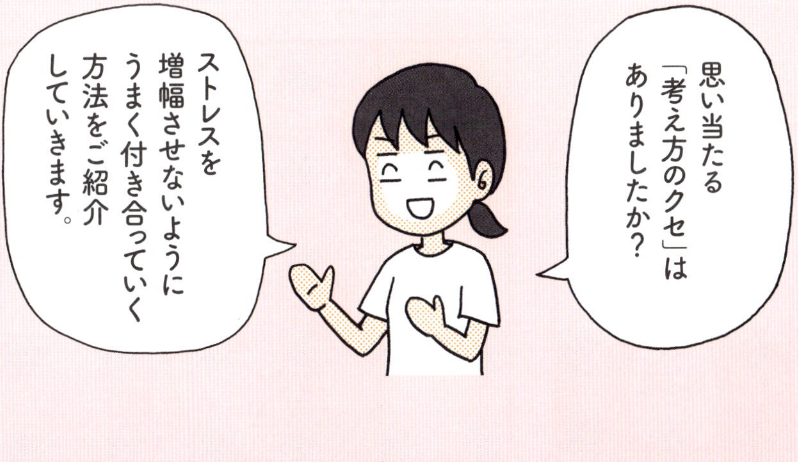
思い当たる「考え方のクセ」はありましたか?
ストレスを増幅させないようにうまく付き合っていく方法をご紹介していきます。

WORK

心を安定させるための

「考え方のクセ」を客観的に見るワーク

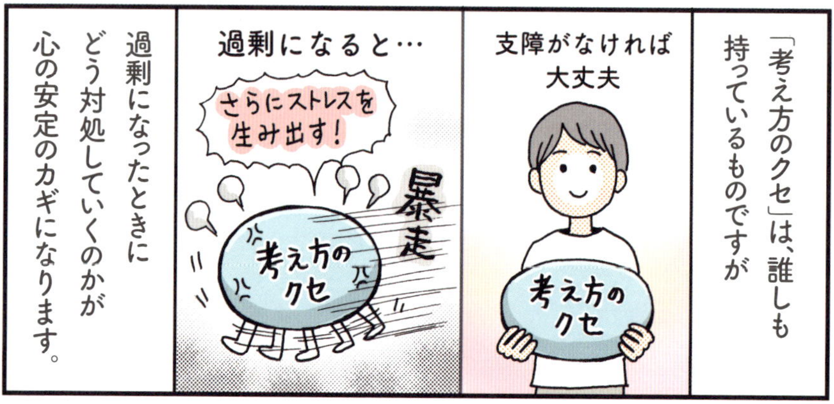

「考え方のクセ」は、誰しも持っているものですが
支障がなければ大丈夫
考え方のクセ
過剰になると…
さらにストレスを生み出す!
暴走
考え方のクセ
過剰になったときにどう対処していくのかが心の安定のカギになります。

自分で気付くことは
なかなか難しい

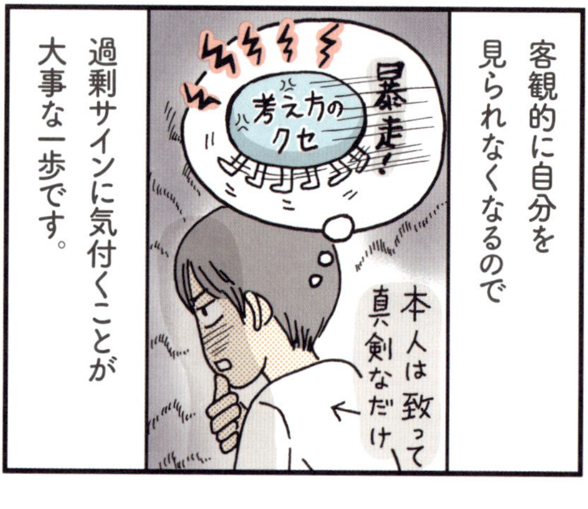

客観的に自分を見られなくなるので
本人は致って真剣なだけ
暴走!
考え方のクセ
過剰サインに気付くことが大事な一歩です。

「考え方のクセ」が過剰になっているのはこんなとき!
気付いたら立ち止まってみよう。

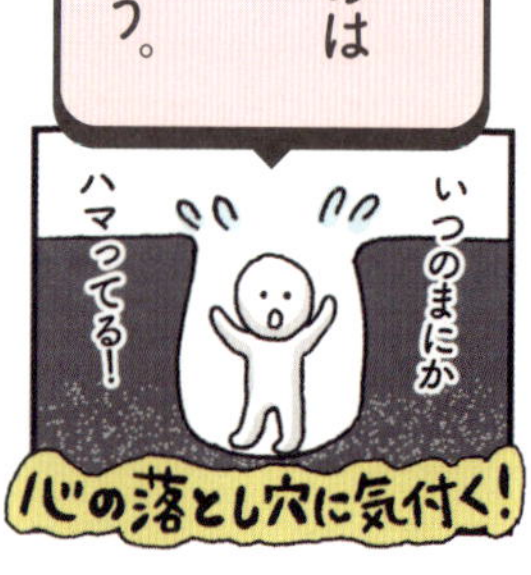

いつのまにかハマってる!
心の落とし穴に気付く!

「考え方のクセ」過剰アラームに気付こう

考え方のクセ 過剰アラーム

感情と行動が極端になっている

「考え方のクセ」がループすると、感情を支配してしまいます。それによる行動もアラーム！

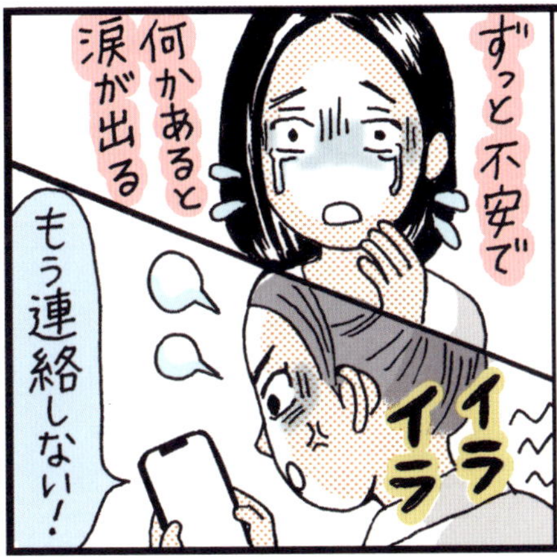
ずっと不安で
何かあると涙が出る
もう連絡しない！
イライラ

考え方のクセ 過剰アラーム

「自分が正しい」と考えてしまっている

「そう考え続けることでメリットがあるのか？」と立ち止まってみましょう。

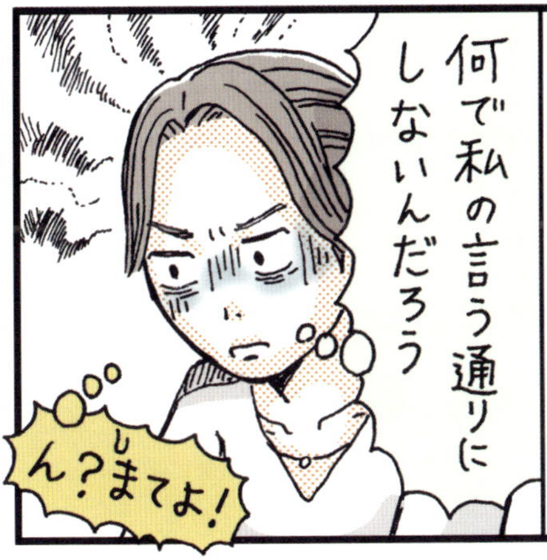
何で私の言う通りにしないんだろう
ん？まてよ！

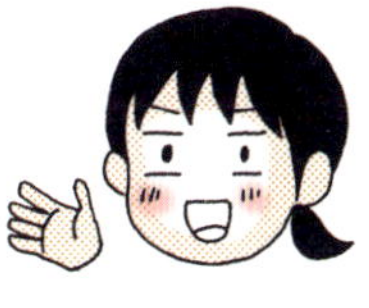

「考え方のクセ」が過剰になっていると気付けても心の落とし穴から抜け出せないこともあります。次のページから、「考え方のクセ」を客観視して暴走した心をやわらげるワークをご紹介します

モヤモヤしてどうしていいかわからない

〈感情リスト〉で客観性を取り戻す

〈感情リスト〉				
憂うつ	不安	怒り	罪悪感	恥
悲しい	困惑	興奮	おびえ	いらだち
心配	誇り	無我夢中	パニック	不満
神経質	うんざり	嫌悪感	快い	失望
激怒	怖い	楽しい	焦り	屈辱感
安心	愛情	せつない	無力感	

自分が今、モヤモヤしている
その感情を選んでみましょう。
（何個でもOK）

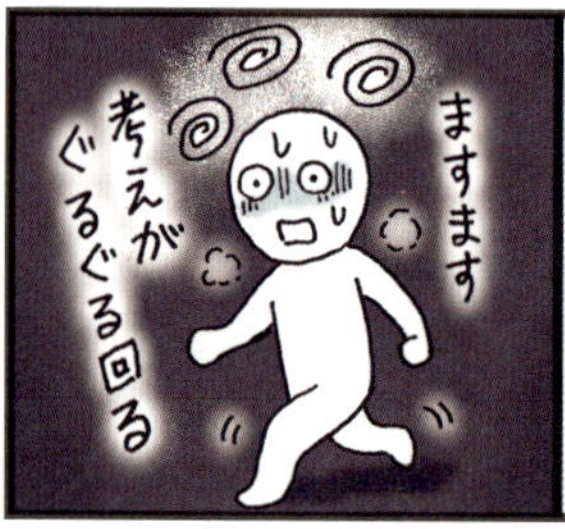

ますます
考えがぐるぐる回る

モヤモヤをそのままにしているのは、
闇の中を歩いている
ようなものです。

（例）

感情	なぜ起こるのか
怒り	返事を書くのが友達として当然だから
失望	そんないい加減な人とは思わなかった

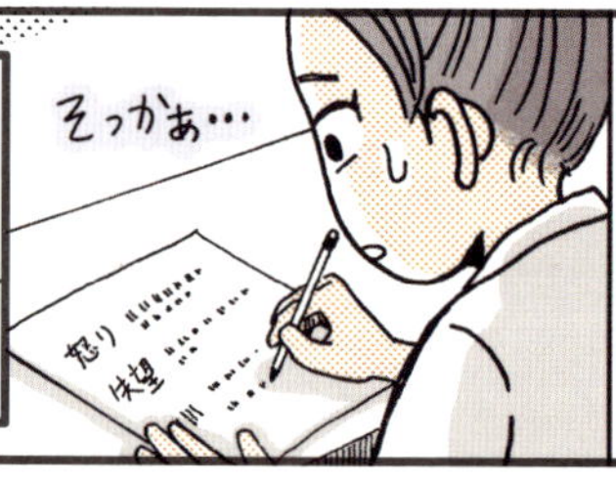

そっかあ…
怒り
失望

選んだ感情が
なぜ起こるのか
書き出してみると
心の中が整理され
落ち着いてきます。

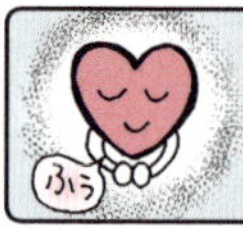

ふぅ

心が落ち着いた状態になったら36〜43ページの
「考え方のクセ」6つを振り返ってみましょう。

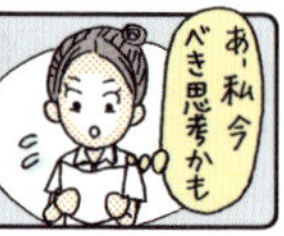

あ、私今
べき思考かも

カチコチに固まった「考え方のクセ」をやわらげるヒントを手に入れる！

〈10人作戦〉

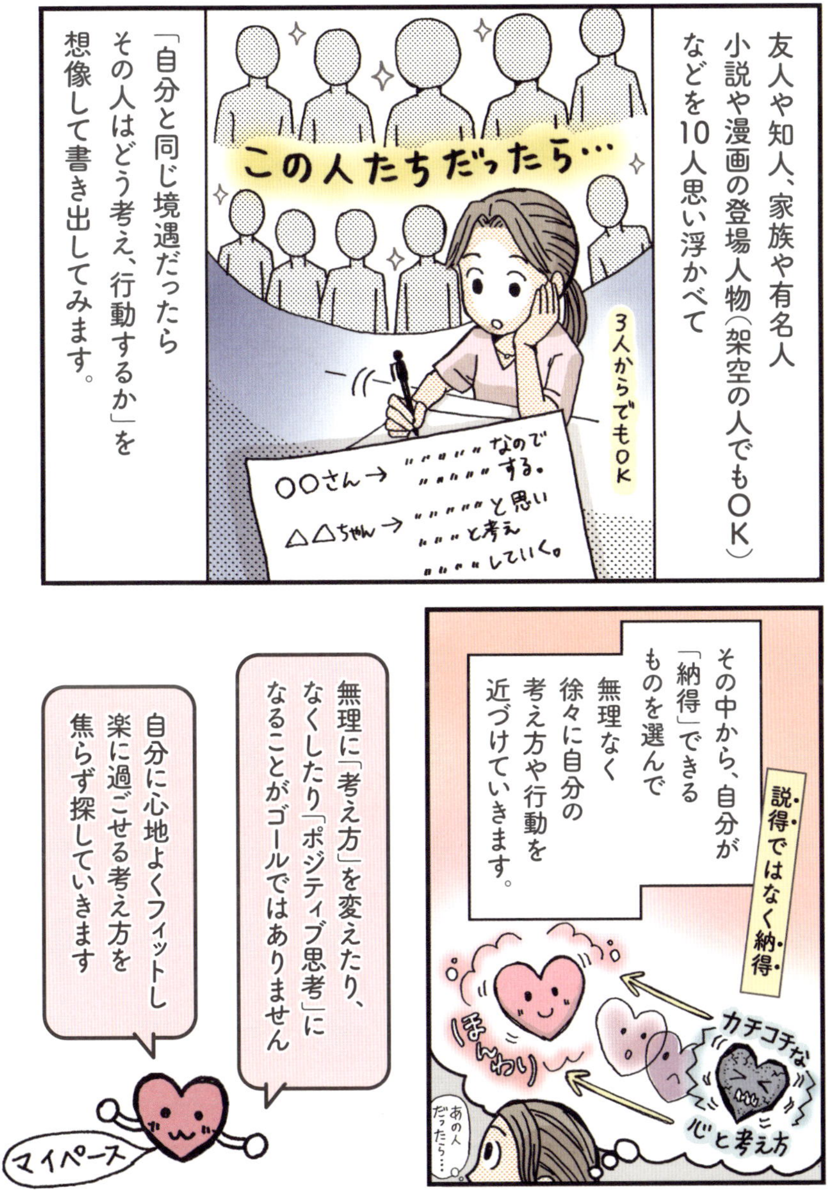
友人や知人、家族や有名人
小説や漫画の登場人物（架空の人でもＯＫ）
などを10人思い浮かべて
この人たちだったら…
3人からでもOK
○○さん→ 〃〃〃〃なので 〃〃〃〃する。
△△ちゃん→ 〃〃〃〃と思い 〃〃〃と考え 〃〃〃〃していく。
「自分と同じ境遇だったら
その人はどう考え、行動するか」を
想像して書き出してみます。
その中から、自分が
「納得」できる
ものを選んで
無理なく
徐々に自分の
考え方や行動を
近づけていきます。
説得ではなく納得
カチコチな
心と考え方
ほんわり
あの人だったら…
無理に「考え方」を変えたり、
なくしたり「ポジティブ思考」に
なることがゴールではありません
自分に心地よくフィットし
楽に過ごせる考え方を
焦らず探していきます
マイペース

自分が回復する方法を用意する

置かれた環境や体調の良し悪しの波は
お約束のようにやってくるもの。

●ホッとするもの
●好きなもの
●心を癒やしてくれるもの
●心を癒やしたり元気にする時間の使い方
などなど

「考え方のクセ」の影響で心や体が
不調になったとしても、自分が復活する
方法を知っていれば大丈夫です！

客観的に見て、良いバランスに

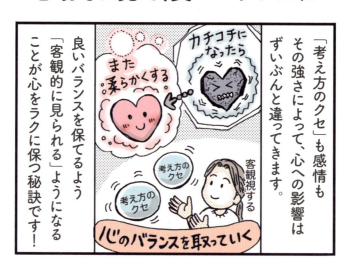

「考え方のクセ」も感情も
その強さによって、心への影響は
ずいぶんと違ってきます。

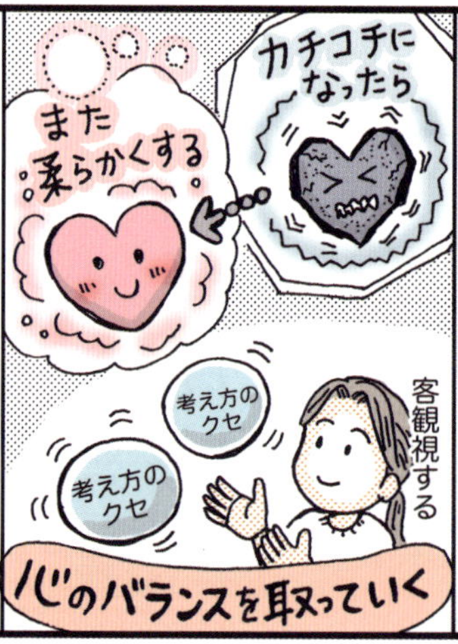
カチコチになったら
また柔らかくする
考え方のクセ
考え方のクセ
客観視する
心のバランスを取っていく

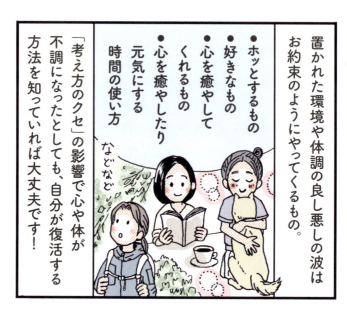

良いバランスを保てるよう
「客観的に見られる」ようになる
ことが心をラクに保つ秘訣です！

REPORT 崎田レポ

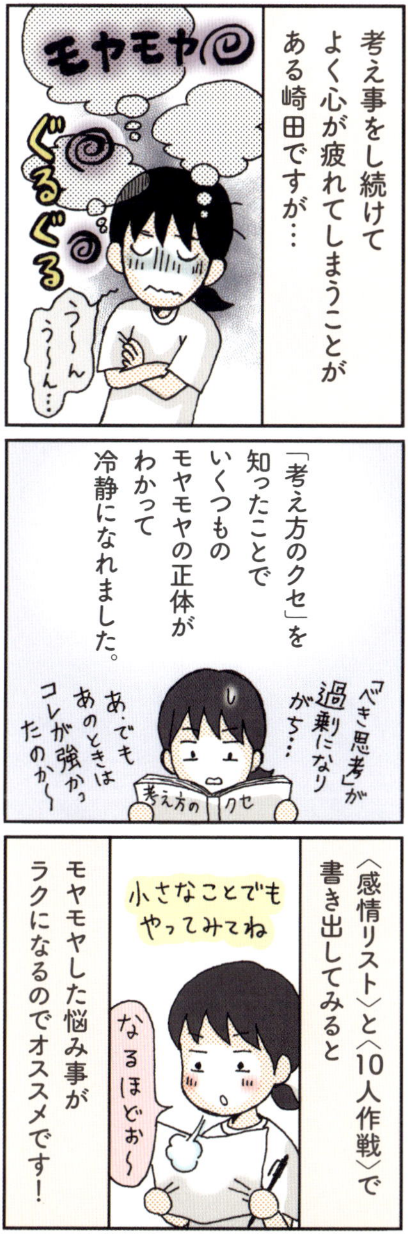
考え事をし続けて
よく心が疲れてしまうことが
ある崎田ですが…
モヤモヤ
ぐるぐる
う〜ん
う〜ん…
「考え方のクセ」を
知ったことで
いくつもの
モヤモヤの正体が
わかって
冷静になれました。
「べき思考」が過剰になりがち…
あ、でもあのときはコレが強かったのか〜
考え方のクセ
〈感情リスト〉と〈10人作戦〉で
書き出してみると
小さなことでもやってみてね
なるほどぉ〜
モヤモヤした悩み事が
ラクになるのでオススメです!

第3話

疲れがとれない、集中力が続かない、
イライラ、落ち込みが止まらないときに

心を安定させる
タイプ別「睡眠リセット」
テクニック

INTRODUCTION

睡眠不足で脳のバランスが乱れ心もゆらぎやすくなる

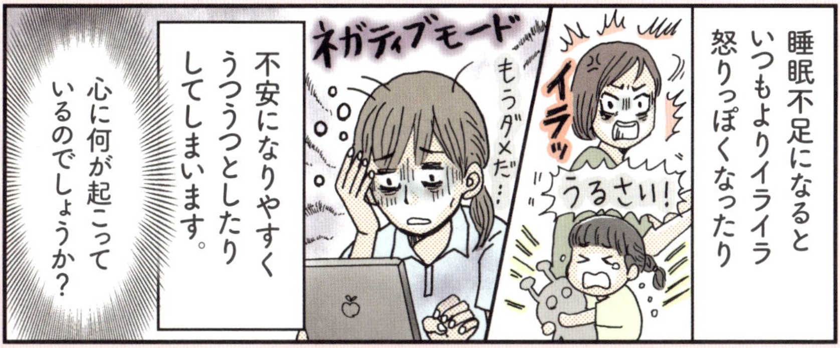
睡眠不足になるといつもよりイライラ怒りっぽくなったり
イラッ
うるさい!!
ネガティブモード
もうダメだ…
不安になりやすくうつうつとしたりしてしまいます。
心に何が起こっているのでしょうか?

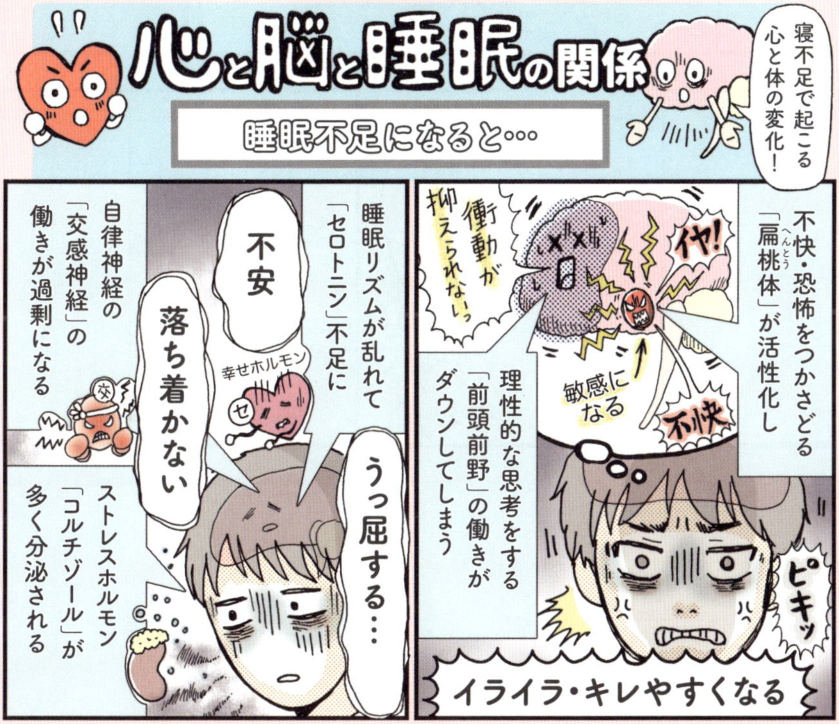
心と脳と睡眠の関係
寝不足で起こる心と体の変化!
睡眠不足になると…
不快・恐怖をつかさどる「扁桃《へんとう》体」が活性化し
イヤ!
衝動が抑えられないっ
敏感になる
不快
理性的な思考をする「前頭前野」の働きがダウンしてしまう
ピキッ
イライラ・キレやすくなる
睡眠リズムが乱れて「セロトニン」不足に
不安
幸せホルモン
セ
落ち着かない
自律神経の「交感神経」の働きが過剰になる
交
うっ屈する…
ストレスホルモン「コルチゾール」が多く分泌される

睡眠不足が積み重なると
じわじわ心がむしばまれる

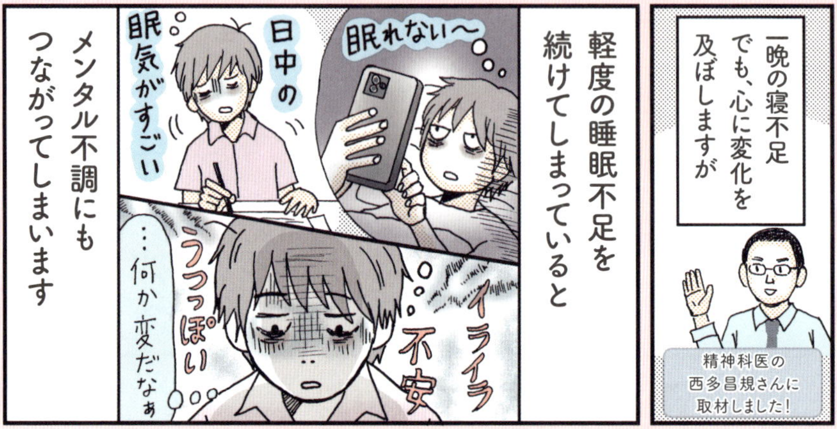
一晩の寝不足でも、心に変化を及ぼしますが
精神科医の西多昌規さんに取材しました!
軽度の睡眠不足を続けてしまっていると
眠れない〜
日中の眠気がすごい
イライラ
不安
うつっぽい
…何か変だなぁ
メンタル不調にもつながってしまいます

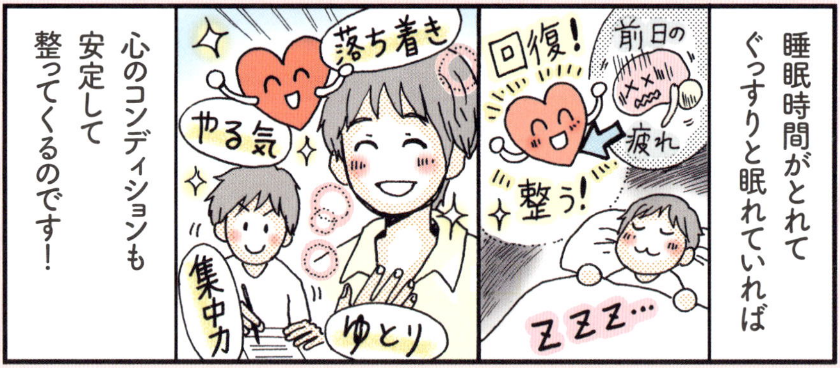
睡眠時間がとれてぐっすりと眠れていれば
前日の疲れ
回復!
整う!
ZZZ…
落ち着き
やる気
集中力
ゆとり
心のコンディションも安定して整ってくるのです!

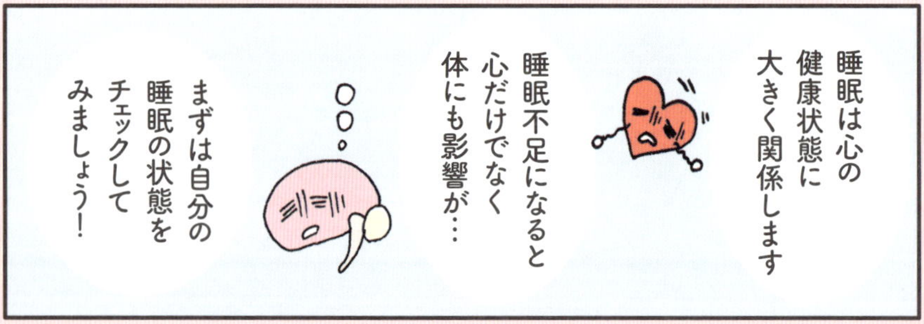
睡眠は心の健康状態に大きく関係します
睡眠不足になると心だけでなく体にも影響が…
まずは自分の睡眠の状態をチェックしてみましょう!

※西多昌規先生のプロフィールは189ページ。

あなたは大丈夫？

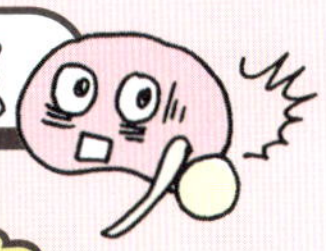

睡眠チェック

❶ 朝起きてすっきり感がない
❷ 寝つきが悪い
❸ 中途覚醒する
❹ 熟睡感がない
❺ 寝ても疲れがとれない
❻ 日中の強い眠気がある
❼ ふとした空き時間にどこでも寝られる
❽ 気絶するように毎晩即寝できる
❾ いびきをかく
❿ 起きたら口がカラカラに乾いている

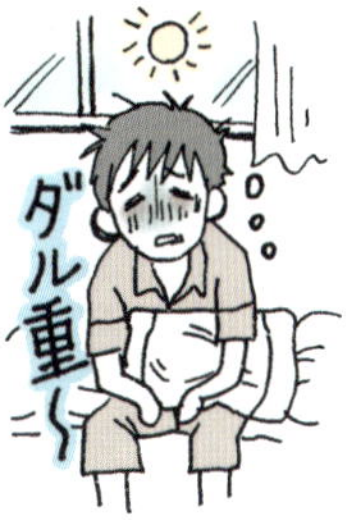

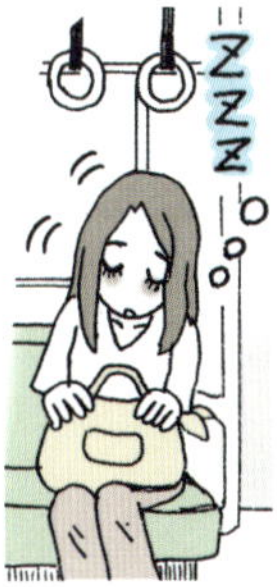

※❼❽の「すぐに寝られるという」状態は、日ごろの睡眠不足で気絶しているような状態。

「3つ以上当てはまる」または睡眠の悩みがある人は次のページの「お疲れタイプ別診断」をしてみましょう！

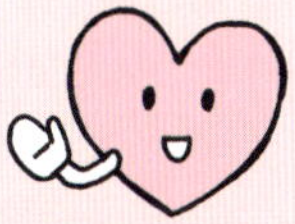

⑥～⑩がすべて当てはまる人は「睡眠時無呼吸症候群」の疑いがあります。睡眠専門のクリニックへ行くことを検討してみてください。

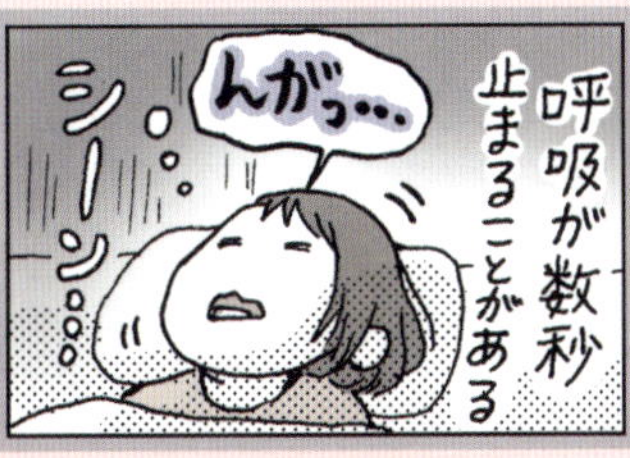

※睡眠時無呼吸症候群はうつ病にもなりやすく、認知機能の低下につながります。

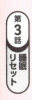

睡眠に影響する

お疲れタイプ別診断

❶ ストレス・心の緊張タイプ

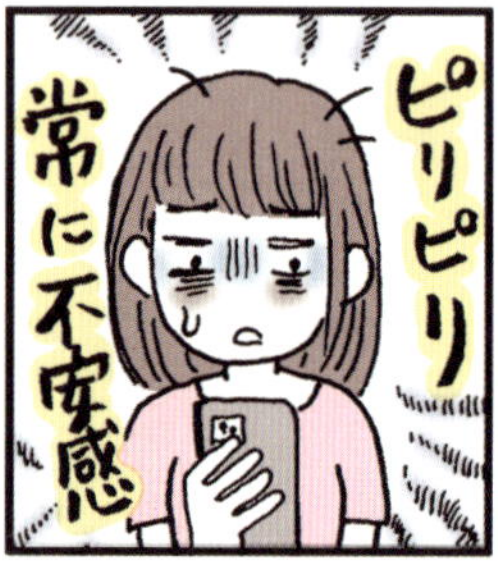

- □ 人に言われたことを長く引きずる
- □ スマホが手放せない
- □ 不安なことが多くある
- □ 頭の中の一人反省会の時間が長い
- □ 布団に入ると目がさえる
- □ まとまった眠りを妨げられる生活環境にある（育児、介護など）

❷ もやもや・活動不足タイプ

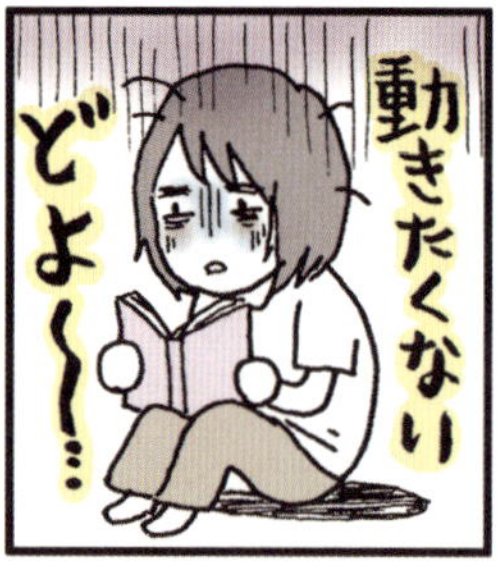

- □ 起きている間、頭があまり回らない
- □ 食欲があまりないほうだ
- □ 過眠ぎみである
- □ 体力がなく疲れやすい
- □ 外に出かけることが少ない
- □ 運動をする気になれない

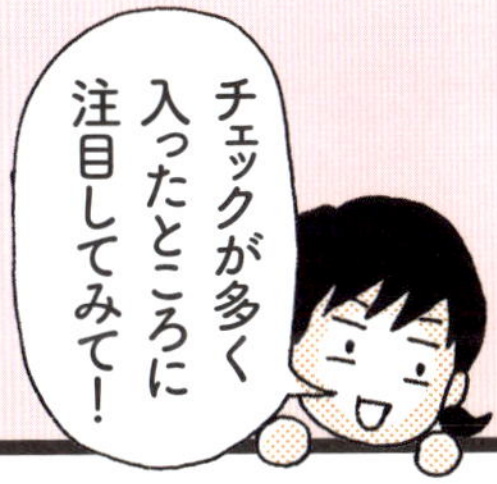
チェックが多く入ったところに注目してみて!

❸ 息切れ・頑張り屋さんタイプ

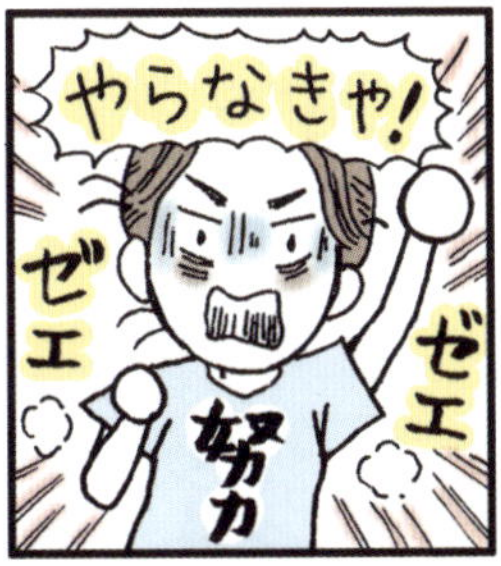
やらなきゃ!
ゼエ
ゼエ
努力

- □ 睡眠を削ってでも頑張りたいことがある
- □ 責任を抱え込んでしまう
- □ 他人の期待に応えたいと思う
- □ ルールや規律を重んじる
- □ まじめ、努力家といわれる
- □ 120%の出来を目指したい

❹ 体に軽い不調が出るタイプ

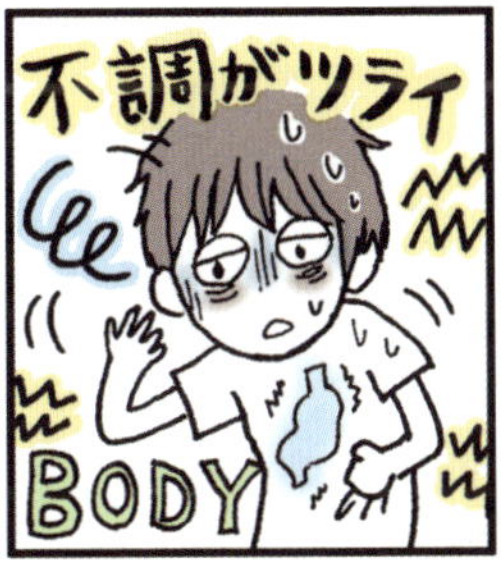
不調がツライ
BODY

- □ 頭が重い、頭痛がある
- □ めまいがすることがある
- □ 胃がもたれる、胃痛がある
- □ 微熱が出ることがある
- □ 便秘、下痢になりやすい
- □ 冷や汗やホットフラッシュがある

次のページから、お疲れタイプ別の
「心を安定させる睡眠リセット
テクニック」を紹介します!

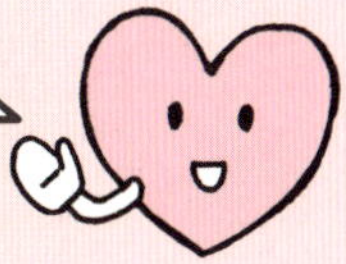

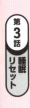

WORK

1

ストレス・心の緊張タイプ

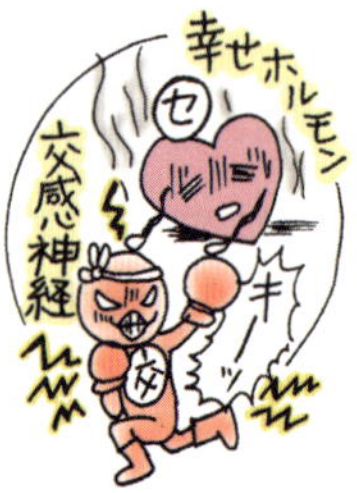
幸せホルモン
セ
交感神経
ギーッ
交

こんな傾向が…

セロトニン分泌が低下、交感神経が過剰に活性化している。不安、反すう思考が強迫的になってしまっている。

効果的な睡眠リセットテクニック

寝る前や日中にストレスや不安を感じる要因を減らしてスムーズな入眠へ。

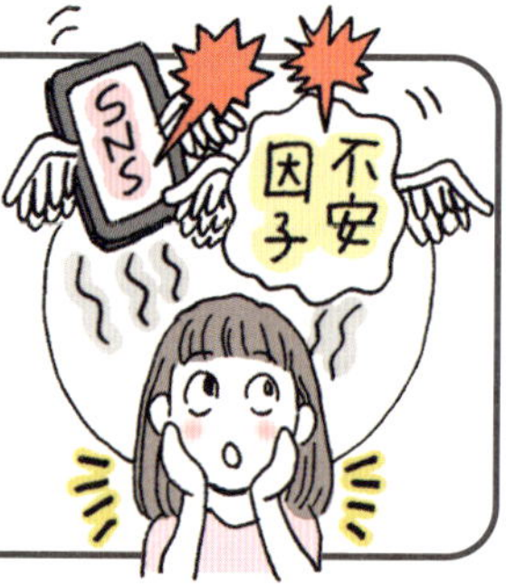
SNS
不安因子

自分だけの隠れ家空間、自分だけの時間をつくってみる

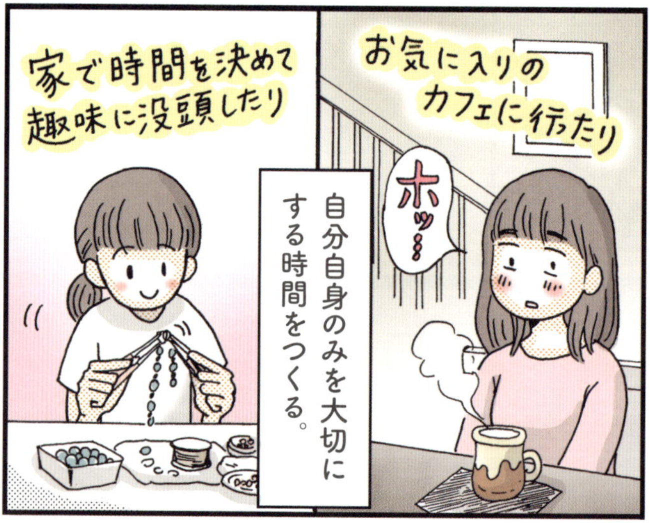
家で時間を決めて趣味に没頭したり
お気に入りのカフェに行ったり
ホッ…
自分自身のみを大切にする時間をつくる。

※非日常はメリハリがつき、疲労感を軽くします。

スマホからの情報を少なくする

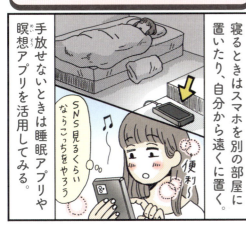

寝るときはスマホを別の部屋に置いたり、自分から遠くに置く。

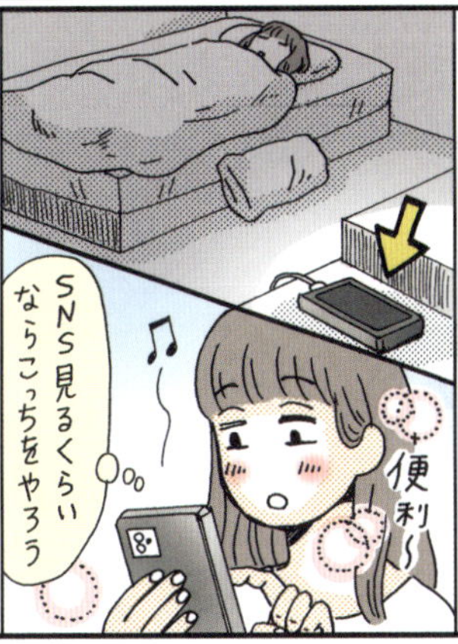
SNS見るくらいならこっちをやろう
便利～

手放せないときは睡眠アプリや瞑想《めいそう》アプリを活用してみる。

眠れないときはベッドや寝室から出る

ベッドは「眠れない場所」でなく「眠る場所」という位置づけにする。

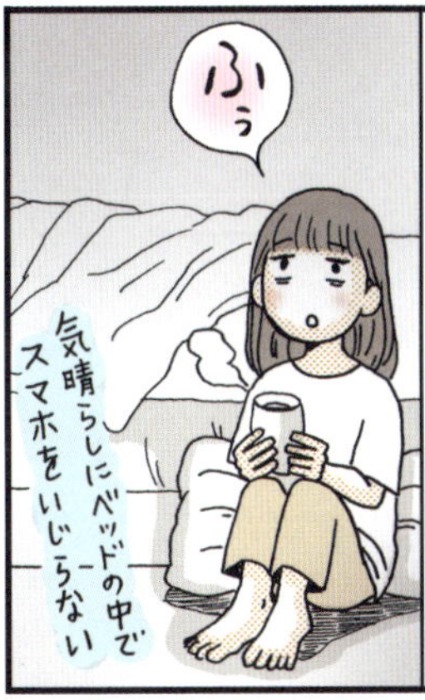
ふぅ
気晴らしにベッドの中でスマホをいじらない

（絆・癒やしのホルモン）オキシトシンが出る行動をする

「オキシトシン」は、幸せホルモンの「セロトニン」も活性化するので不安が和らぎ心も癒やされる。

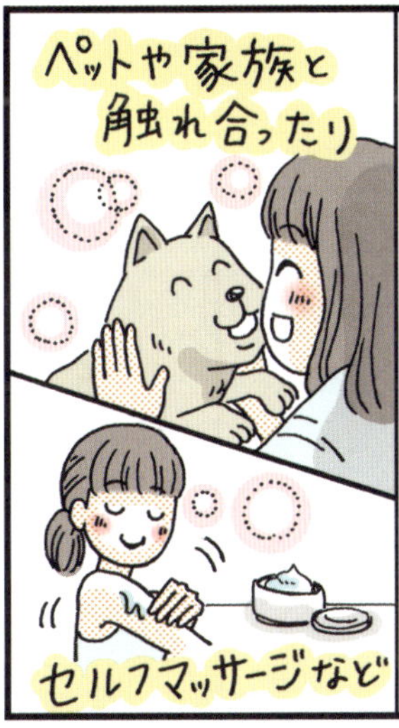
ペットや家族と触れ合ったり
セルフマッサージなど

悩みを書き出して頭を整理する

ぐるぐる思考にハマる前に考えをアウトプットしてスッキリ。

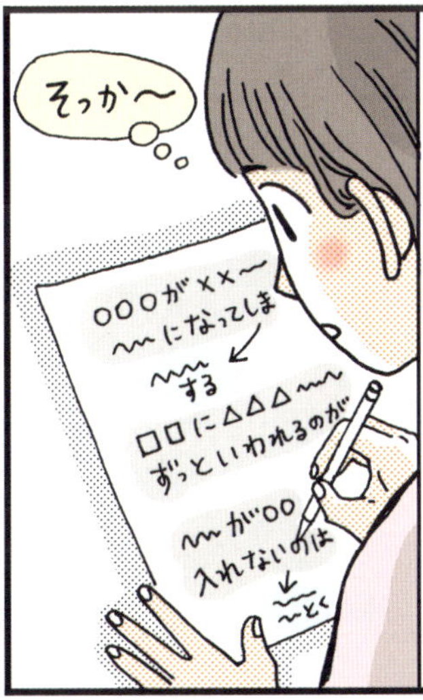
そっか～
○○○が××～
～～になってしま
～～する
□□に△△△～～
ずっといわれるのが
～～が○○
入れないのは
～～とく

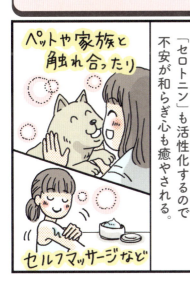

WORK

2

もやもや・活動不足タイプ

こんな傾向が…

ドーパミン分泌が低下している。エネルギーが枯渇し、思考力も低下してしまっている。

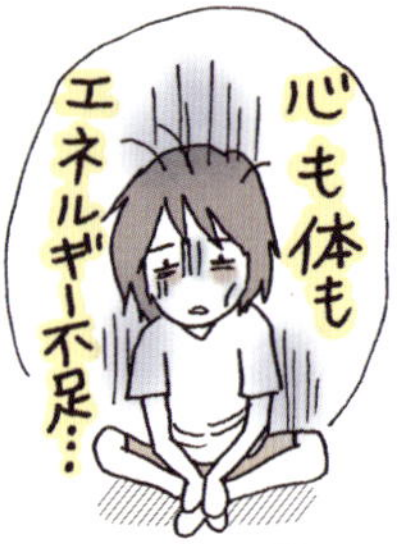
心も体も
エネルギー不足…

効果的な睡眠リセットテクニック

ドーパミンを活性化させて
日中の活動を増やしましょう!
メリハリをつけて睡眠もしっかり。

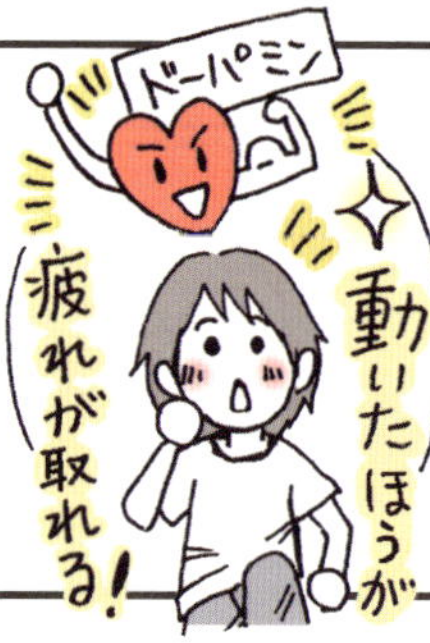
ドーパミン
動いたほうが
疲れが取れる!

スイッチがオンになりやすい出来事や習慣があれば
日中の疲労が減り、オフのスイッチも入りやすくなります。

朝や日中、軽く外へ出かける

ちょっとした買い物やコンビニへ行き、1日のエンジンをかけよう。

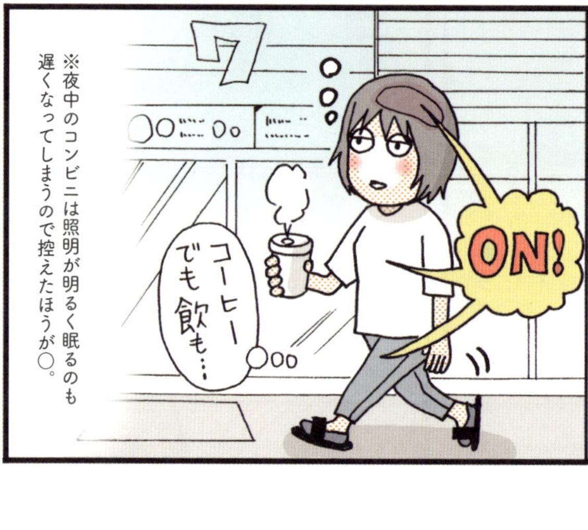
ON!
コーヒーでも飲も…
※夜中のコンビニは照明が明るく眠るのも遅くなってしまうので控えたほうが○。

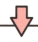

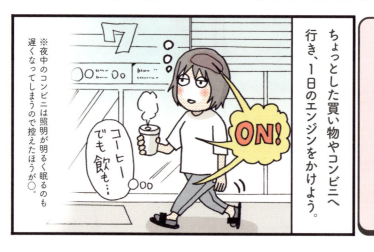

日常の体の活動量を増やす

階段上りや早歩きなど、いつもの歩行に少し負荷をかけるのが効果的！

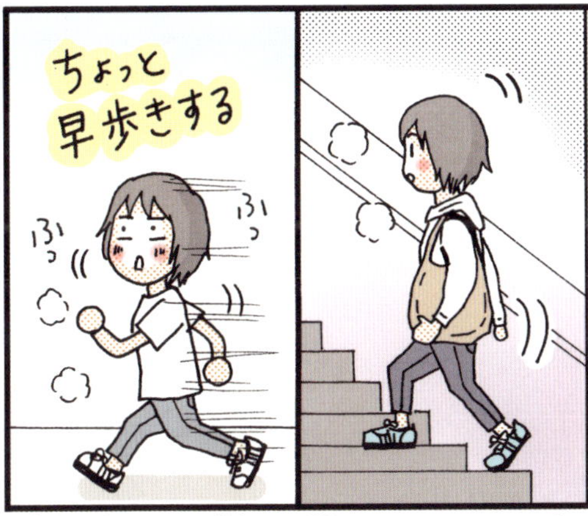

※肉体を動かすことで得られる睡眠とメンタルヘルスのメリットは大きいです！

人に会って会話をする

発声や会話が脳を活性化。1日のメリハリがはっきりしてくる。

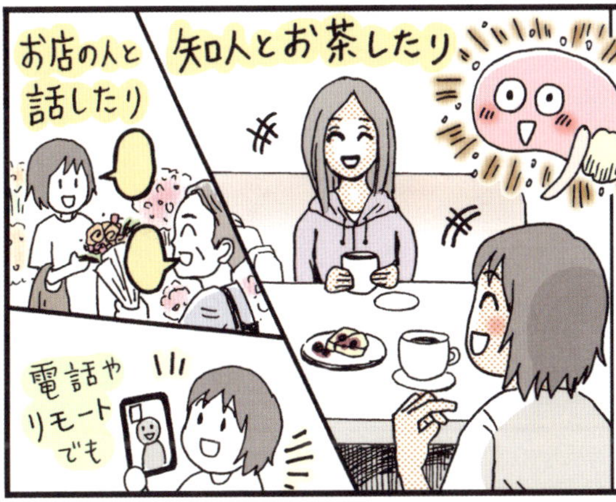

※コミュニケーションのお休みが続くと、不安レベルの高まりや心身のリズムの乱れにつながってしまいます。

ご褒美をぶら下げて外出する用事をつくる

おいしいものを食べに行く。マッサージやエステに行くなど…。

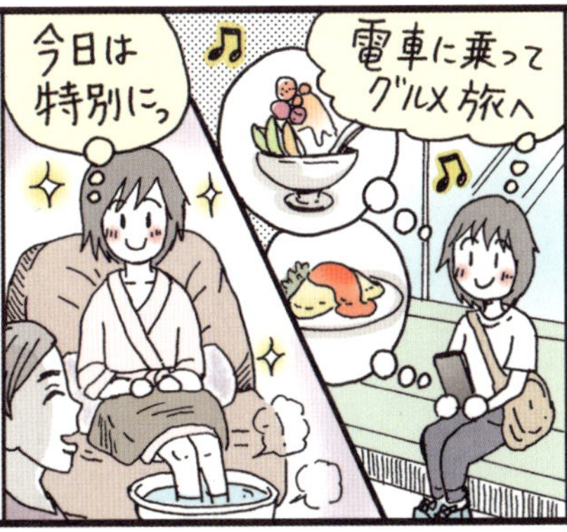

自分へのご褒美を大きい行動へ結びつけよう。

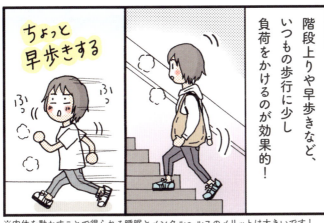

WORK

3 息切れ・頑張り屋さんタイプ

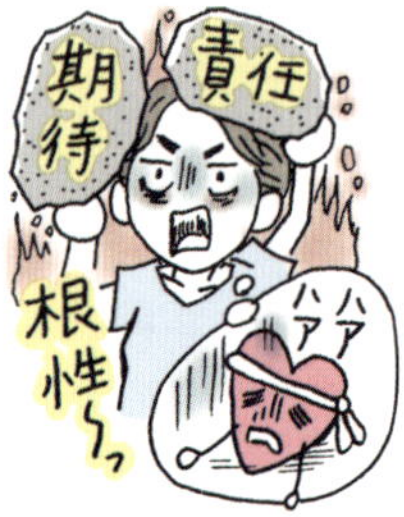

期待
責任
根性〜っ
ハァハァ

こんな傾向が…

マジメだが思い込みが強く、
足りないことに意識が行きがち。自己肯定感が
低くプレッシャーを抱え込みやすい。

効果的な睡眠リセットテクニック

自分を客観視して幸福度を
上げていきましょう！
プレッシャーを減らして安眠へ。

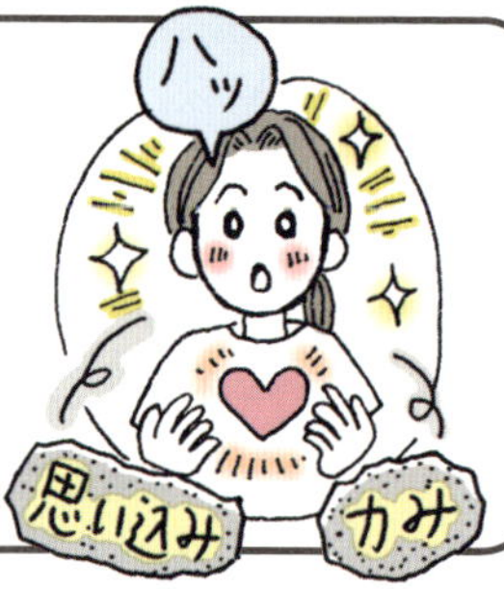

ハッ
思い込み
力み

毎晩寝る前に1日3つ、自分を褒める

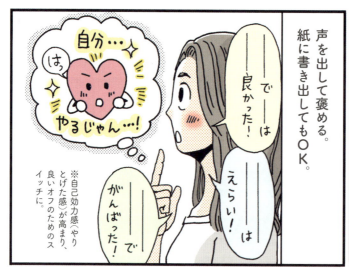

声を出して褒める。紙に書き出してもOK。
――で――は
――良かった！
――――は
えらい！
――で
がんばった！
自分…
はっ
やるじゃん…！
※自己効力感（やりとげた感）が高まり、良いオフのためのスイッチに。

他人と会話する

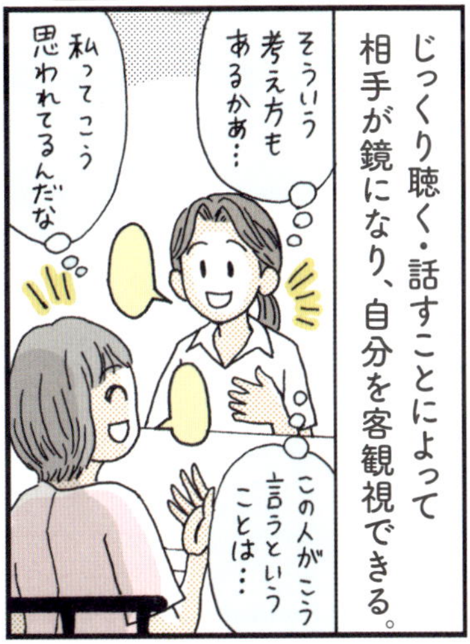
じっくり聴く・話すことによって相手が鏡になり、自分を客観視できる。
そういう考え方もあるかぁ…
私ってこう思われてるんだな
この人がこう言うということは…

SNS・メールの即レスや「いいね」をあえてやらない時間をつくる

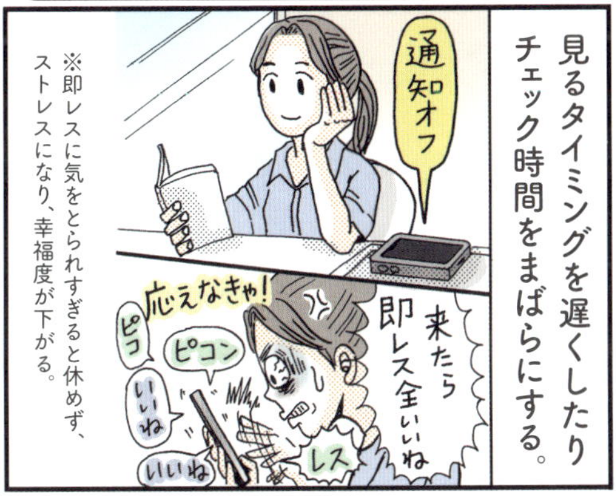
見るタイミングを遅くしたりチェック時間をまばらにする。
通知オフ
来たら即レス全いいね
応えなきゃ!
ピコ
ピコン
いいね
いいね
レス

※即レスに気をとられすぎると休めず、ストレスになり、幸福度が下がる。

予定をびっしり入れない

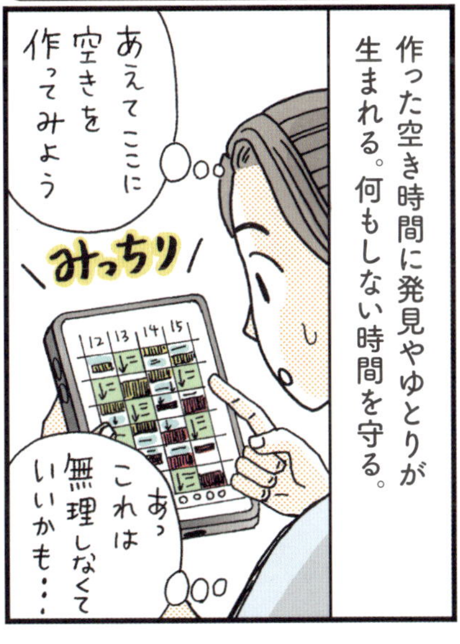
作った空き時間に発見やゆとりが生まれる。何もしない時間を守る。
あえてここに空きを作ってみよう
みっちり
あっこれは無理しなくていいかも…

認知行動療法アプリを使ってみる

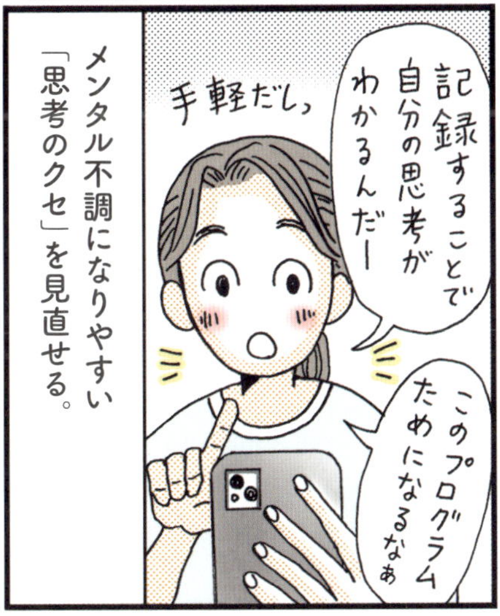
メンタル不調になりやすい「思考のクセ」を見直せる。
手軽だし、
記録することで自分の思考がわかるんだー
このプログラムためになるなぁ

※「認知行動療法アプリ」とは、専門家が作った認知行動療法に基づく実践ワーク形式のプログラム。「Awarefy」などがある。

WORK

④ 体に軽い不調が出るタイプ

こんな傾向が…

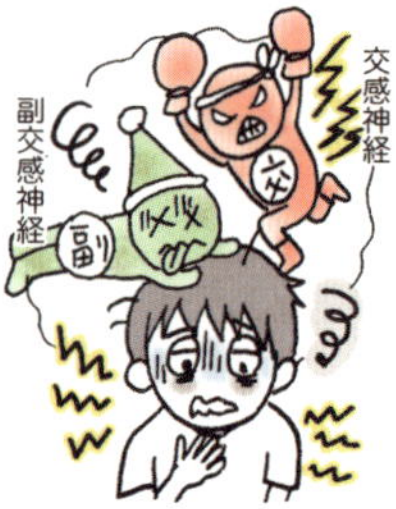
交感神経
副交感神経
交
副

自律神経のバランスが崩れ、体に自律神経失調症状が出てしまっている。悩みを言語化できていない場合も。

効果的な睡眠リセットテクニック

体に不調が出ているときは
体からのアプローチが◎。
自律神経を整えてぐっすり眠ろう。

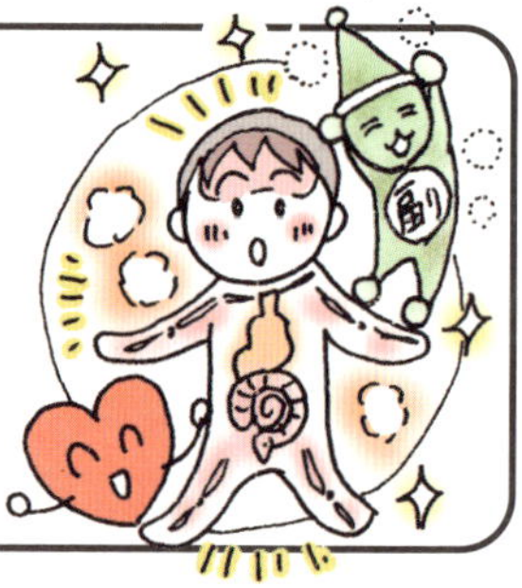
副

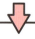

5分間瞑想をする

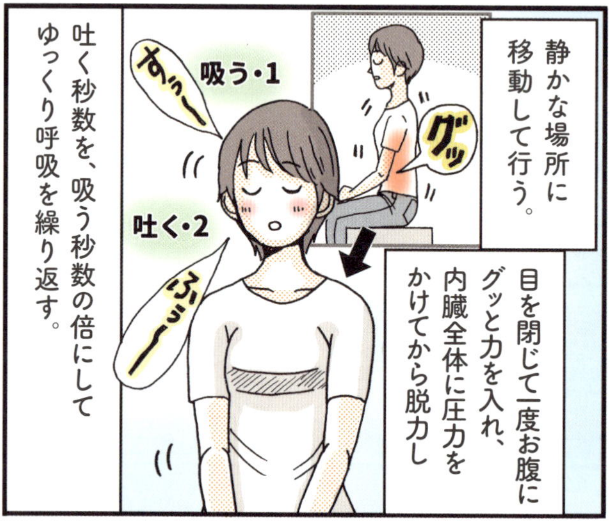
静かな場所に移動して行う。
グッ
目を閉じて一度お腹にグッと力を入れ、内臓全体に圧力をかけてから脱力し
吐く秒数を、吸う秒数の倍にしてゆっくり呼吸を繰り返す。
すぅ〜
吸う・1
吐く・2
ふぅ〜

※ぼーっとしてリセットするくらいの感覚で行いましょう。

目の休憩タイムを設ける

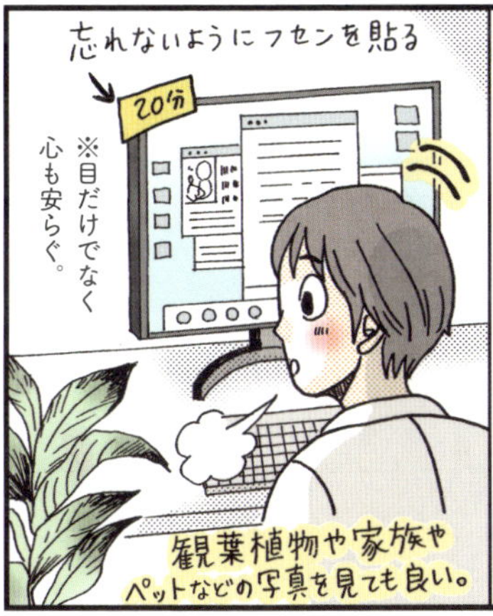
忘れないようにフセンを貼る
20分
※目だけでなく心も安らぐ。
観葉植物や家族やペットなどの写真を見ても良い。

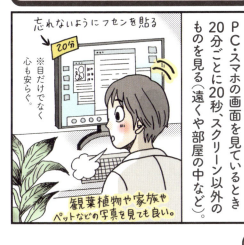

PC・スマホの画面を見ているとき20分ごとに20秒、スクリーン以外のものを見る（遠くや部屋の中など）。

夕方、夕飯前後の時間に軽く運動をする

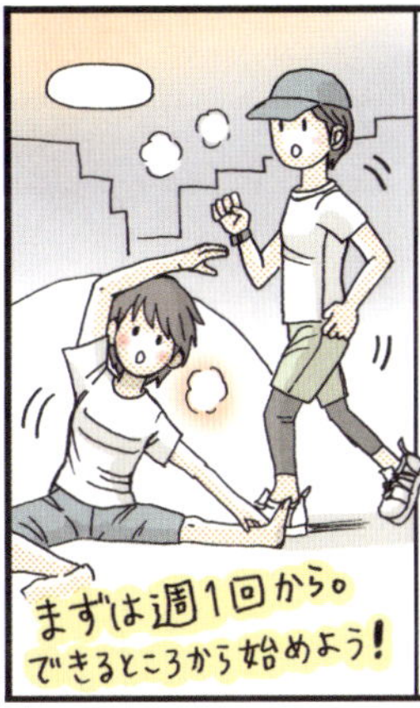
まずは週1回から。
できるところから始めよう！

ジョギング・ウオーキングやヨガ、ストレッチなど好みのものでOK。

寝る前の温かい飲み物

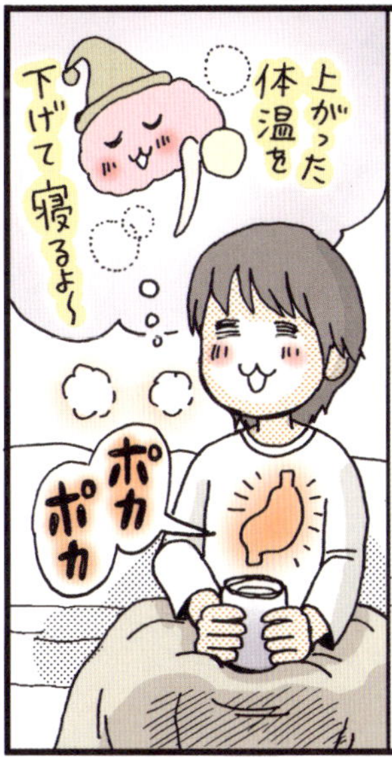
上がった体温を下げて寝るよ～
ポカポカ

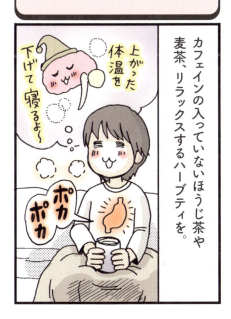

カフェインの入っていないほうじ茶や麦茶、リラックスするハーブティを。

寝る前の入浴・足浴

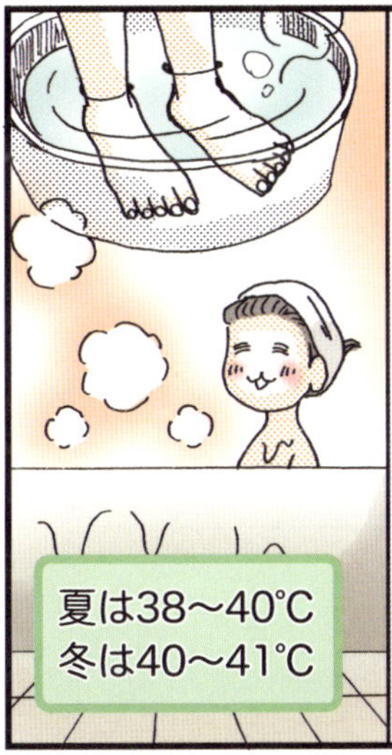
夏は38～40℃
冬は40～41℃

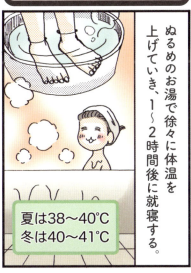

ぬるめのお湯で徐々に体温を上げていき、1～2時間後に就寝する。

※夕方の運動や寝る前の入浴・温かい飲み物で体温を上げると、脳が体温を下げる指令を出し、スムーズに入眠できます。

REPORT 崎田レポ

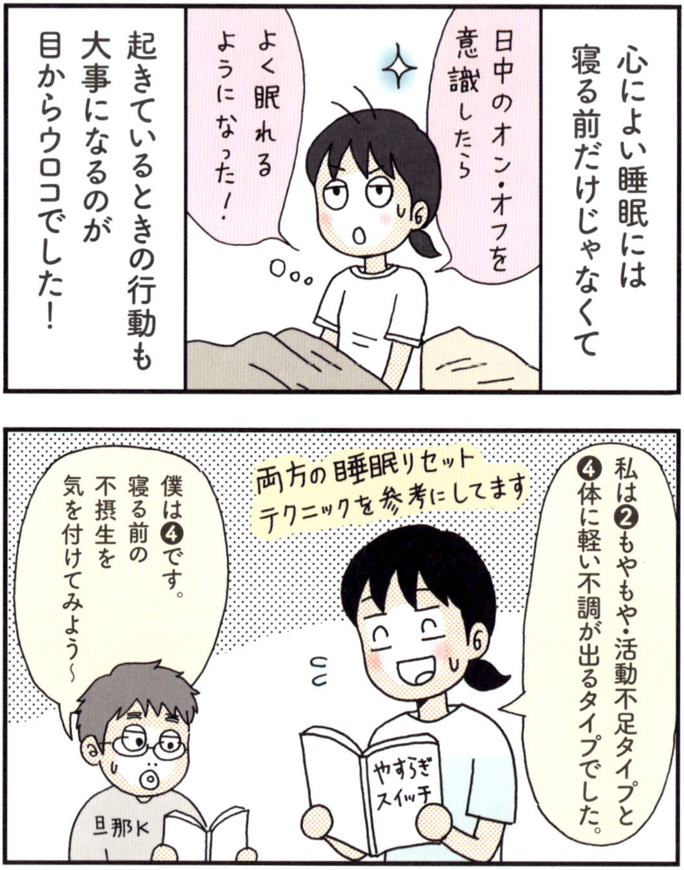

心によい睡眠には寝る前だけじゃなくて
日中のオン・オフを意識したら
よく眠れるようになった！
起きているときの行動も大事になるのが目からウロコでした！
私は❷もやもや・活動不足タイプと❹体に軽い不調が出るタイプでした。
両方の睡眠リセットテクニックを参考にしてます
僕は❹です。寝る前の不摂生を気を付けてみよう～
やすらぎスイッチ
旦那K

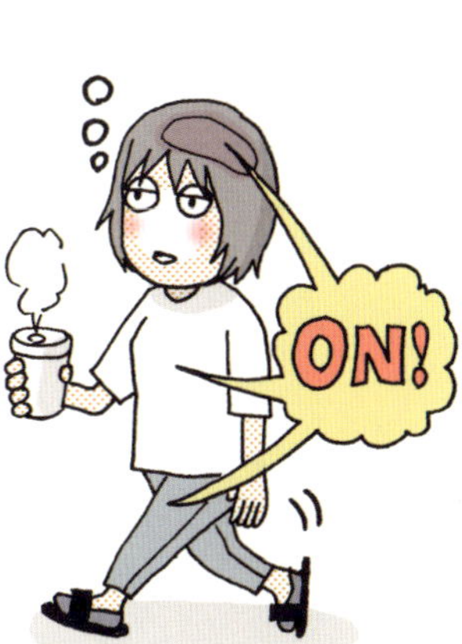
ON!

第4話

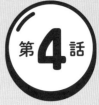

焦燥感、胃腸の不快感、頭痛、
めまいなど不調が重なるときに

心と体をむしばむ「ストレスの正体」

INTRODUCTION

「ストレス」とはどんなもの？ 心と体の不調との関係は

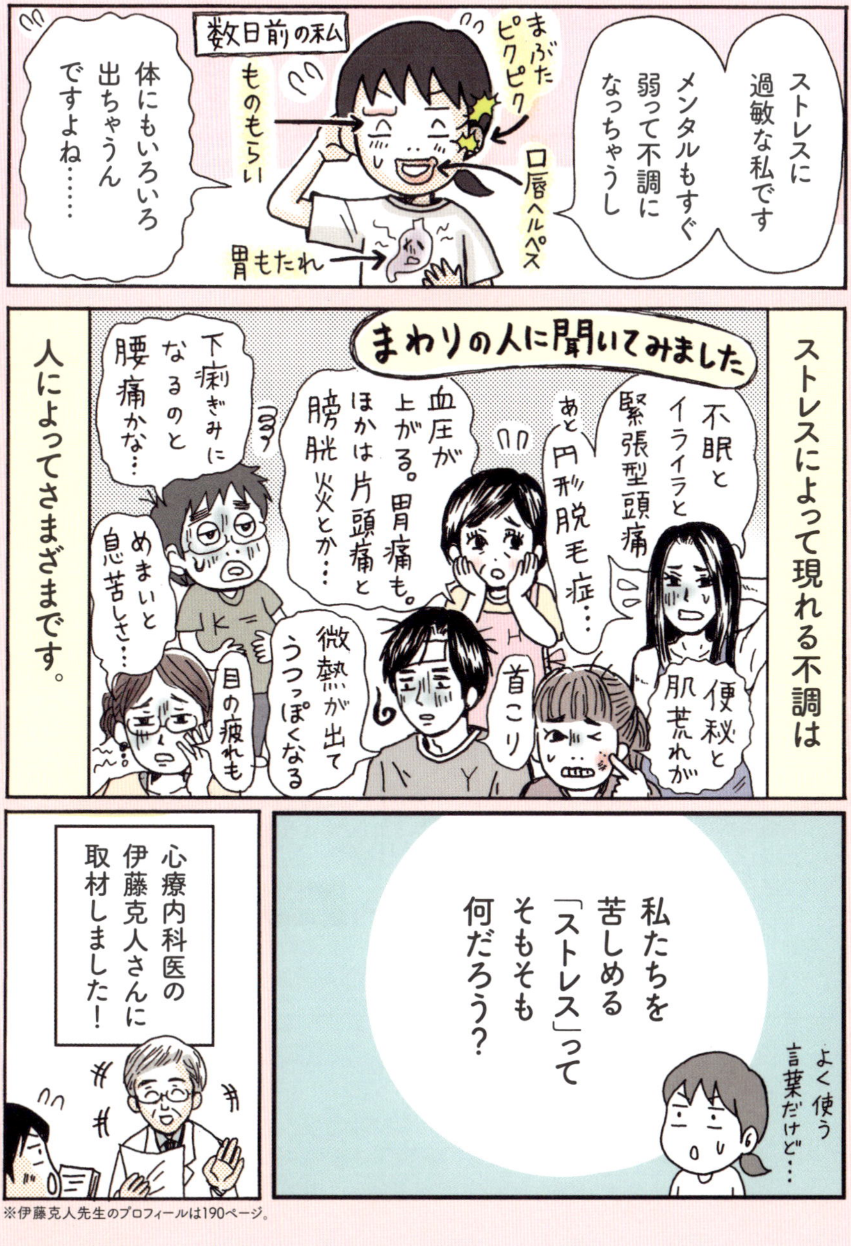
ストレスに過敏な私です
メンタルもすぐ弱って不調になっちゃうし
数日前の私
まぶたピクピク
ものもらい
口唇ヘルペス
胃もたれ
体にもいろいろ出ちゃうんですよね……
ストレスによって現れる不調は
まわりの人に聞いてみました
不眠とイライラと緊張型頭痛
あと円形脱毛症…
便秘と肌荒れが
首こり
血圧が上がる。ほかは片頭痛と胃痛も。膀胱炎とか…
微熱が出てうつっぽくなる
下痢ぎみになるのと腰痛かな…
めまいと息苦しさ…
目の疲れも
人によってさまざまです。
私たちを苦しめる「ストレス」ってそもそも何だろう？
よく使う言葉だけど…
心療内科医の伊藤克人さんに取材しました！

※伊藤克人先生のプロフィールは190ページ。

「ストレス」という状態

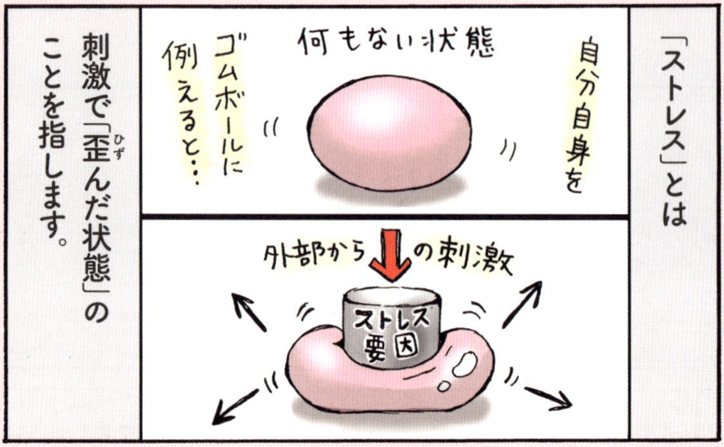
「ストレス」とは
自分自身を
ゴムボールに
例えると・・
何もない状態
外部からの刺激
ストレス要因
刺激で「歪《ひず》んだ状態」のことを指します。

「ストレス」になる刺激には さまざまなものがある

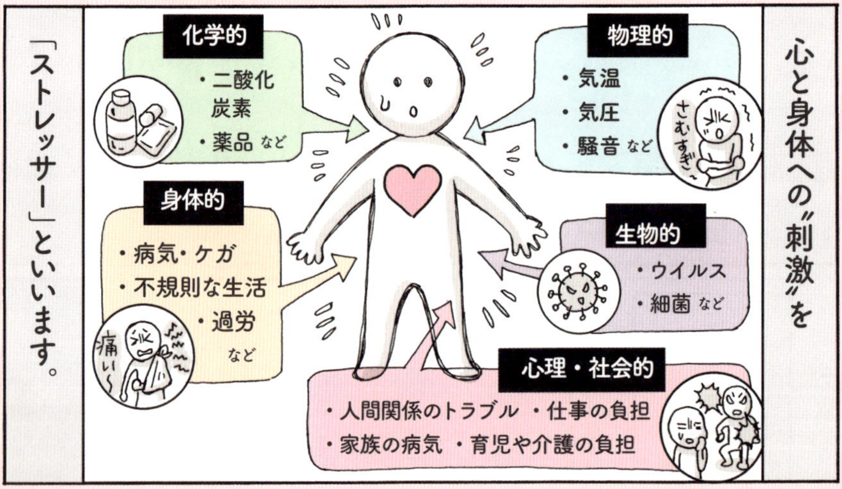
心と身体への〝刺激〟を
化学的
・二酸化炭素
・薬品 など
物理的
・気温
・気圧
・騒音 など
さむすぎ～
身体的
・病気・ケガ
・不規則な生活
・過労 など
痛い～
生物的
・ウイルス
・細菌 など
心理・社会的
・人間関係のトラブル ・仕事の負担
・家族の病気 ・育児や介護の負担
「ストレッサー」といいます。

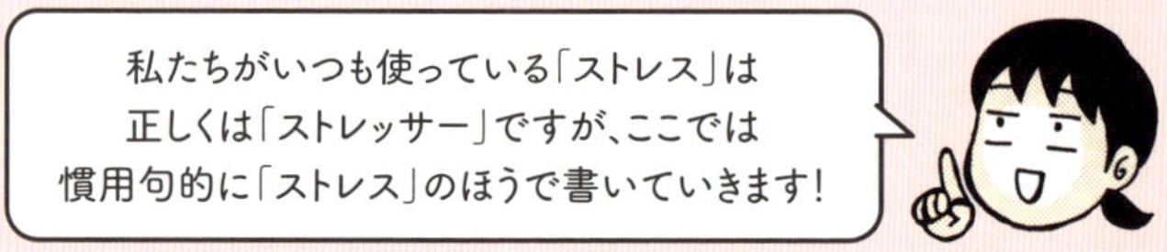
私たちがいつも使っている「ストレス」は
正しくは「ストレッサー」ですが、ここでは
慣用句的に「ストレス」のほうで書いていきます！

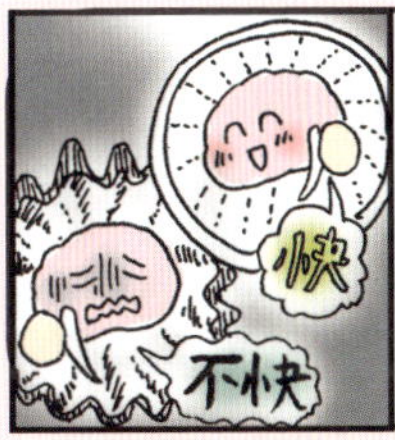

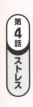

ストレスには
「快ストレス」と
「不快ストレス」があります。

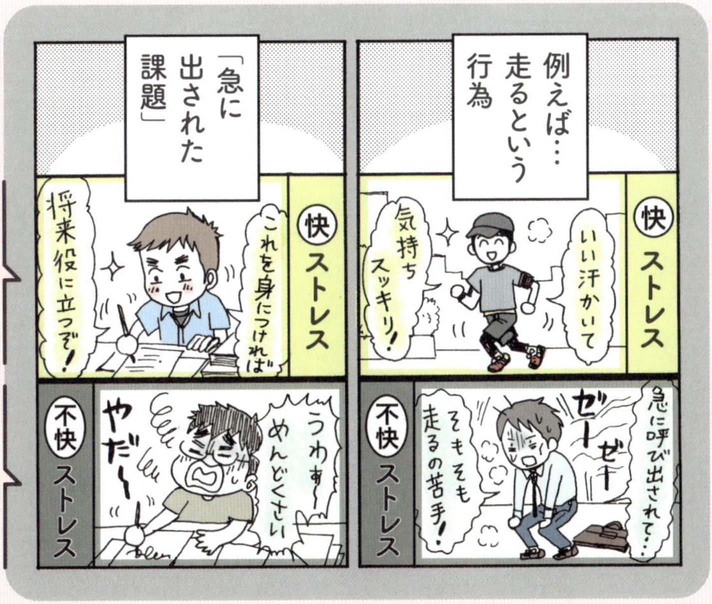

良いストレスに感じる人もいれば…

悪いストレスに感じる人もいます

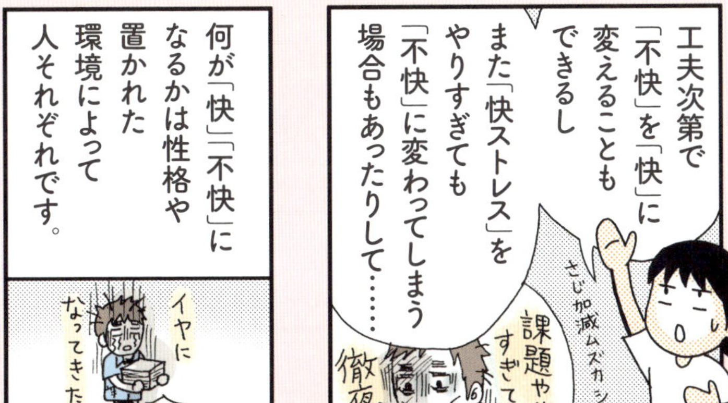

↑急な課題を張り切ってやっていた人

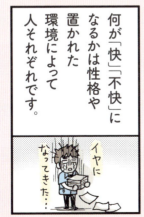

「ストレス」が起こったときの身体の反応

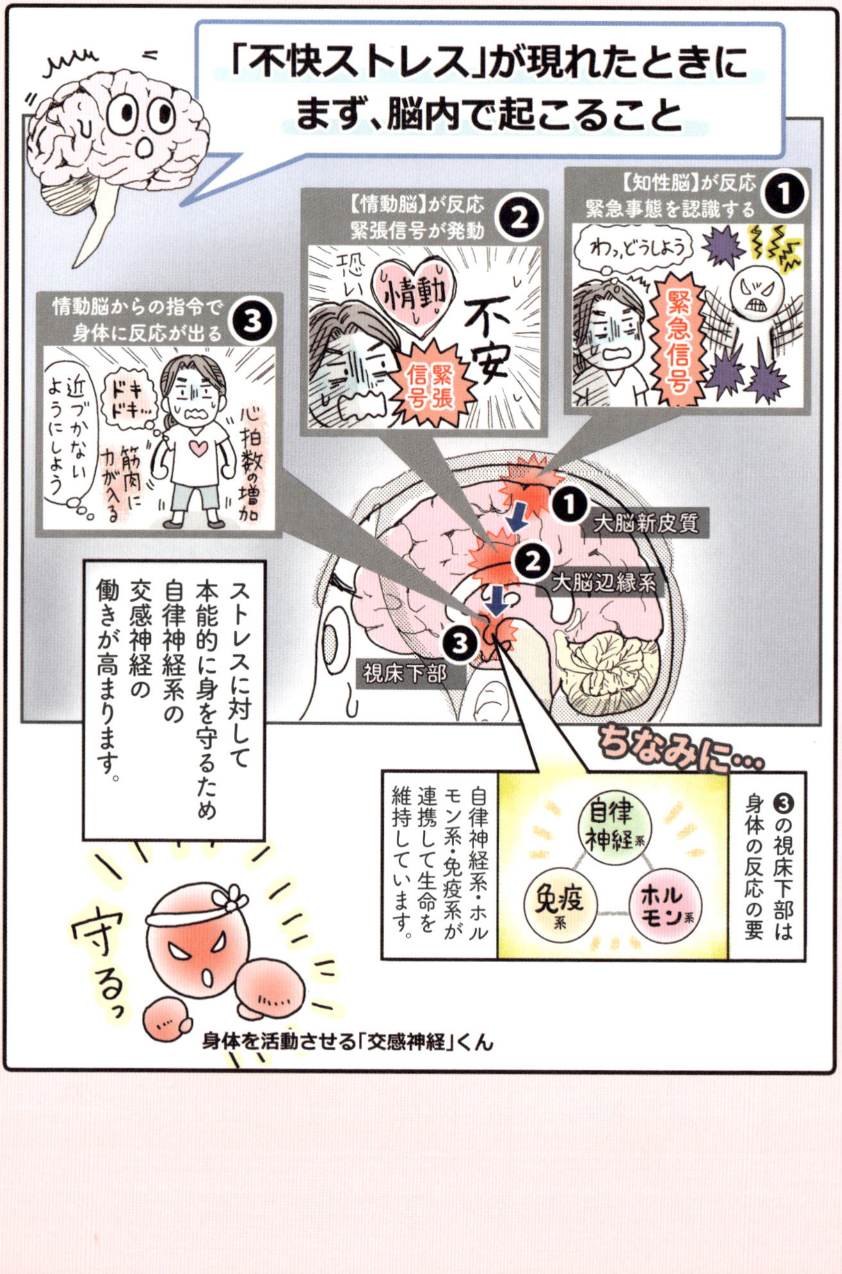

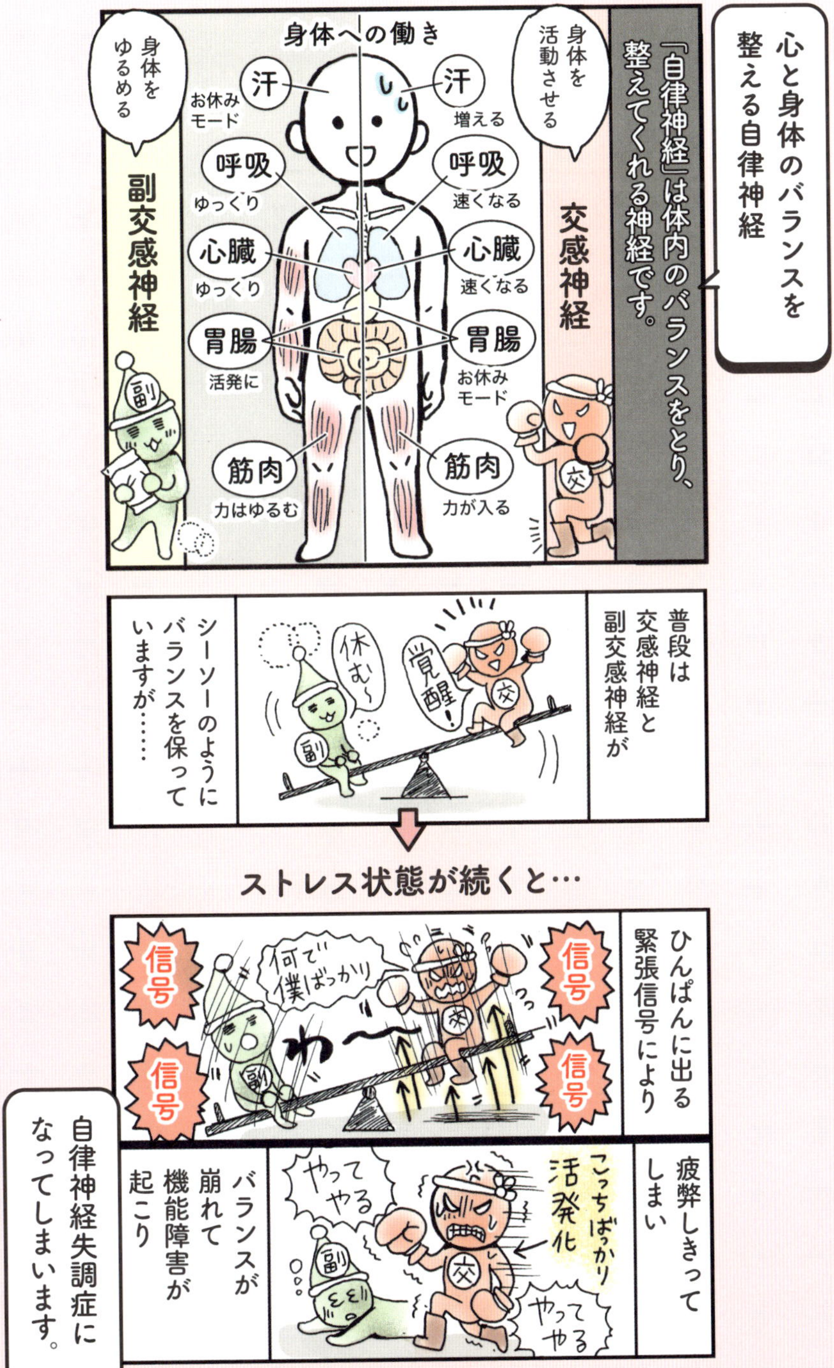
心と身体のバランスを整える自律神経
「自律神経」は体内のバランスをとり、整えてくれる神経です。
身体への働き
交感神経
身体を活動させる
汗
増える
呼吸
速くなる
心臓
速くなる
胃腸
お休みモード
筋肉
力が入る
副交感神経
身体をゆるめる
汗
お休みモード
呼吸
ゆっくり
心臓
ゆっくり
胃腸
活発に
筋肉
力はゆるむ
副
交
普段は交感神経と副交感神経が
覚醒!
休む〜
シーソーのようにバランスを保っていますが……
ストレス状態が続くと…
ひんぱんに出る緊張信号により
信号
信号
何で僕ばっかり
信号
信号
わ〜〜
疲弊しきってしまい
こっちばっかり活発化
やってやる
やってやる
バランスが崩れて機能障害が起こり
自律神経失調症になってしまいます。

ストレスによって起こる体と心の変化

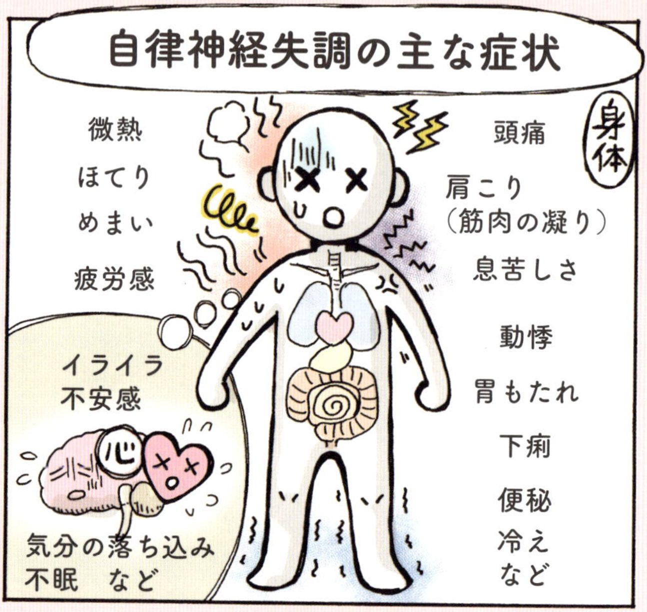

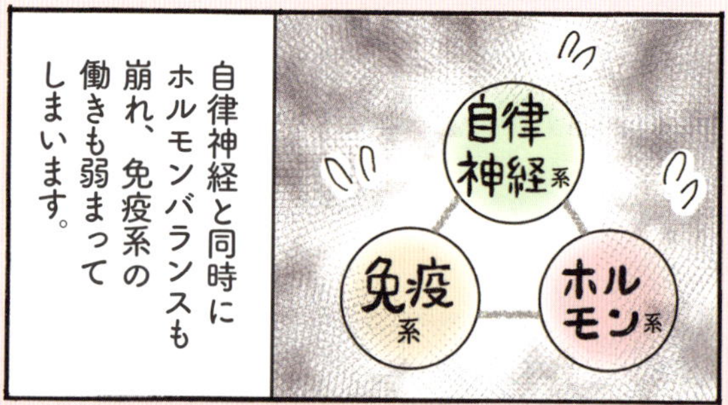

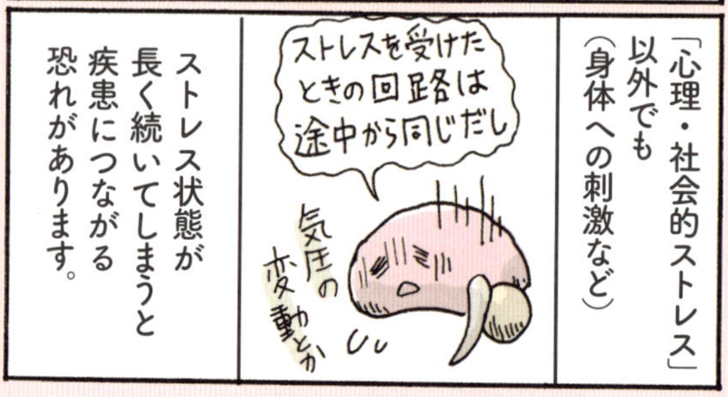

ストレスによって起こる疾患とは

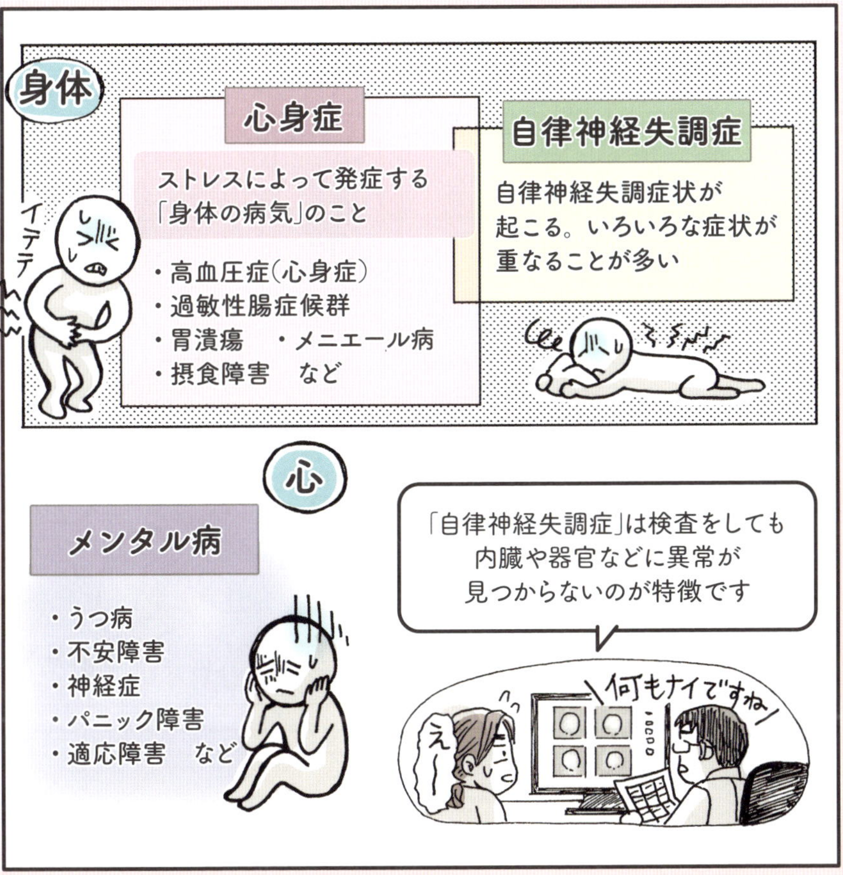
身体
心身症
ストレスによって発症する「身体の病気」のこと
・高血圧症（心身症）
・過敏性腸症候群
・胃潰瘍　・メニエール病
・摂食障害　など
イテテ
自律神経失調症
自律神経失調症状が起こる。いろいろな症状が重なることが多い
心
メンタル病
・うつ病
・不安障害
・神経症
・パニック障害
・適応障害　など
「自律神経失調症」は検査をしても内臓や器官などに異常が見つからないのが特徴です
何もナイですね
えー

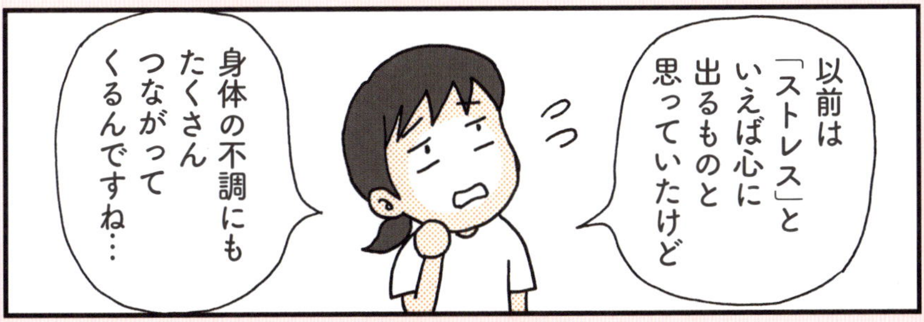
以前は「ストレス」といえば心に出るものと思っていたけど
身体の不調にもたくさんつながってくるんですね…

心から、体から
ストレスケアは自分でもできる

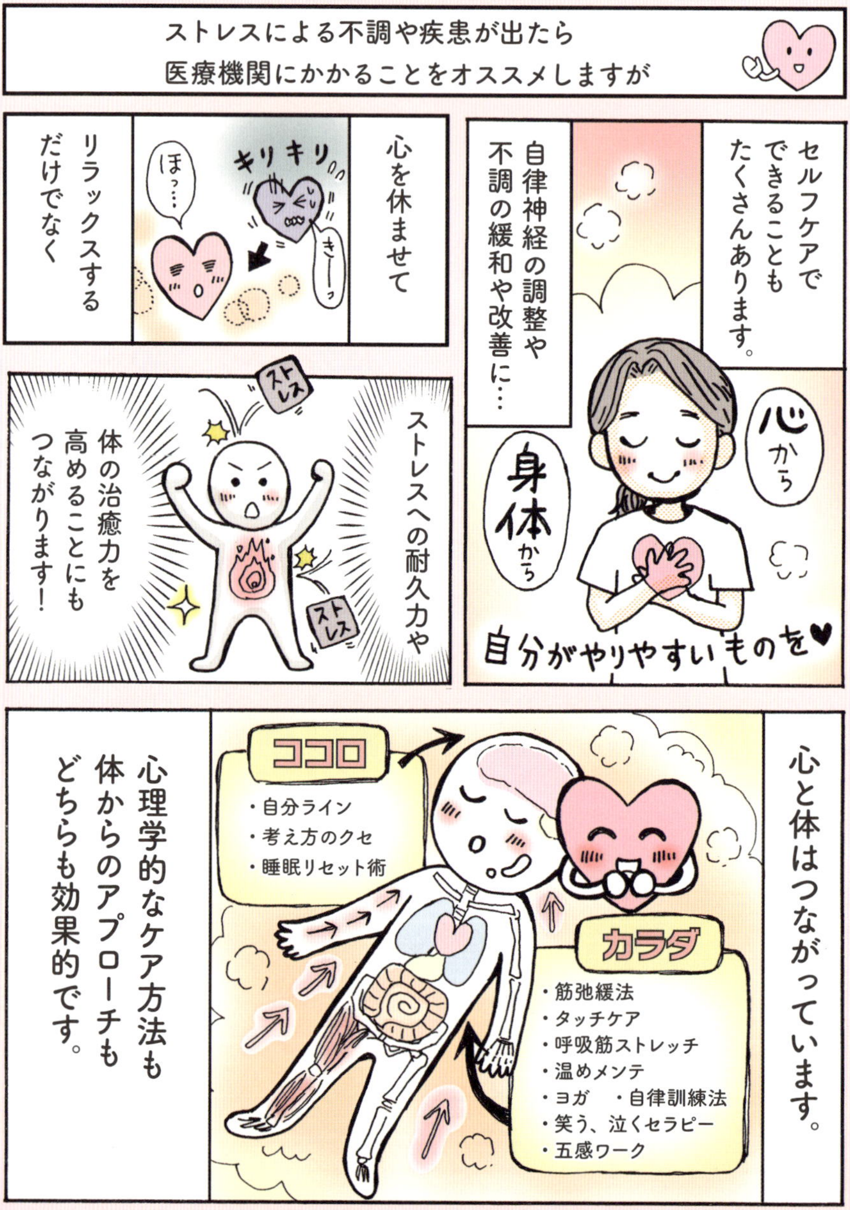

ストレスによる不調や疾患が出たら
医療機関にかかることをオススメしますが
セルフケアでできることもたくさんあります。
自律神経の調整や不調の緩和や改善に…
心から
身体から
自分がやりやすいものを♥
心を休ませて
キリキリ
きーっ
ほっ…
リラックスするだけでなく
ストレスへの耐久力や
ストレス
ストレス
体の治癒力を高めることにもつながります！
心と体はつながっています。
ココロ
・自分ライン
・考え方のクセ
・睡眠リセット術
カラダ
・筋弛緩法
・タッチケア
・呼吸筋ストレッチ
・温めメンテ
・ヨガ　・自律訓練法
・笑う、泣くセラピー
・五感ワーク
心理学的なケア方法も体からのアプローチもどちらも効果的です。

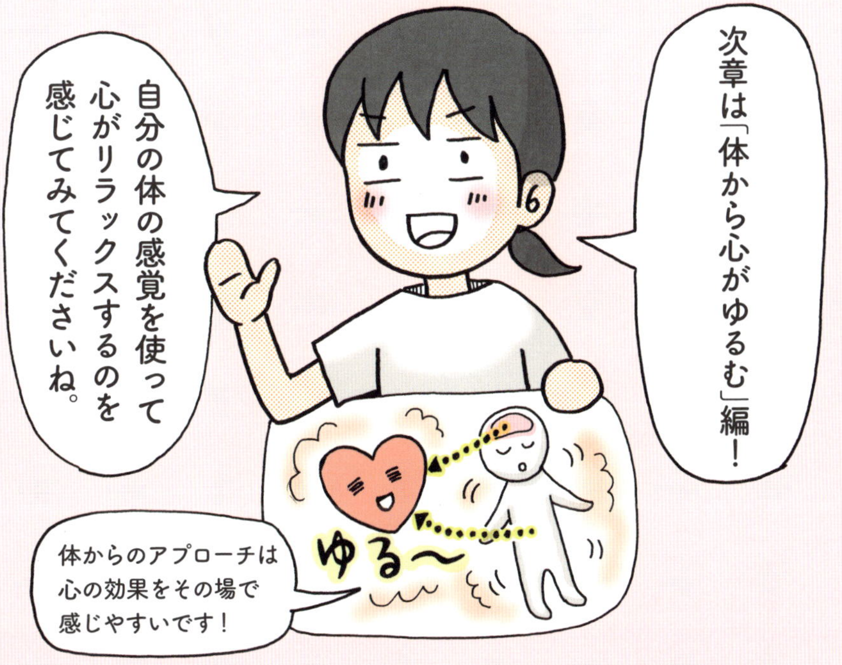
次章は「体から心がゆるむ」編！
自分の体の感覚を使って心がリラックスするのを感じてみてくださいね。
ゆる〜
体からのアプローチは心の効果をその場で感じやすいです！

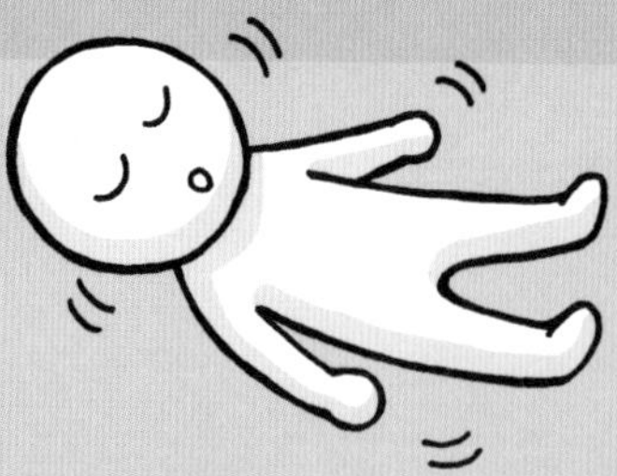

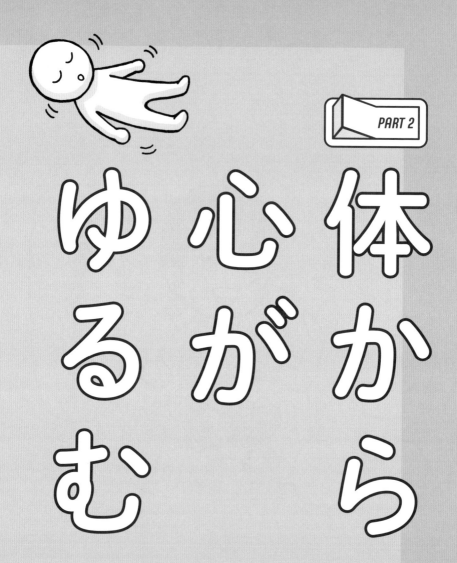

PART 2

体から心がゆるむ

ストレスで疲れたときは、
心も体も上手に休ませることが大切です。
ここからは、いつでもどこでもできる
8つのセルフケアをご紹介。

体を温めて心をゆるめる「温ペットボトルケア」、
好きな香りや柔らかい感触など五感を利用したケアのほか、
心に効かせるヨガ、呼吸筋ストレッチなど、
カンタンなのに、確かな変化を感じるものを集めました。

医療の現場でも使われている「筋《きん》弛《し》緩《かん》法《ほう》」「自律訓練法」。
これを自分でできる方法も、心療内科医に教わりました。
できそう！ と思える方法から試してみましょう。

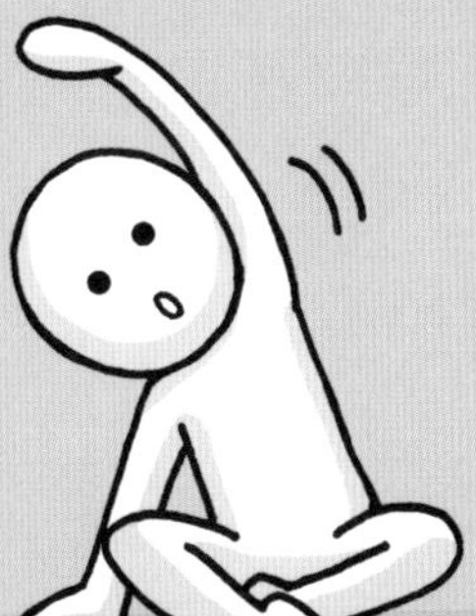

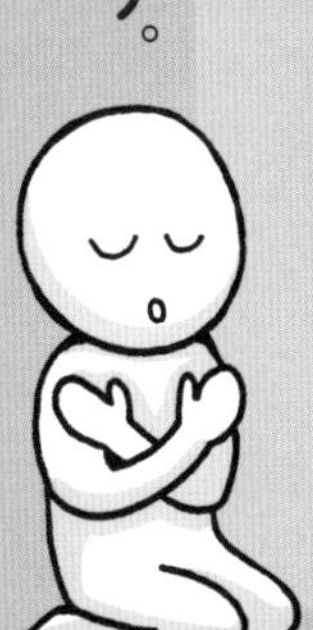

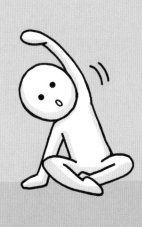

第5話

精神的プレッシャー、肩・首の
こわばりをゆるめたいときに

極上の脱力が訪れる
ゆるふわ「筋《きん》弛《し》緩《かん》法《ほう》」

INTRODUCTION

心の緊張をゆるめたいときにテキメン「筋弛緩法」のメカニズム

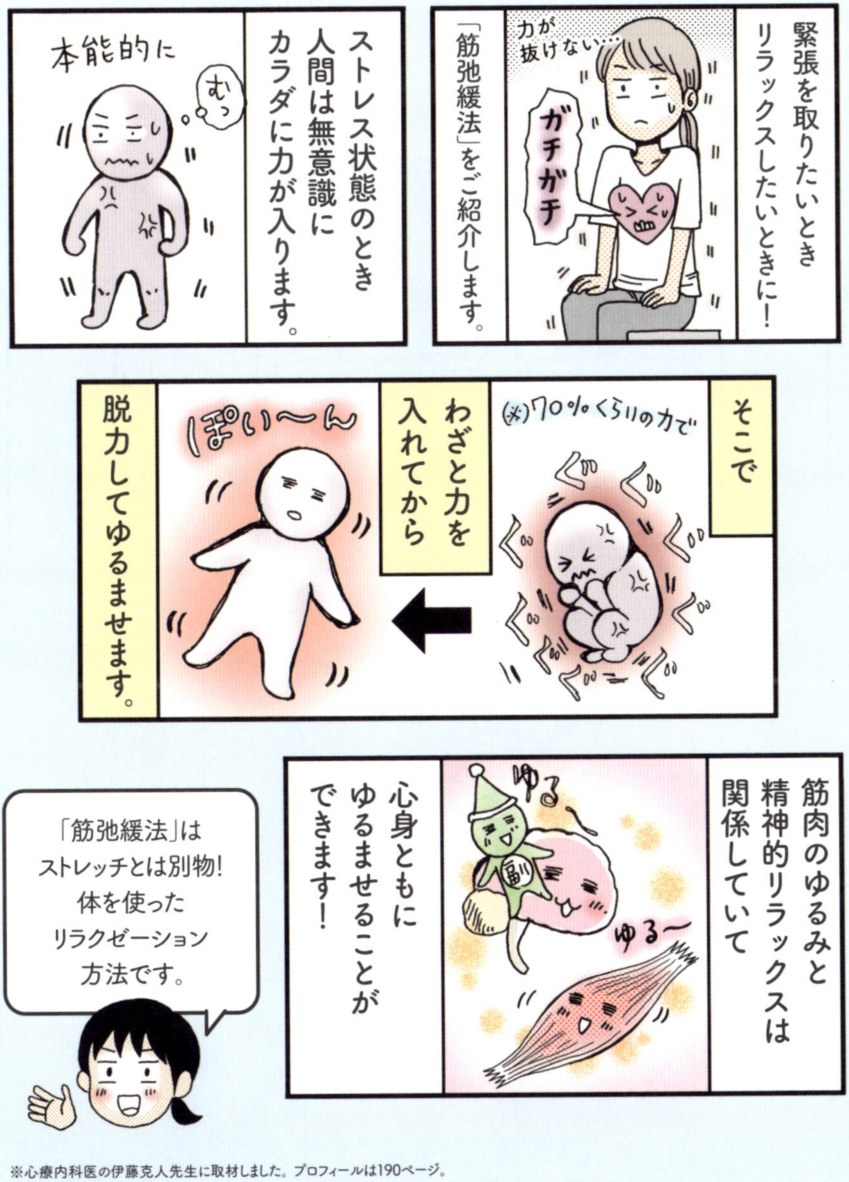
緊張を取りたいときリラックスしたいときに!
力が抜けない…
ガチガチ
「筋弛緩法」をご紹介します。
ストレス状態のとき人間は無意識にカラダに力が入ります。
本能的に
むっ
そこで
(※)70%くらいの力で
わざと力を入れてから
ぽい〜ん
脱力してゆるませます。
筋肉のゆるみと精神的リラックスは関係していて
ゆる
ゆる〜
心身ともにゆるませることができます!
「筋弛緩法」はストレッチとは別物!体を使ったリラクゼーション方法です。

※心療内科医の伊藤克人先生に取材しました。プロフィールは190ページ。

WORK

リラックス・睡眠の質改善に

お手軽
カンタン

ゆるふわ「筋弛緩法」

【肩⇨手首⇨足首⇨顔】

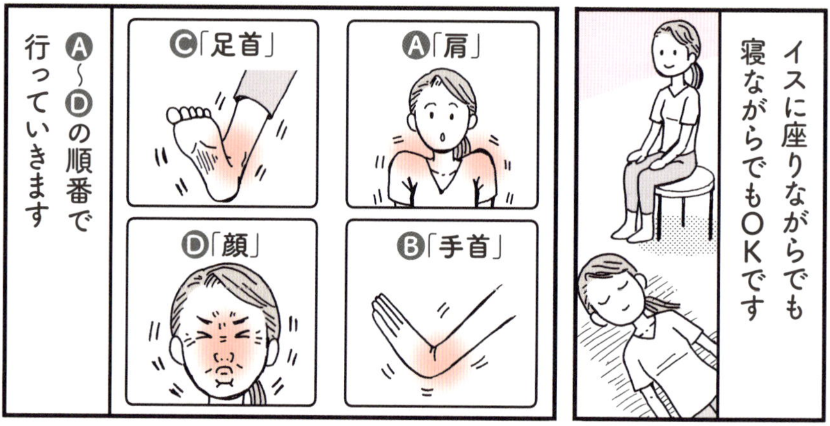
イスに座りながらでも寝ながらでもOKです
Ⓐ「肩」
Ⓑ「手首」
Ⓒ「足首」
Ⓓ「顔」
Ⓐ〜Ⓓの順番で行っていきます

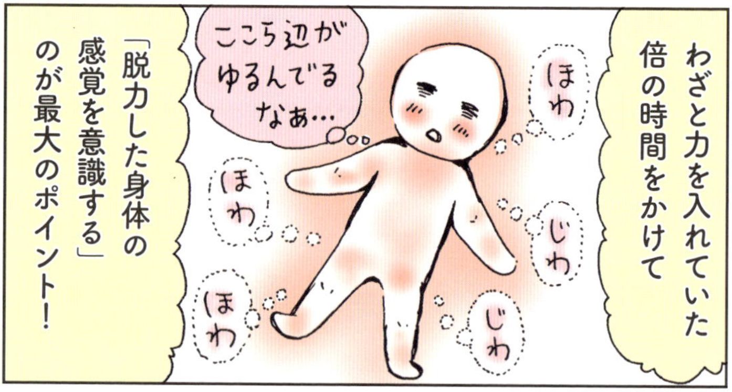
わざと力を入れていた倍の時間をかけて
ここら辺がゆるんでるなぁ…
ほわ
じわ
じわ
ほわ
ほわ
「脱力した身体の感覚を意識する」のが最大のポイント!

※「力む➡5秒間」「脱力➡10秒間」で
描いていますができる人は長さを2倍にして
「力む➡10秒間」「脱力➡20秒間」で
行うとさらにリラックスします♪

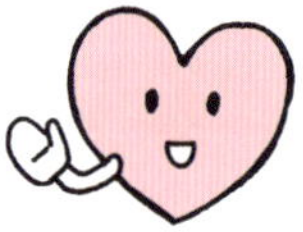

※ケガや不調のある部位は控えてください。

WORK

A

【肩】の筋弛緩法

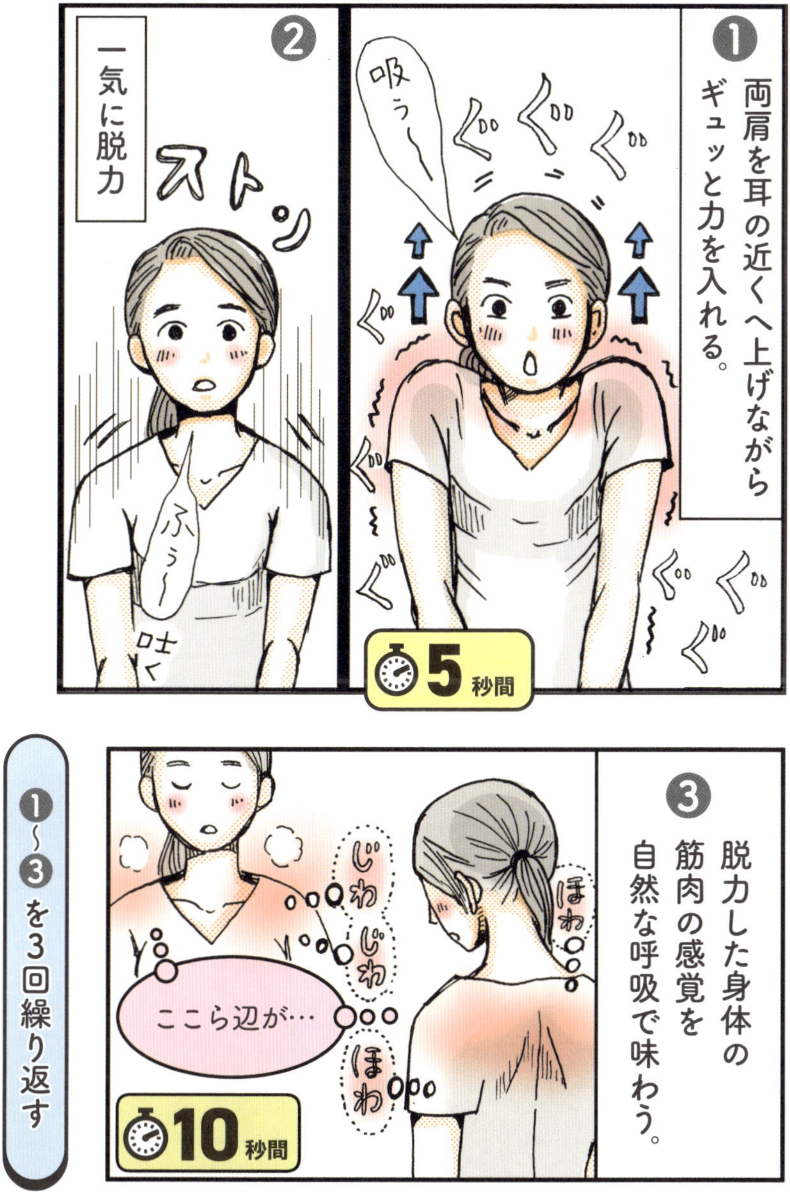
①
両肩を耳の近くへ上げながらギュッと力を入れる。
吸う〜
ぐ ぐ ぐ
ぐ ぐ ぐ
ぐ ぐ ぐ
5秒間
②
一気に脱力
ストン
ふぅ〜
吐く
③
脱力した身体の筋肉の感覚を自然な呼吸で味わう。
じわじわ
ここら辺が…
ほわほわ
ほわ
10秒間
①〜③を3回繰り返す

WORK

B

【手首】の筋弛緩法

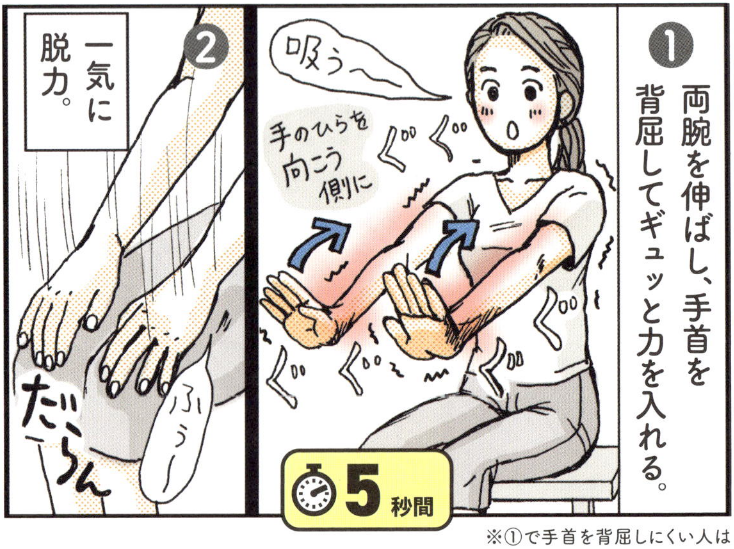

※①で手首を背屈しにくい人は
「手のひらをギュッと強く握る」方法でもOK。

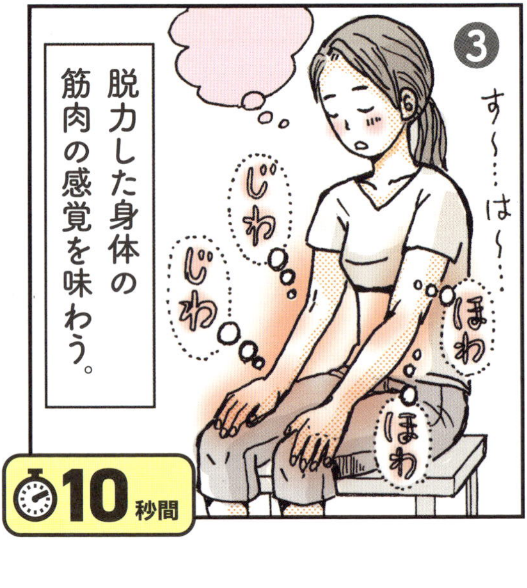
③
脱力した身体の筋肉の感覚を味わう。
す〜…は〜…
じわ
じわ
ほわ
ほわ
10秒間

①〜③を3回繰り返す

WORK

C

【足首】の筋弛緩法

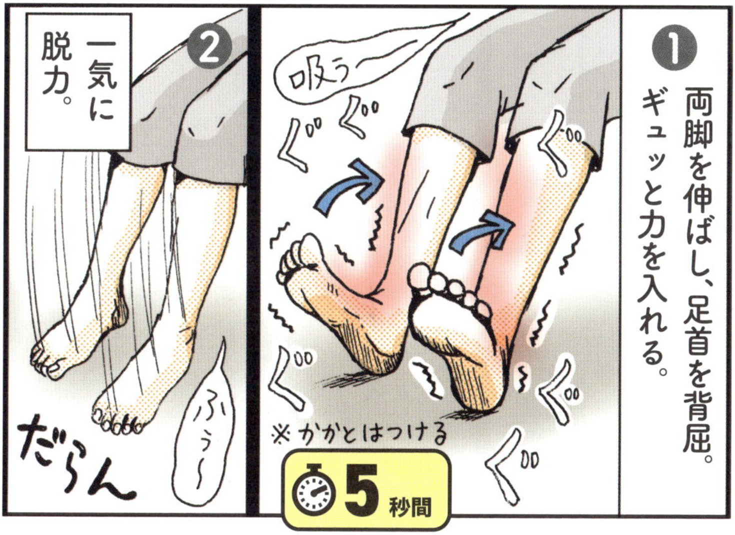
❶
両脚を伸ばし、足首を背屈。ギュッと力を入れる。
吸う〜
ぐぐ
※かかとはつける
5秒間
❷
一気に脱力。
ふぅ〜
だらん

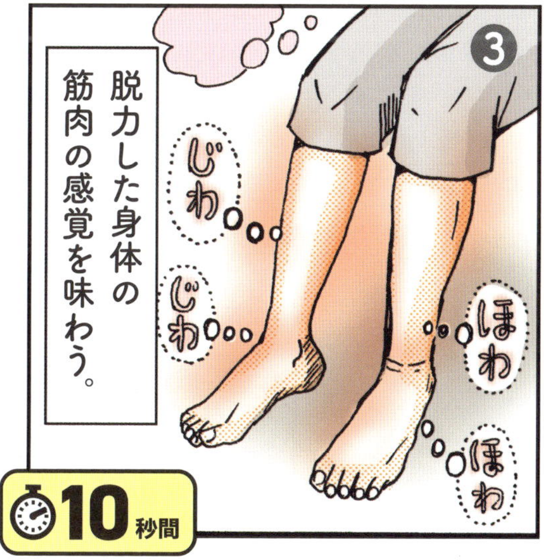
❸
脱力した身体の筋肉の感覚を味わう。
じわ…
じわ…
ほわ
ほわ
10秒間

❶〜❸を3回繰り返す

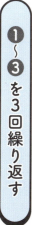

WORK

D

【顔】の筋弛緩法

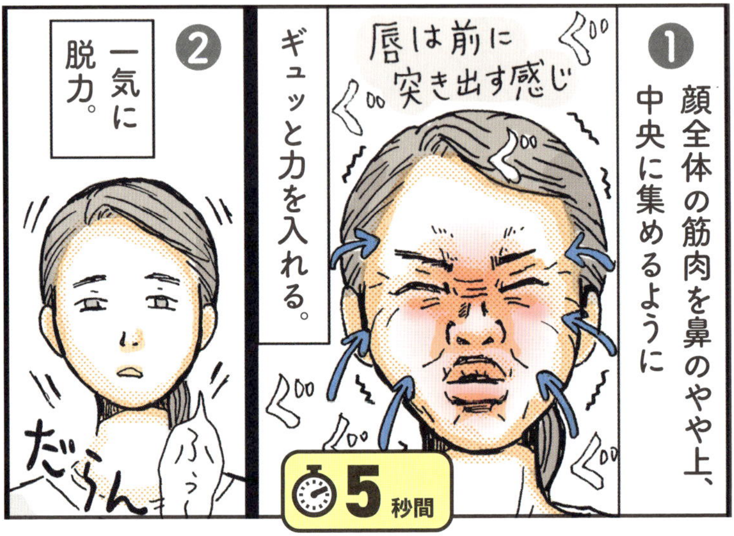

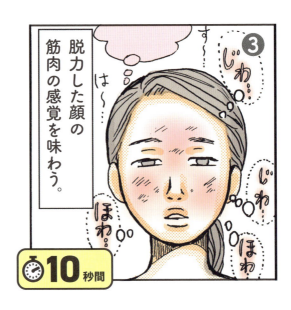

①〜③を3回繰り返す

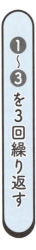

REPORT 崎田レポ

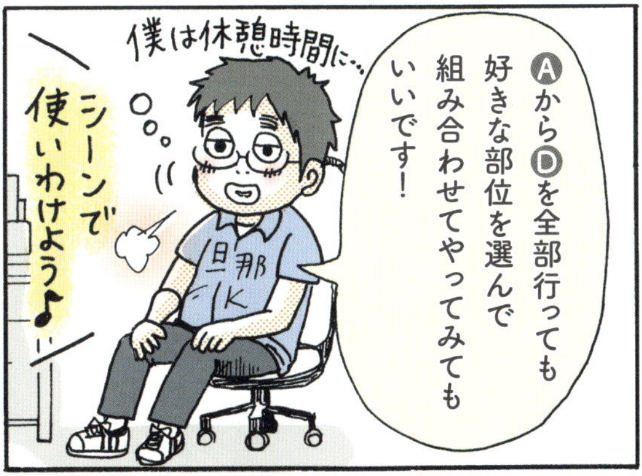
Aから Dを全部行っても
好きな部位を選んで
組み合わせてやってみても
いいです!
僕は休憩時間に…
シーンで
使いわけよう♪

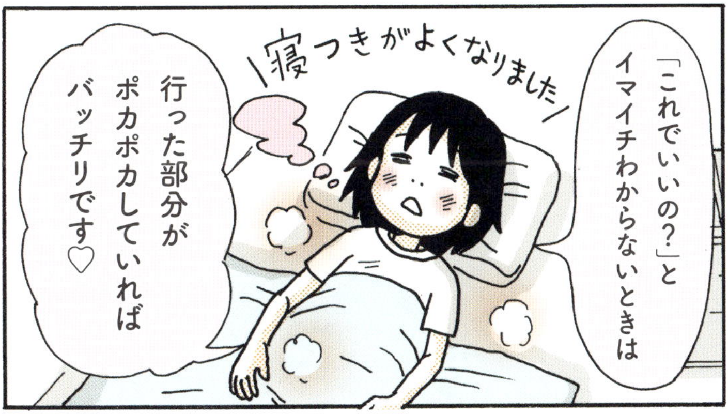
「これでいいの?」と
イマイチわからないときは
寝つきがよくなりました
行った部分が
ポカポカしていれば
バッチリです♡

第6話

つながり不足、ネガティブ感情から
逃れたいときに

やすらぎをもたらす
自己受容タイプ別「セルフハグ」

INTRODUCTION

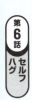

タッチするだけで自分にも効果！
安心感、幸せ感を増す「オキシトシン」

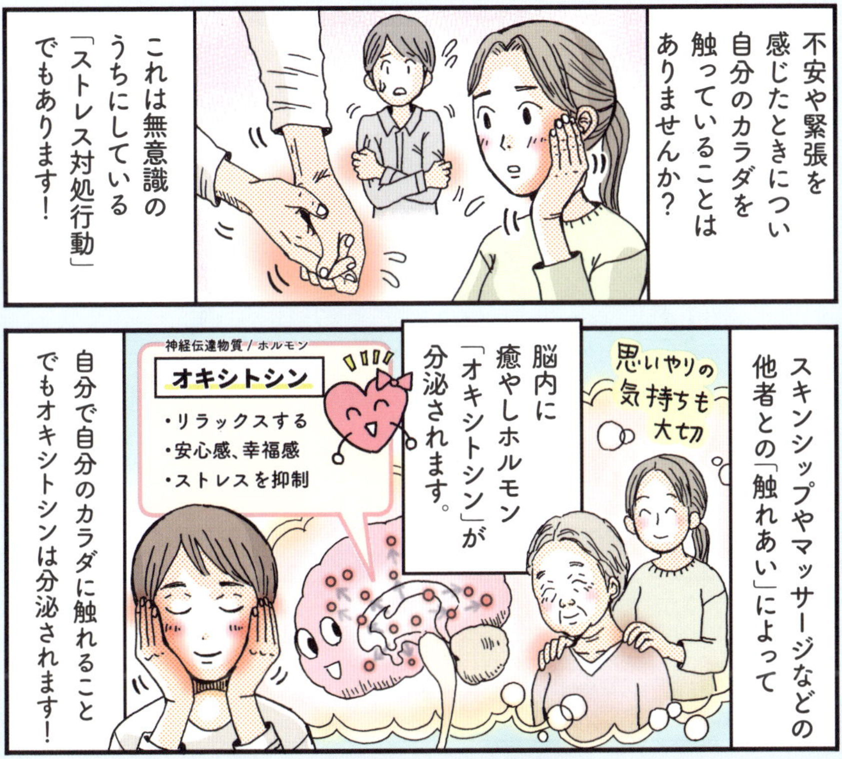
不安や緊張を感じたときについ自分のカラダを触っていることはありませんか？
これは無意識のうちにしている「ストレス対処行動」でもあります！
スキンシップやマッサージなどの他者との「触れあい」によって
思いやりの気持ちも大切
脳内に癒やしホルモン「オキシトシン」が分泌されます。
神経伝達物質 / ホルモン
オキシトシン
・リラックスする
・安心感、幸福感
・ストレスを抑制
自分で自分のカラダに触れることでもオキシトシンは分泌されます！

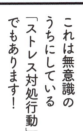

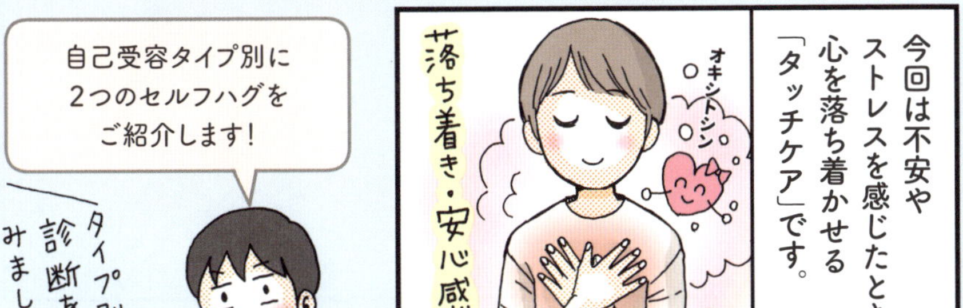
今回は不安やストレスを感じたときに心を落ち着かせる「タッチケア」です。
オキシトシン
落ち着き・安心感…
自己受容タイプ別に2つのセルフハグをご紹介します！

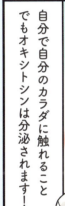

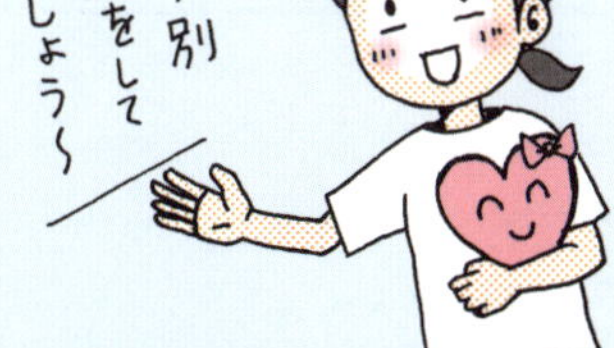
タイプ別診断をしてみましょう～

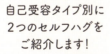

※桜美林大学教授の山口創さんに取材しました。プロフィールは190ページ。

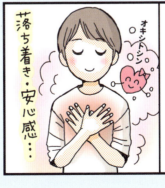

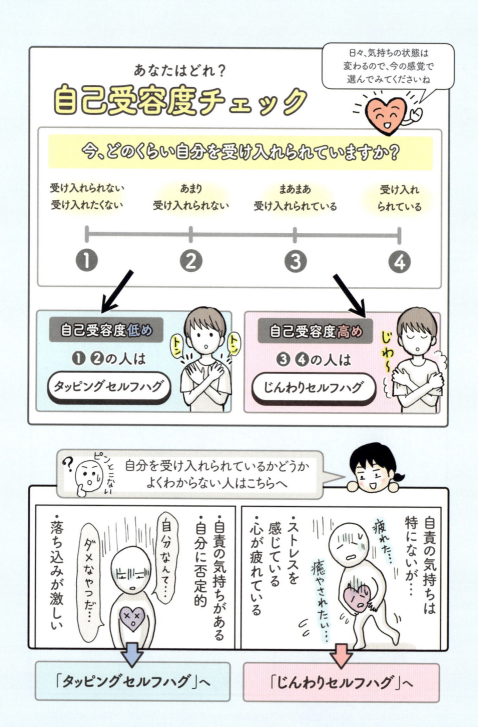

日々、気持ちの状態は
変わるので、今の感覚で
選んでみてくださいね

あなたはどれ？

自己受容度チェック

今、どのくらい自分を受け入れられていますか？

❶	❷	❸	❹
受け入れられない 受け入れたくない	あまり 受け入れられない	まあまあ 受け入れられている	受け入れ られている

自己受容度低め

❶❷の人は

タッピングセルフハグ

自己受容度高め

❸❹の人は

じんわりセルフハグ

自分を受け入れられているかどうか
よくわからない人はこちらへ

・自責の気持ちがある
・自分に否定的
・落ち込みが激しい

「タッピングセルフハグ」へ

自責の気持ちは特にないが…
・ストレスを感じている
・心が疲れている

「じんわりセルフハグ」へ

心が落ち着くメカニズム

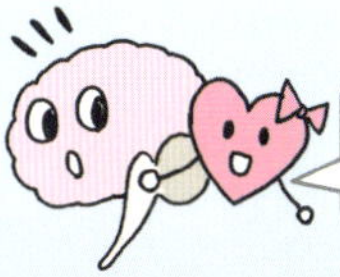

自己受容度高めの人はやさしくさするほうが気持ちよく
低めの人は適度な刺激があるタッピングを好む傾向があります

～「じんわりセルフハグ」の場合～

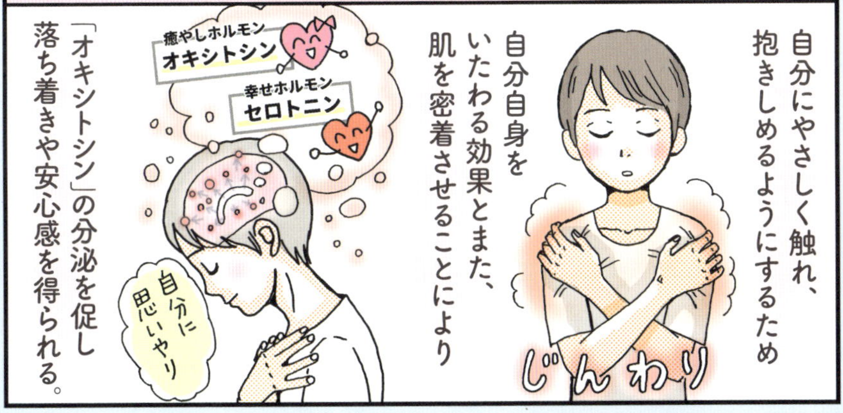
自分にやさしく触れ、抱きしめるようにするため
じんわり
自分自身をいたわる効果とまた、肌を密着させることにより
癒やしホルモン
オキシトシン
幸せホルモン
セロトニン
自分に思いやり
「オキシトシン」の分泌を促し落ち着きや安心感を得られる。

※オキシトシンはセロトニンの分泌を促します。

～「タッピングセルフハグ」の場合～

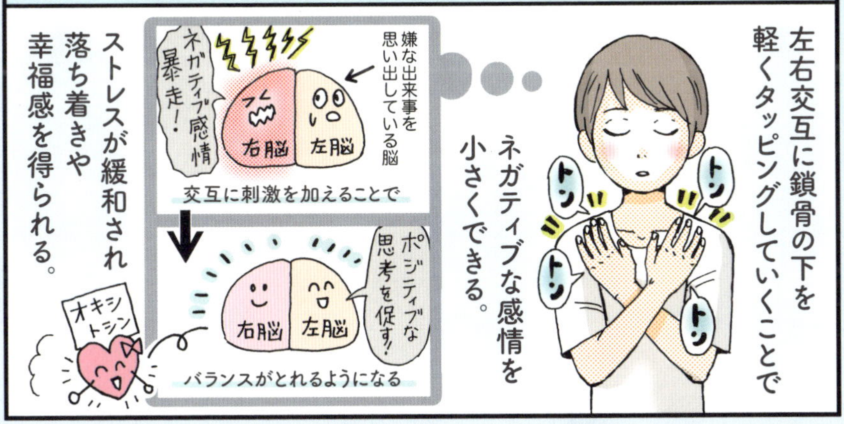
左右交互に鎖骨の下を軽くタッピングしていくことで
トン
トン
トン
トン
ネガティブな感情を小さくできる。
嫌な出来事を思い出している脳
ネガティブ感情暴走！
右脳
左脳
交互に刺激を加えることで
ポジティブな思考を促す！
右脳
左脳
バランスがとれるようになる
オキシトシン
ストレスが緩和され落ち着きや幸福感を得られる。

さっそく「じんわりセルフハグ」からご紹介！

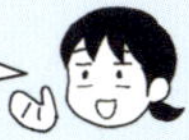

WORK

❸❹を選んだ自己受容度高めのときに

じんわりセルフハグ

心の落ち着き・安心感・ストレス緩和に

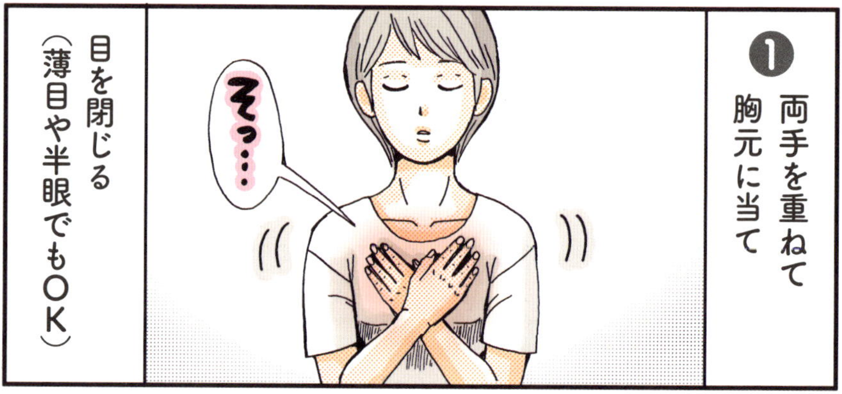
❶
両手を重ねて胸元に当て
そっ…
目を閉じる（薄目や半眼でもOK）

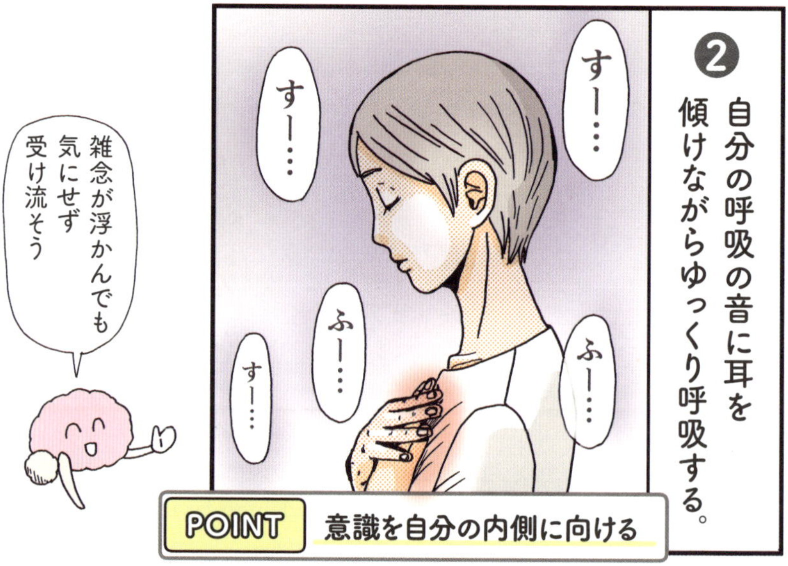
❷
自分の呼吸の音に耳を傾けながらゆっくり呼吸する。
すー…
すー…
ふー…
ふー…
すー…
雑念が浮かんでも気にせず受け流そう
POINT
意識を自分の内側に向ける

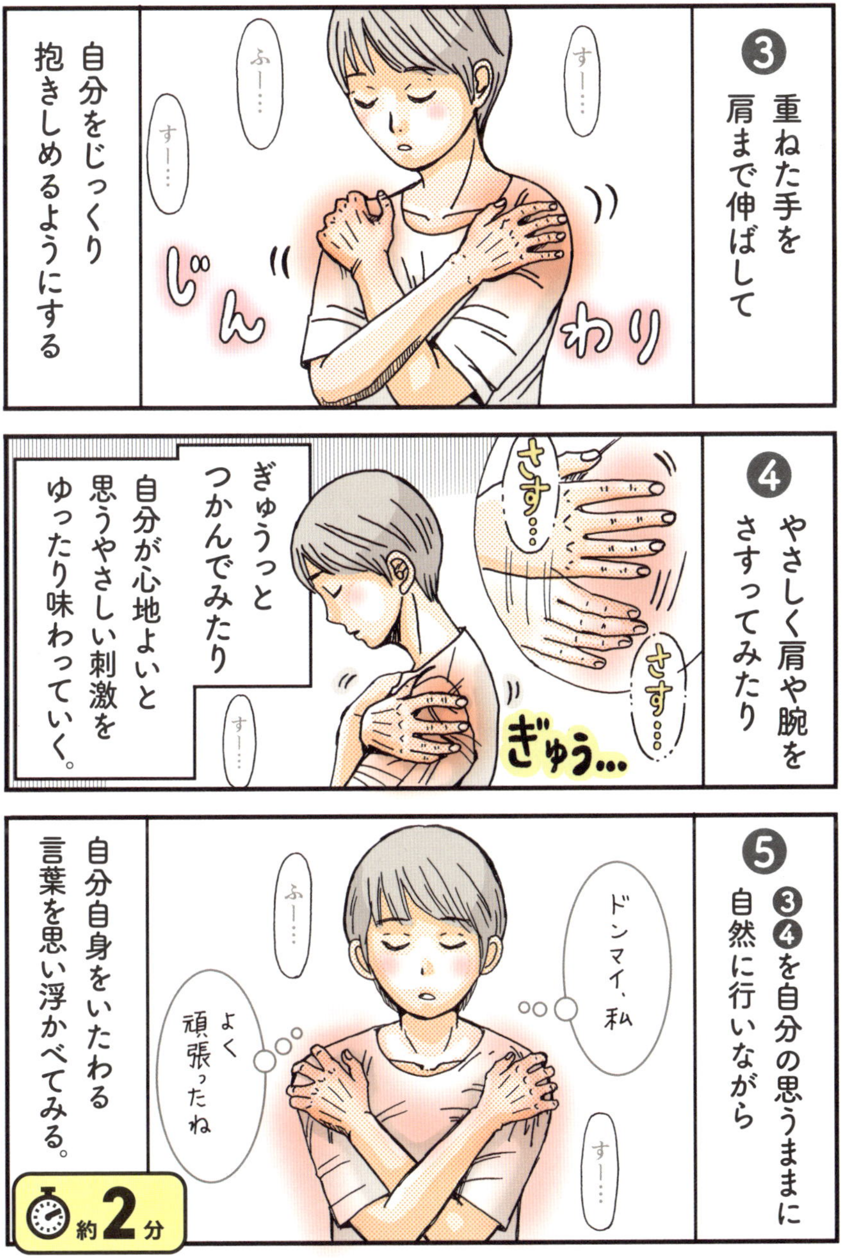
③
重ねた手を肩まで伸ばして
すー…
わり
じん
ふー…
すー…
自分をじっくり抱きしめるようにする
④
やさしく肩や腕をさすってみたり
さす…
さす…
ぎゅう…
すー…
ぎゅうっとつかんでみたり
自分が心地よいと思うやさしい刺激をゆったり味わっていく。
⑤
③④を自分の思うままに自然に行いながら
ドンマイ、私
すー…
ふー…
よく頑張ったね
自分自身をいたわる言葉を思い浮かべてみる。
約2分

※他人に思いやりを持って話しかけるときのような言葉を、自分にも言い聞かせていくイメージ。

WORK

①②を選んだ自己受容度低めのときに

タッピングセルフハグ

ネガティブ感情を解消・心の落ち着きに

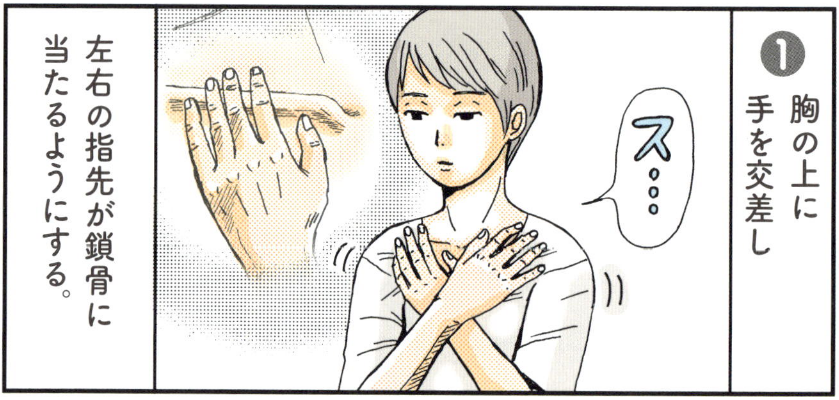
①
胸の上に手を交差し
ス…
左右の指先が鎖骨に当たるようにする。

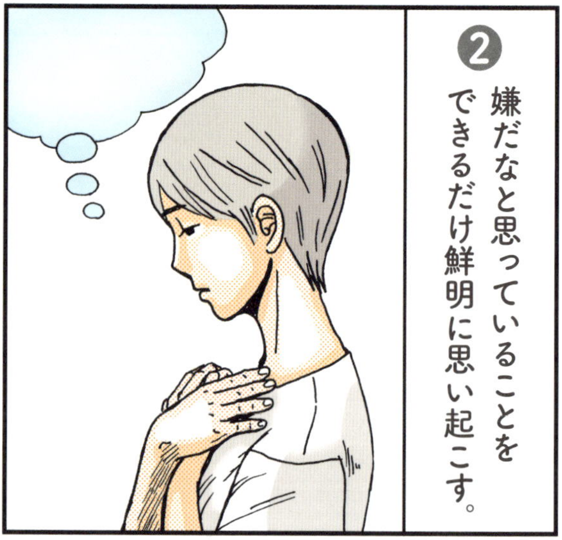
②
嫌だなと思っていることをできるだけ鮮明に思い起こす。

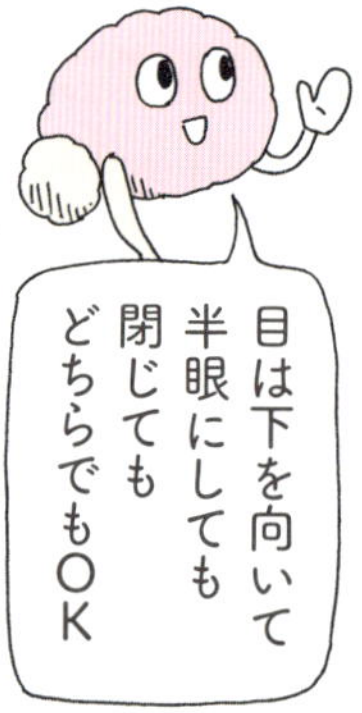
目は下を向いて半眼にしても閉じてもどちらでもOK

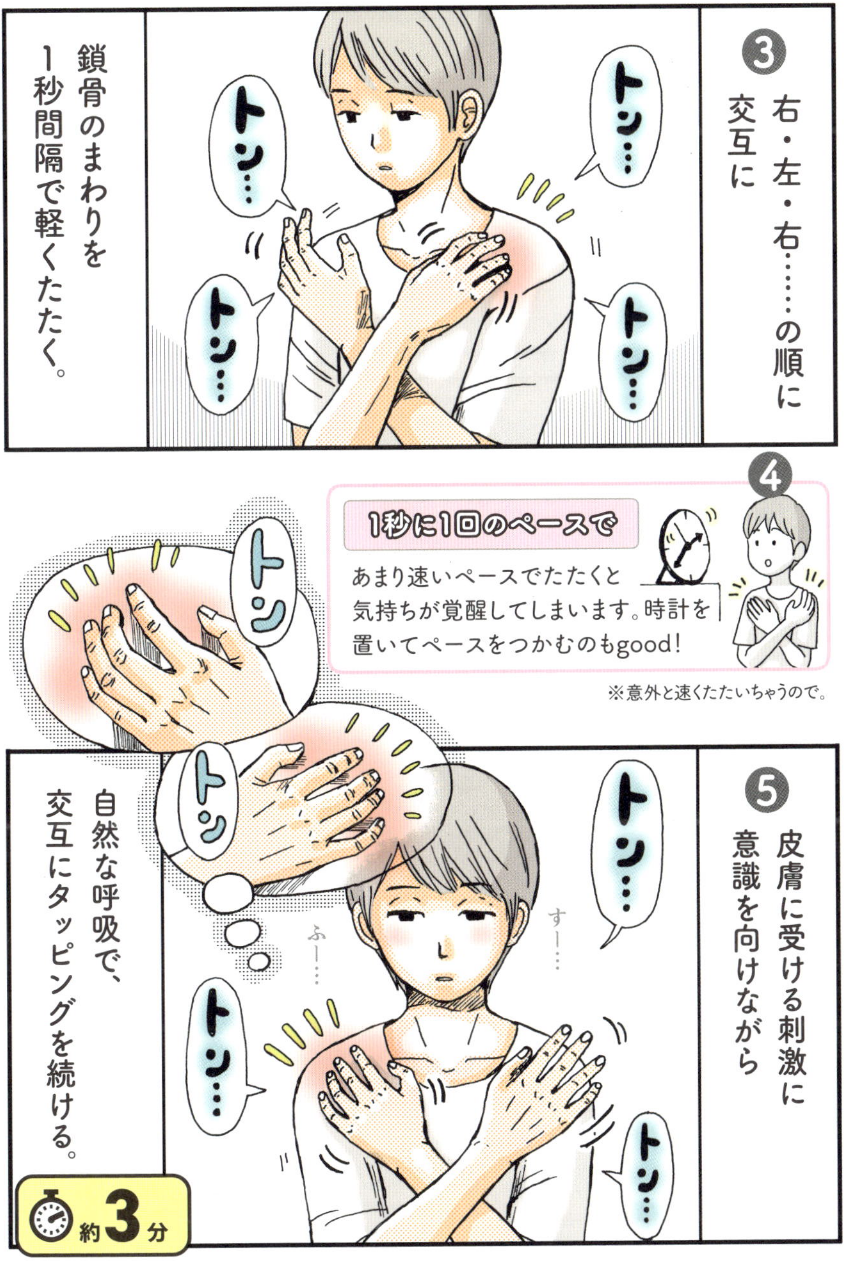
③
右・左・右……の順に交互に
トン…
トン…
トン…
トン…
鎖骨のまわりを1秒間隔で軽くたたく。
④
1秒に1回のペースで
あまり速いペースでたたくと気持ちが覚醒してしまいます。時計を置いてペースをつかむのもgood!
※意外と速くたたいちゃうので。
トン
トン
⑤
皮膚に受ける刺激に意識を向けながら
トン…
すー…
ふー…
トン…
トン…
自然な呼吸で、交互にタッピングを続ける。
約3分

※だんだん嫌なことが頭から消えて気持ちが落ち着いてきます。

REPORT 崎田レポ

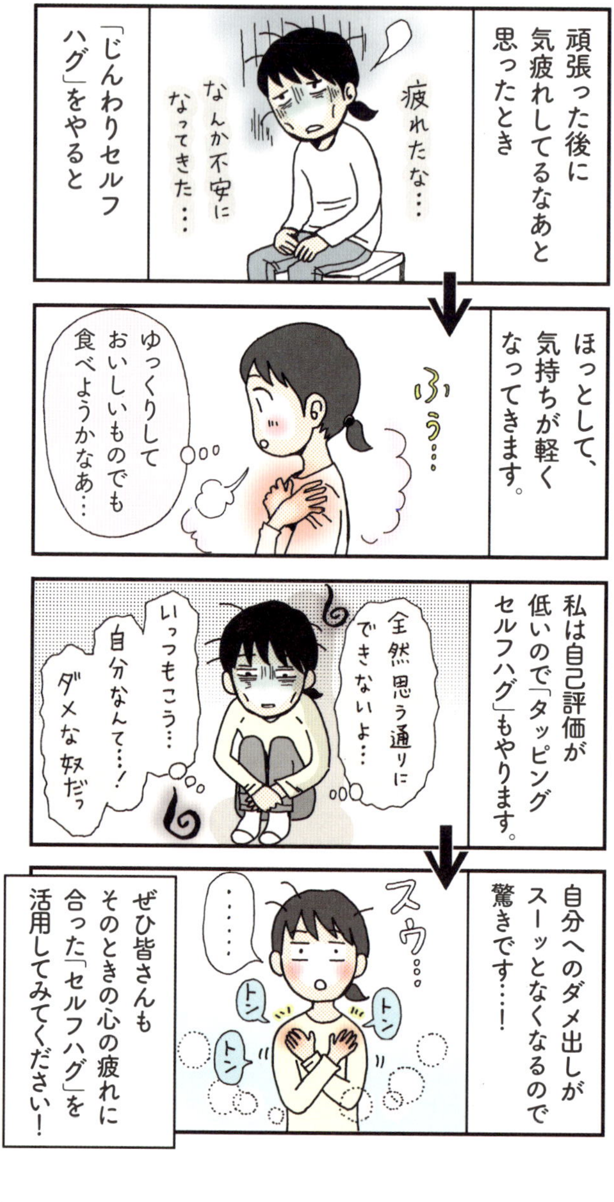

頑張った後に気疲れしてるなあと思ったとき
疲れたな…
なんか不安になってきた…
「じんわりセルフハグ」をやると
ほっとして、気持ちが軽くなってきます。
ふぅ…
ゆっくりしておいしいものでも食べようかなあ…
私は自己評価が低いので「タッピングセルフハグ」もやります。
全然思う通りにできないよ…
いっつもこう… 自分なんて…! ダメな奴だっ
自分へのダメ出しがスーッとなくなるので驚きです…!
スゥ…
トン
トン
トン
……
ぜひ皆さんもそのときの心の疲れに合った「セルフハグ」を活用してみてください!

コラム COLUMN

オキシトシンの心身への効果

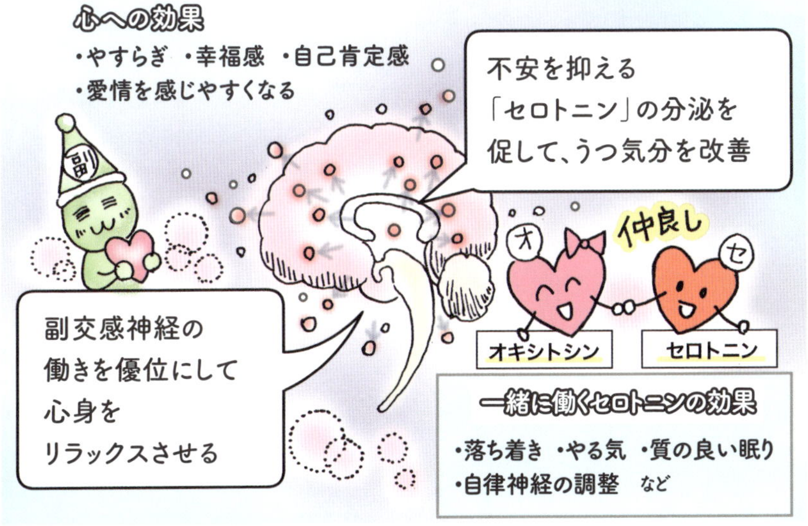

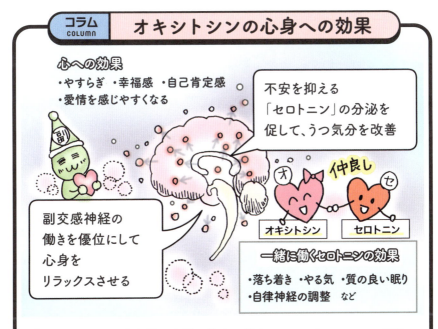

「オキシトシン」は産褥期の女性の体内で働くホルモンとしてのほか、男性・女性ともに作用する「癒やしホルモン」として注目されるようになりました。

血液中に入って血圧を下げたり、皮膚や筋肉にも作用して状態を良好にします。子宮だけでなく、腎臓や心臓でも働いて活性化を促すといわれています。

第7話

息苦しさ、気分の落ち込み、不安感が消えないときに

心がストンと落ち着く「呼吸筋ストレッチ」

INTRODUCTION

心と呼吸はつながっている？ ゆっくり呼吸するだけで心が変わる！

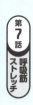

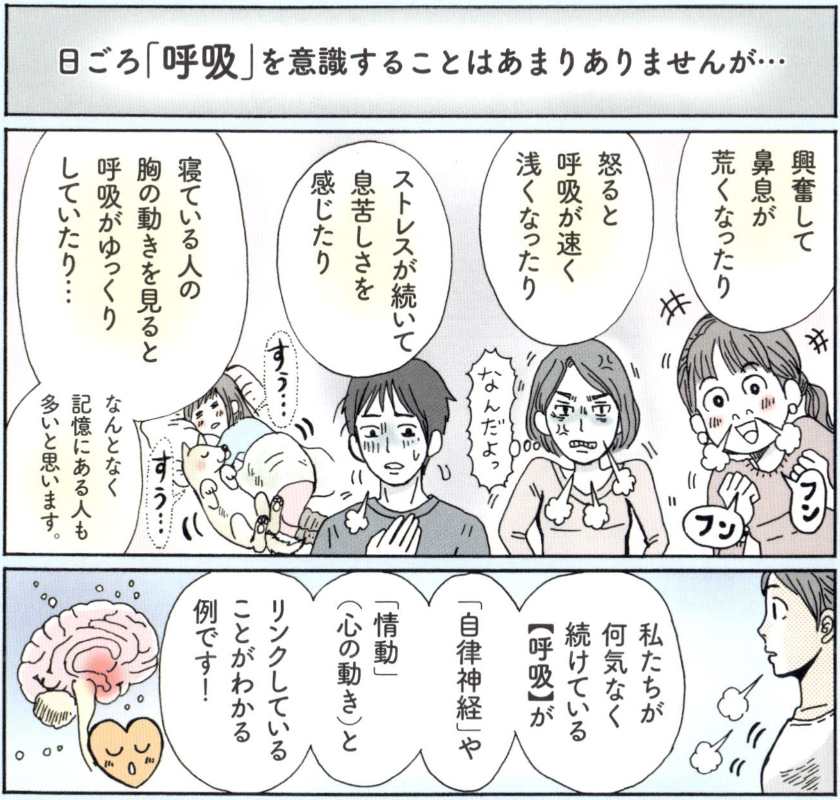
日ごろ「呼吸」を意識することはあまりありませんが…
興奮して鼻息が荒くなったり
フン
フン
怒ると呼吸が速く浅くなったり
なんだよっ
ストレスが続いて息苦しさを感じたり
すぅ…
すぅ…
寝ている人の胸の動きを見ると呼吸がゆっくりしていたり…
なんとなく記憶にある人も多いと思います。
私たちが何気なく続けている【呼吸】が
「自律神経」や
「情動」（心の動き）と
リンクしていることがわかる例です！

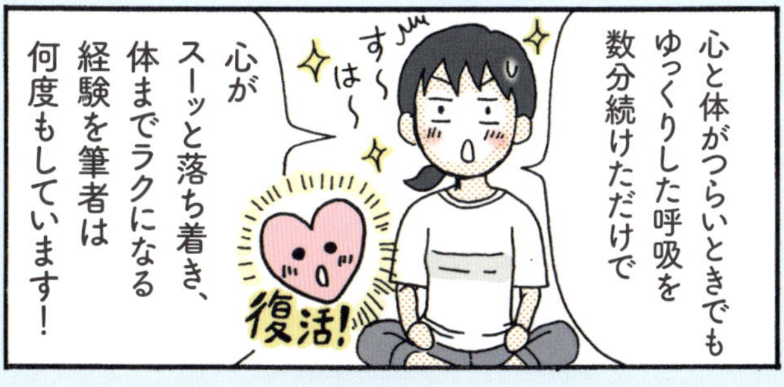
心と体がつらいときでもゆっくりした呼吸を数分続けただけで
す〜
は〜
心がスーッと落ち着き、体までラクになる経験を筆者は何度もしています！
復活！

「呼吸のリズム」と身体、心の動きとの関係は？

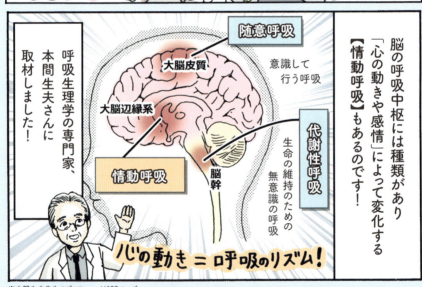

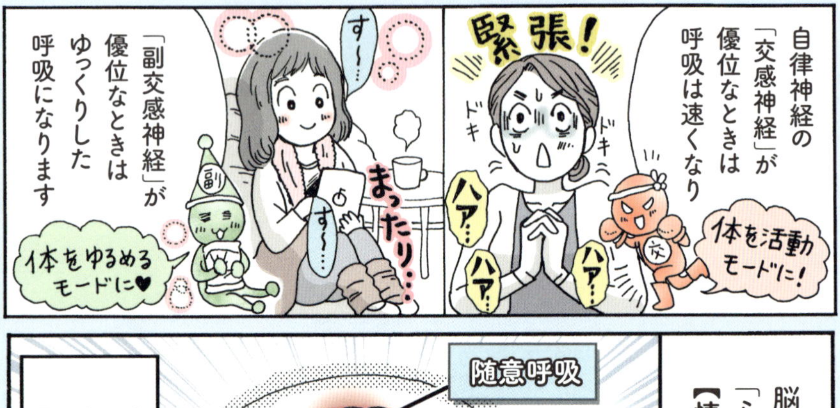

※本間生夫先生のプロフィールは190ページ。

呼吸を整えることで
「自律神経」や「心」「感情」を
整えることにもつながります!

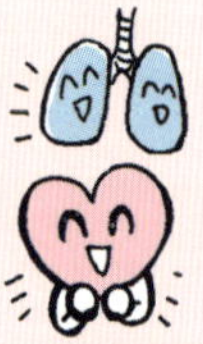

そもそも「呼吸」をしている体のしくみとは

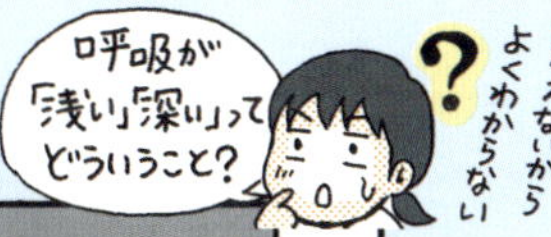
呼吸が「浅い」「深い」ってどういうこと?
見えないからよくわからない

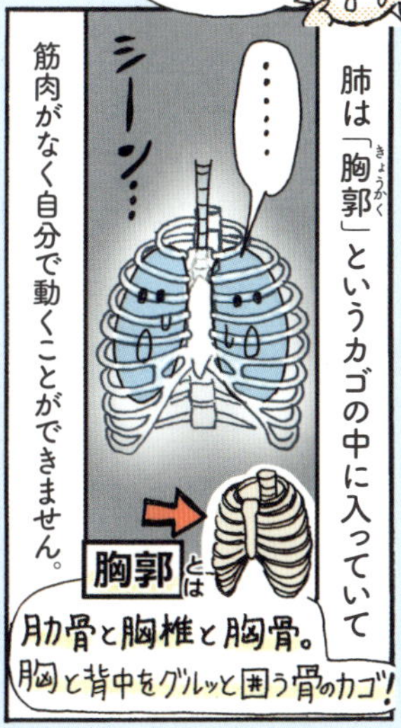

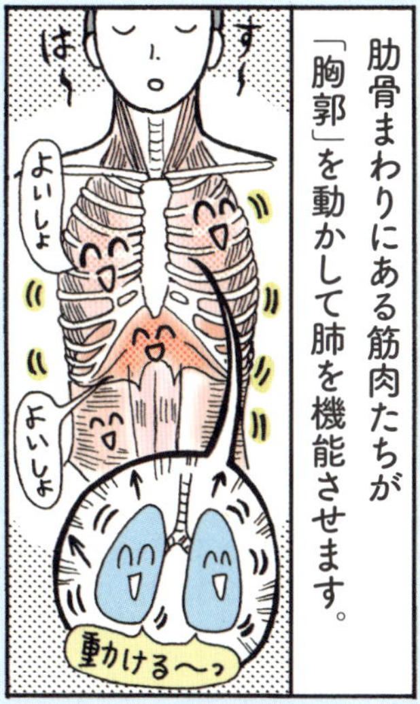

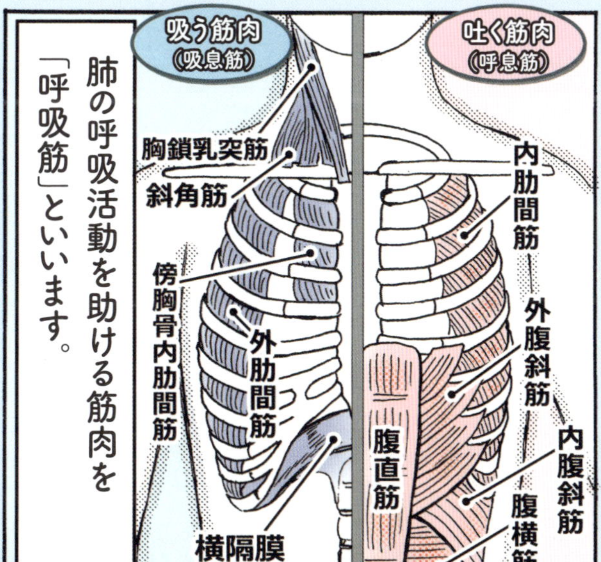

※背面にも「吸息筋」として脊柱起立筋、僧帽筋がある。

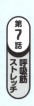

「速くて浅い呼吸」が続くと心に悪影響をもたらす

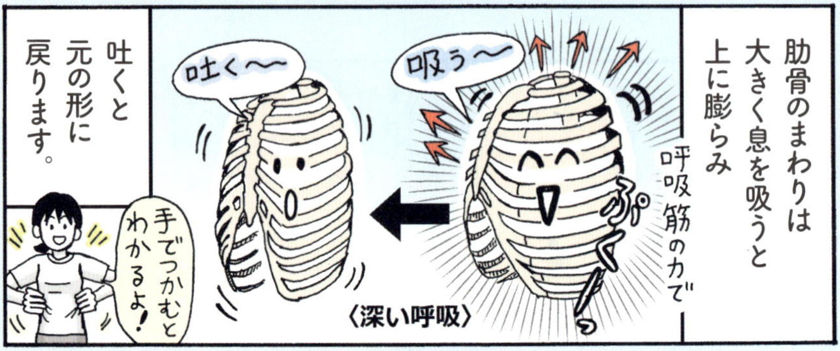

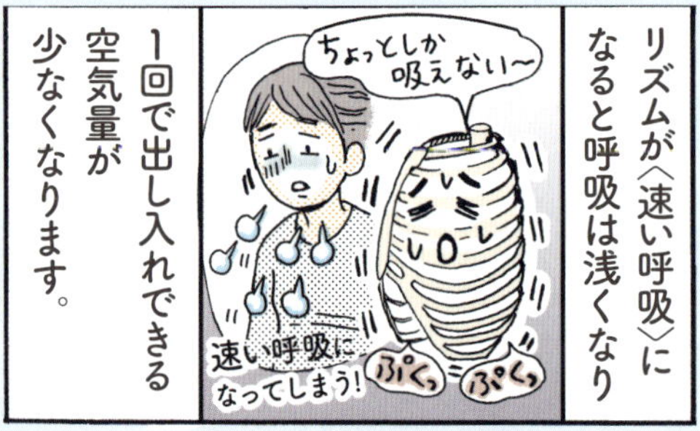

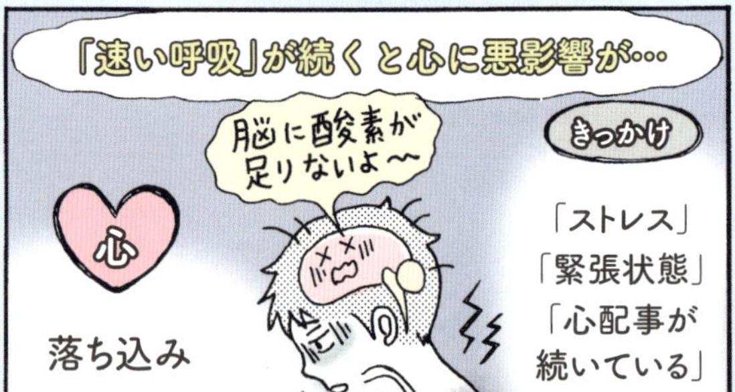
「速い呼吸」が続くと心に悪影響が…
脳に酸素が足りないよ〜
きっかけ
「ストレス」
「緊張状態」
「心配事が続いている」
「猫背」
「老化」
心
落ち込み
不安感
集中力の低下
疲労感など
呼吸筋が硬くなって動きにくいよ〜
ガチガチ…

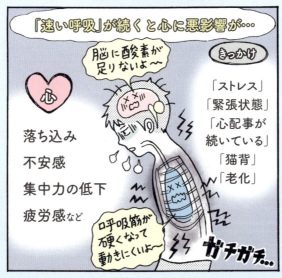

「情動」＝心の動きと関係が深い肋骨の間にある「肋間筋」とは？

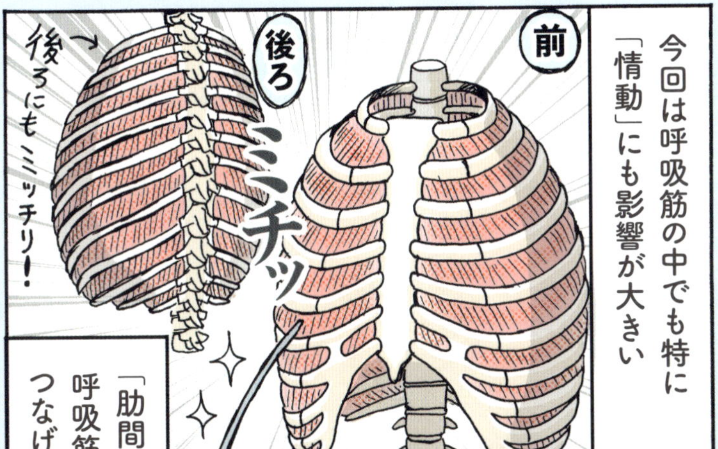
今回は呼吸筋の中でも特に「情動」にも影響が大きい
前
後ろ
ミチッ
後ろ
後ろにもミッチリ！
肋骨の間にある筋肉！
肋間筋の中には脳の「情動」中枢へつながる感覚受容器がたくさんあります。
ビビビ
神経
「肋間筋」にフォーカスします。呼吸筋を柔らかくして心の安定へつなげていきましょう！

「肋間筋」を柔らかくすることで
心や感情を落ち着かせます。
次のページから「呼吸筋ストレッチ」を
解説・紹介していきます！

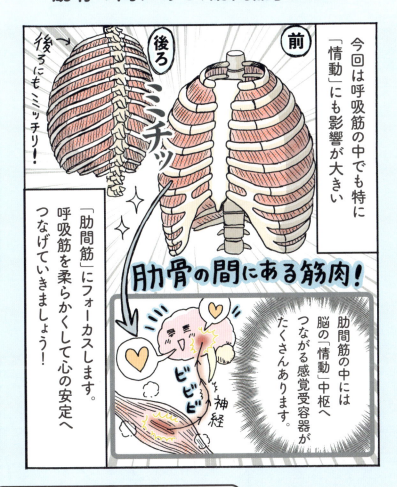

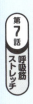

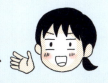

心が落ち着く「呼吸筋ストレッチ」そのメカニズムとコツを知ろう！

※「シクソトロピーストレッチ」はCOPD（慢性閉塞性肺疾患）やぜんそくなどの呼吸器疾患のリハビリ方法としても用いられています。

呼吸筋を効率的に柔らかくし、心を安定させる！

シクソトロピーストレッチ法とは!?

「吸う」筋肉を伸ばすときには「吸う」、「吐く」筋肉を伸ばすときには「吐く」ことで

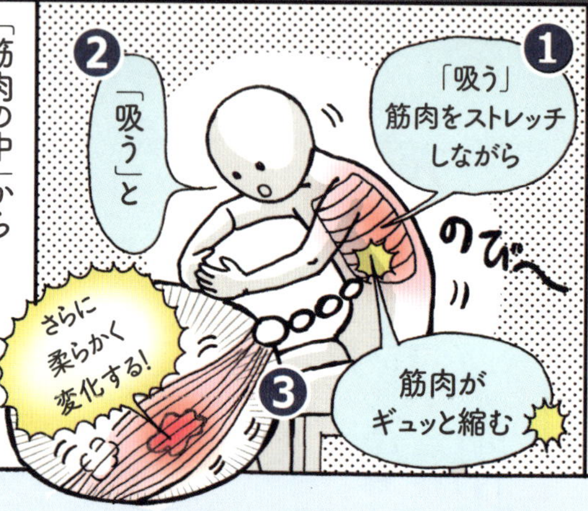

1
「吸う」筋肉をストレッチしながら
2
「吸う」と
のび〜
筋肉がギュッと縮む
3
さらに柔らかく変化する!

「筋肉の中」から弾力性をアップさせるテクニックです！

「呼吸」と「動き」を合わせて

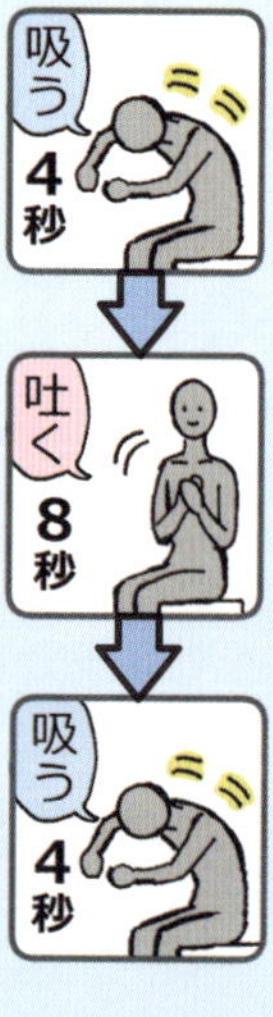

吸う
4秒
吐く
8秒
吸う
4秒

「動き」と「呼吸」を合わせながら2つの動きを交互に数回繰り返して行います。

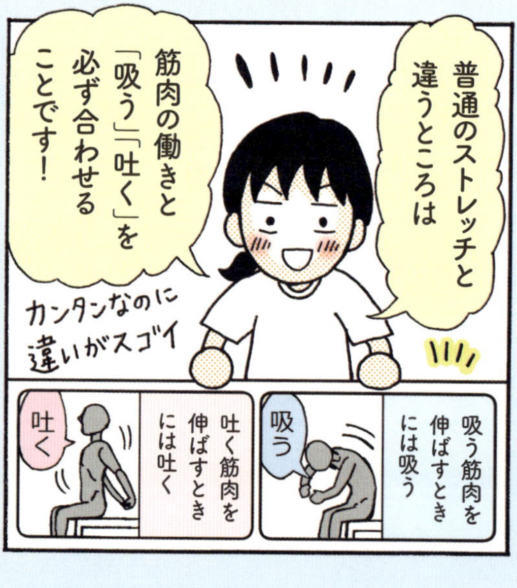

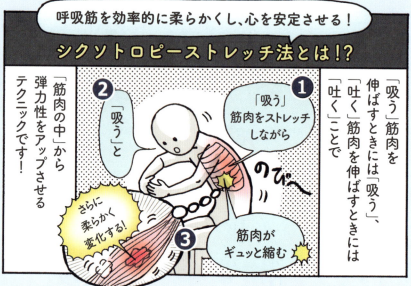

普通のストレッチと違うところは
筋肉の働きと「吸う」「吐く」を必ず合わせることです！
カンタンなのに違いがスゴイ
吸う筋肉を伸ばすときには吸う
吸う
吐く筋肉を伸ばすときには吐く
吐く

「吸う」と「吐く」は1：2の割合で

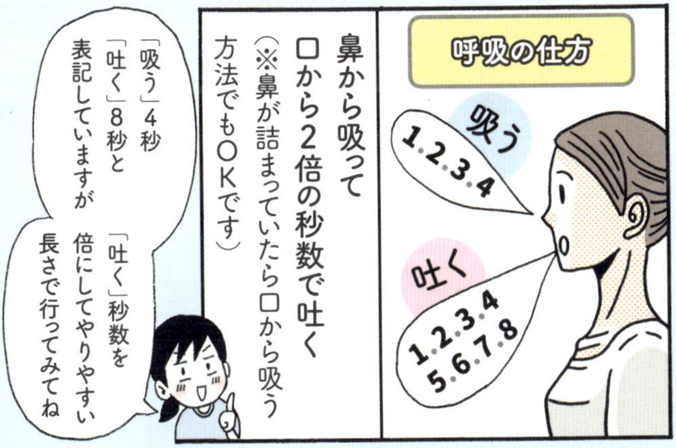

1つでも、1回だけでもOK！

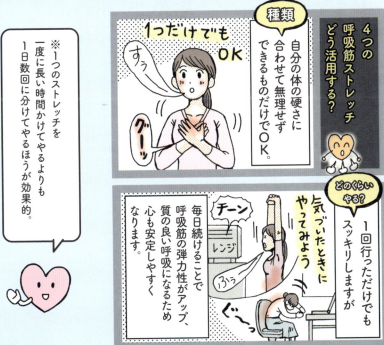

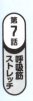

WORK

呼吸がたちまち
ラクになる！

心を安定させる呼吸筋ストレッチ❶

「胸元の肋間筋」伸ばし

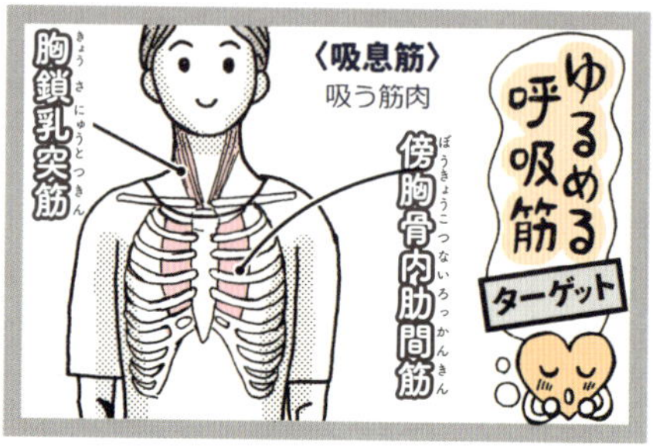

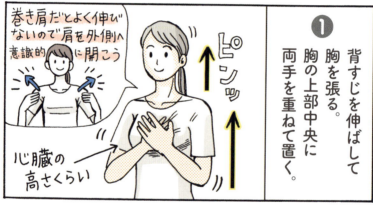

❶ 背すじを伸ばして胸を張る。胸の上部中央に両手を重ねて置く。

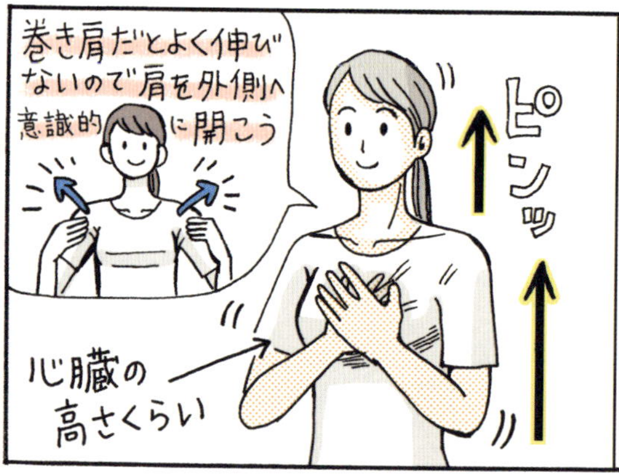
巻き肩だとよく伸びないので肩を外側へ意識的に開こう
ピンッ
心臓の高さくらい

❷ 1回深呼吸をする。

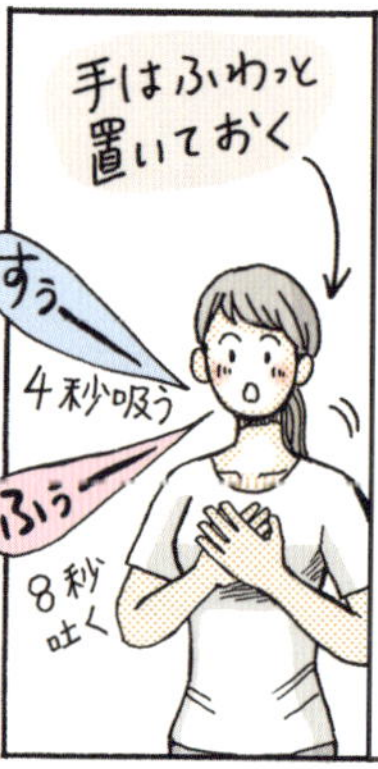
手はふわっと置いておく
すぅ
4秒吸う
ふぅ
8秒吐く

※イスに座りながら行う。あぐらや正座、あるいは立ちながら行ってもOK。

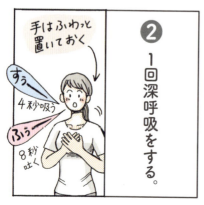

❸

4秒間かけて軽くあごを上げ、吸う。上に膨らむ胸を両手で押し下げるように押さえ、息を吸う。

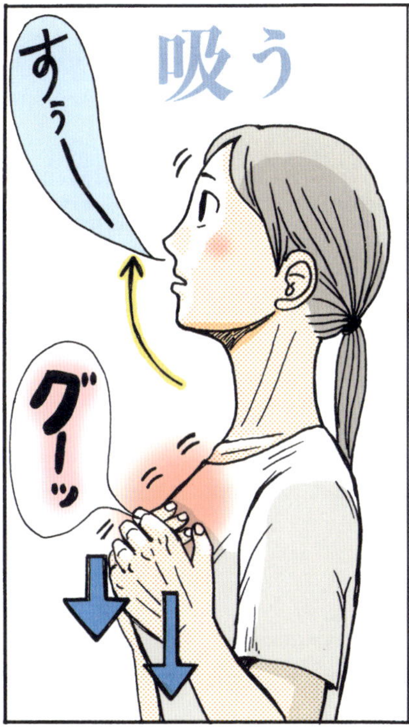

❹

8秒間かけて息を吐きながら❶の体勢に戻る。

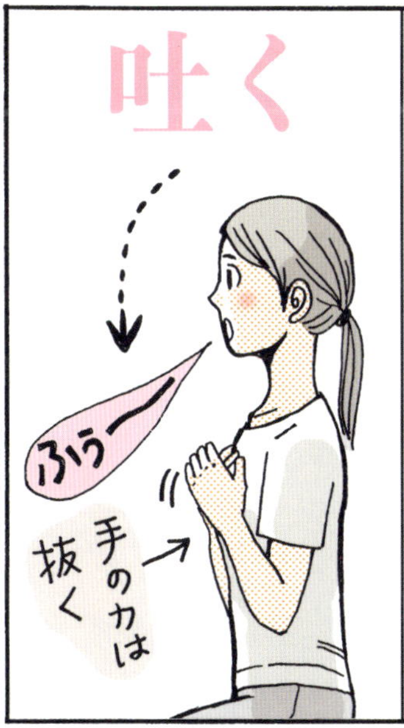

❸〜❹を3〜5回繰り返す

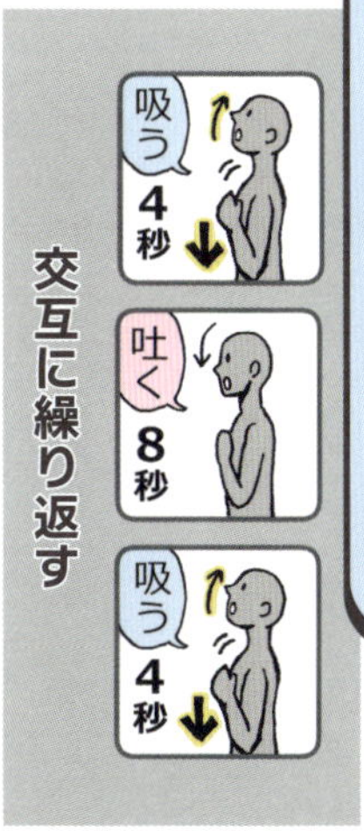

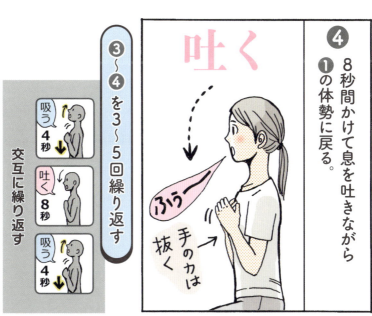

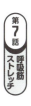

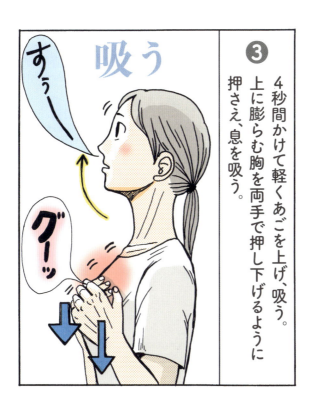

WORK

呼吸がたちまち
ラクになる！

心を安定させる呼吸筋ストレッチ❷

「後ろから横の肋間筋」と背中伸ばし

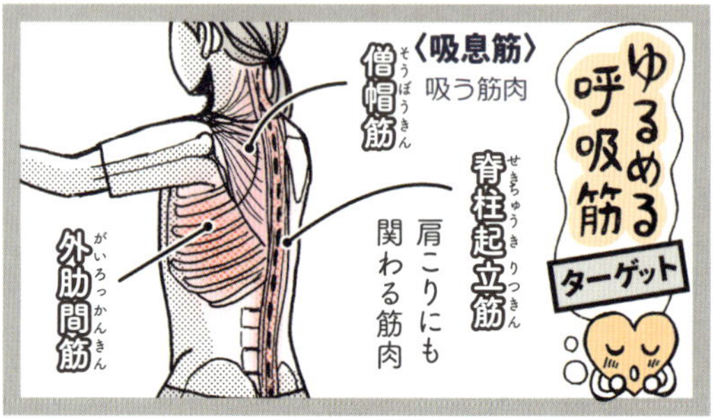

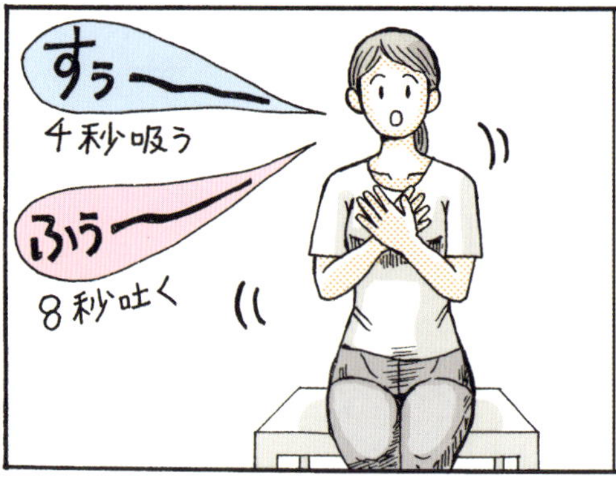

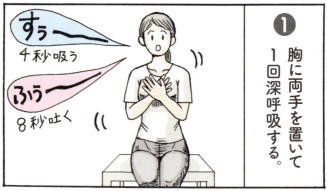

❶ 胸に両手を置いて1回深呼吸する。

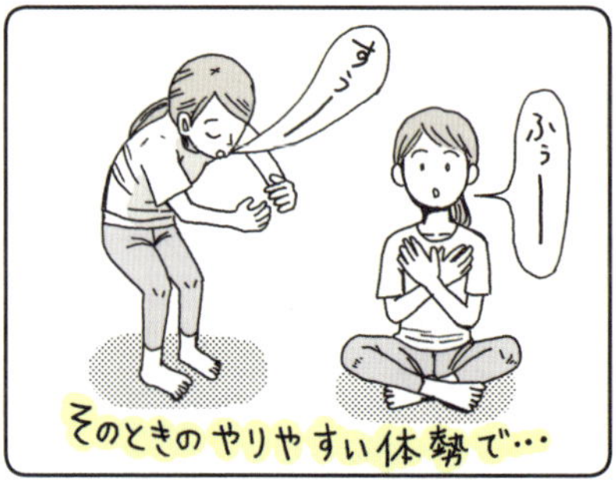

※イスに座りながら行う。あぐらや正座、あるいは立ちながら行ってもOK。

② 4秒間かけて両手で大木を抱えるように円を作り、背中は後ろへ思いきり丸め、そのときに息を吸う。

※普段のストレッチでは息を吐きたくなる動きだが、ここでは吸う。

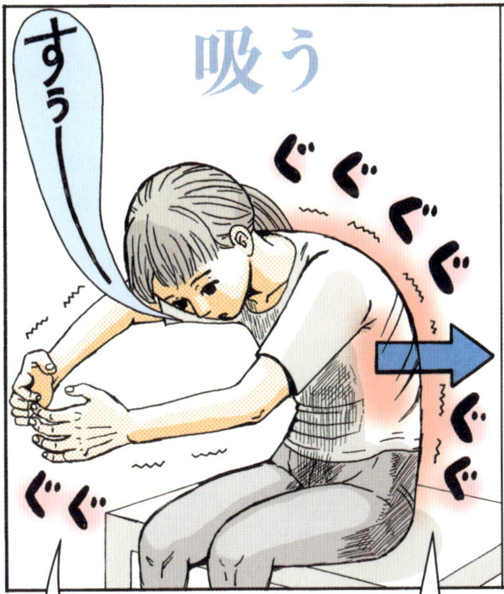

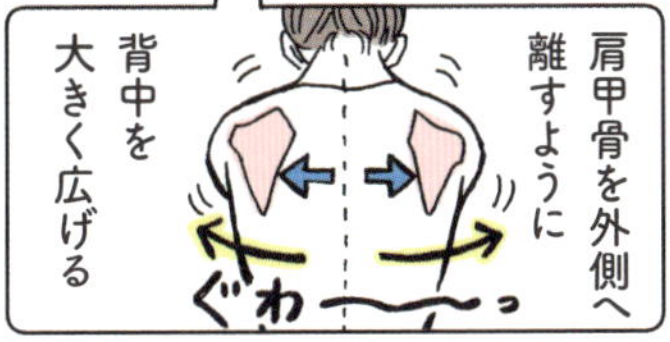

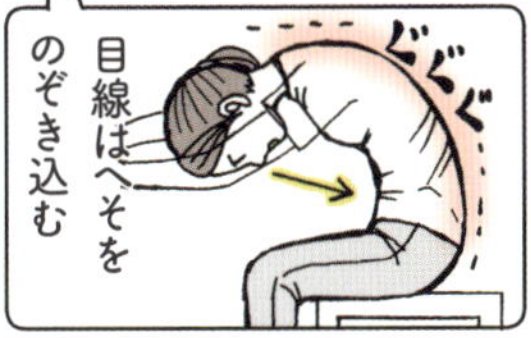

③ 8秒間かけて息を吐きながらゆっくり❶の体勢に戻る。

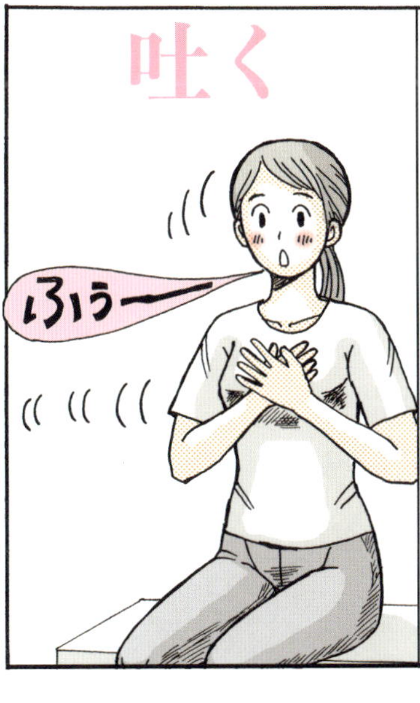

②〜③を3〜5回繰り返す

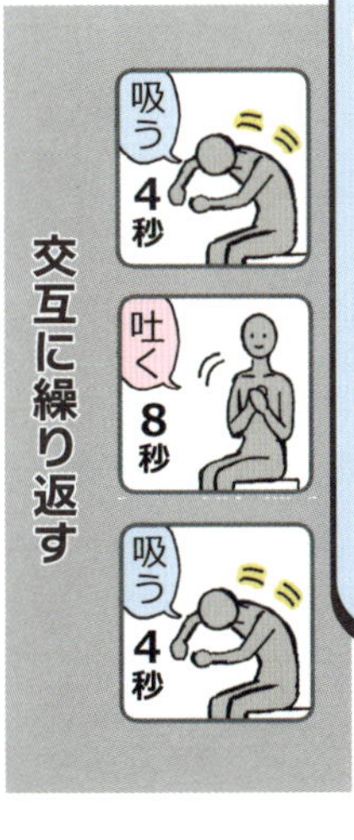

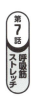

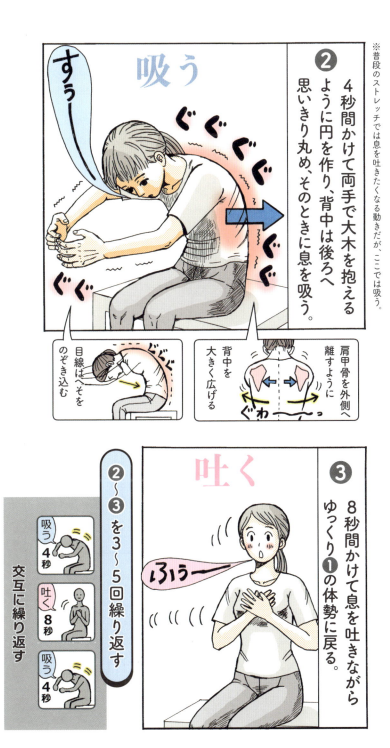

肩こり緩和・
巻き肩改善に

WORK

心を安定させる呼吸筋ストレッチ③

「横側の肋間筋」と脇腹伸ばし

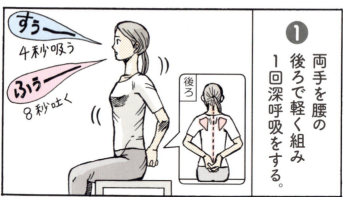

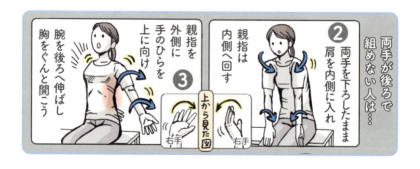

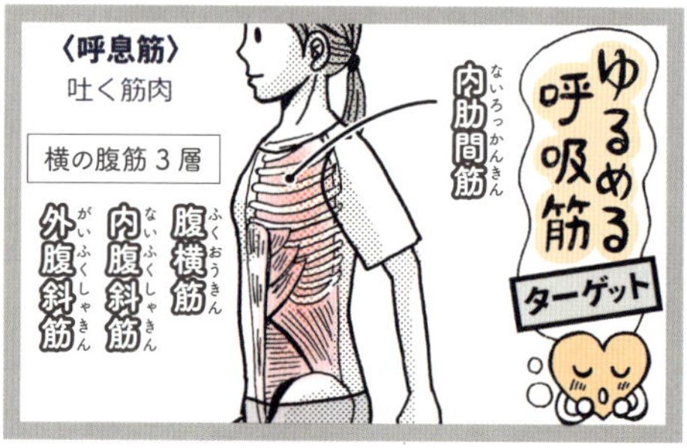

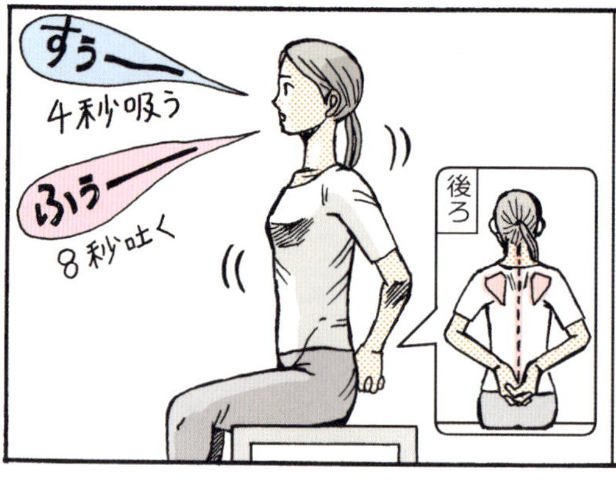

①両手を腰の後ろで軽く組み1回深呼吸をする。

両手が後ろで組めない人は…

②両手を下ろしたまま肩を内側に入れ

親指は内側へ回す

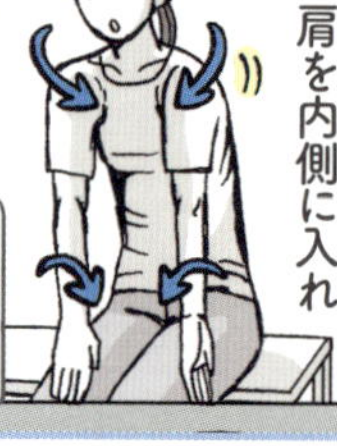

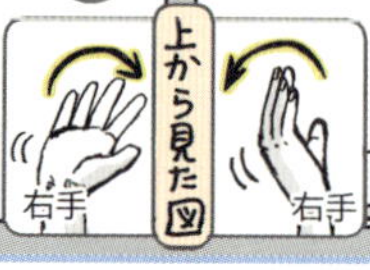

③親指を外側に手のひらを上に向け

腕を後ろへ伸ばし胸をぐんと開こう

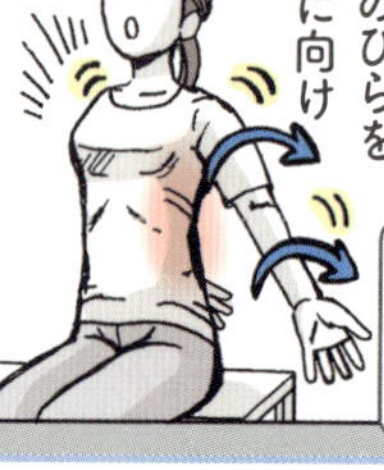

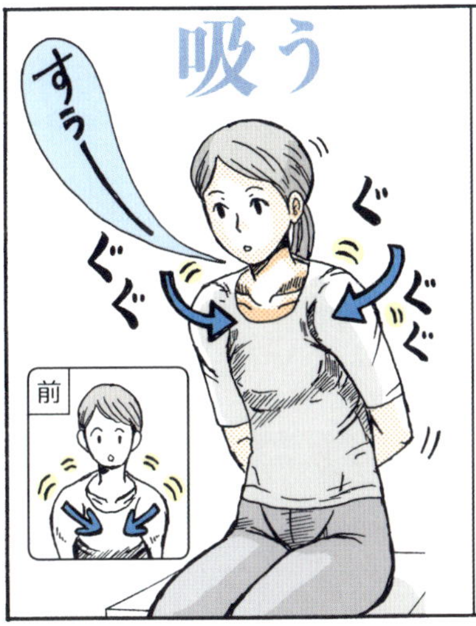

② 4秒間かけて息を吸いながら肩を内側に閉じていく。

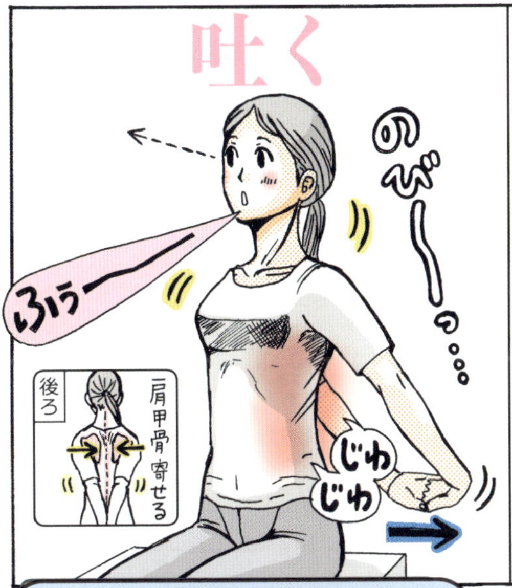

③ 8秒間かけて息を吐きながら後ろに組んだ手を体から離し胸を張っていく。

②〜③を3〜5回繰り返す

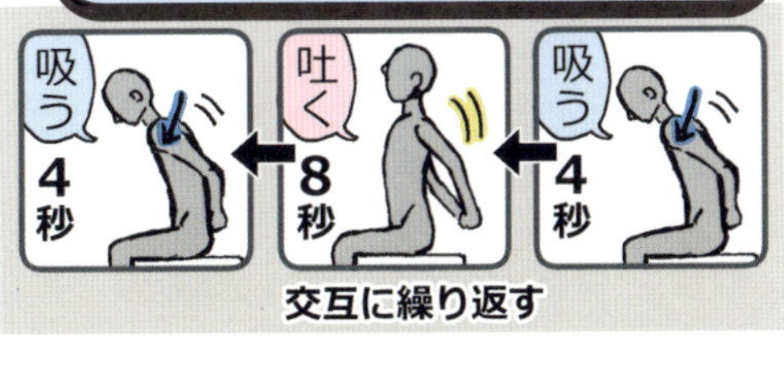

交互に繰り返す

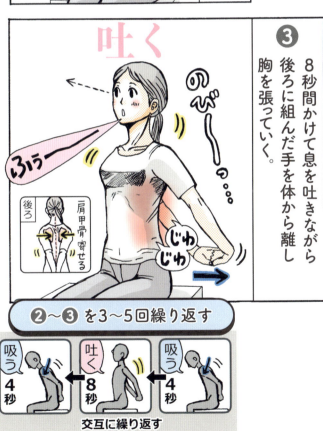

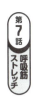

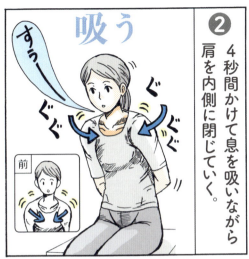

ぽっこりお腹に
刺激！

WORK

心を安定させる呼吸筋ストレッチ❹

「体幹の肋間筋」と お腹伸ばし

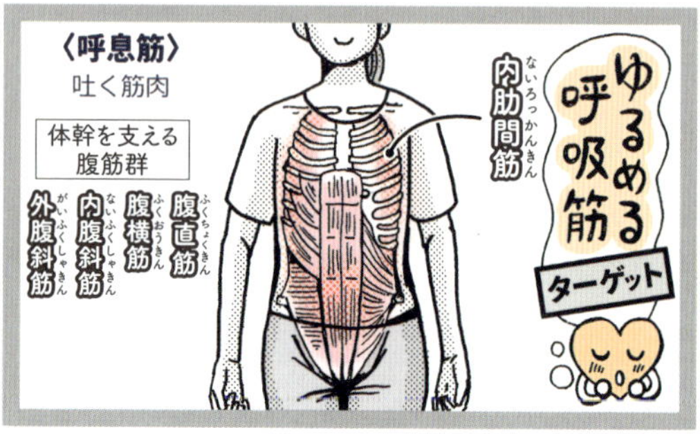

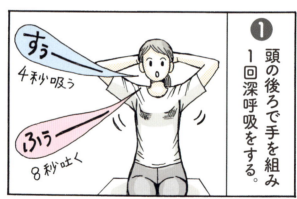

❶ 頭の後ろで手を組み1回深呼吸をする。

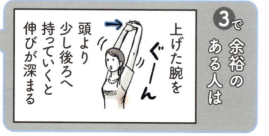

❸で余裕のある人は

上げた腕を

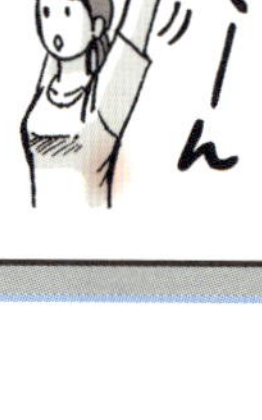

頭より
少し後ろへ
持っていくと
伸びが深まる

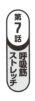

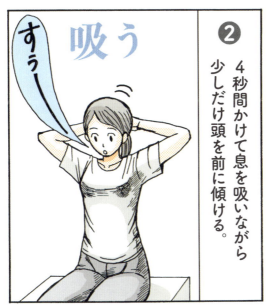

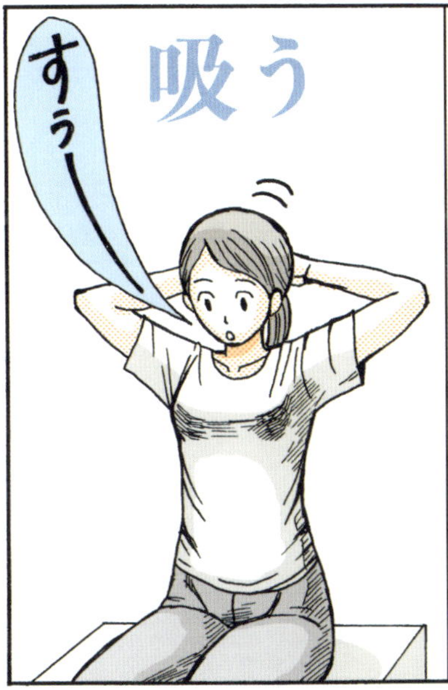

② 4秒間かけて息を吸いながら少しだけ頭を前に傾ける。

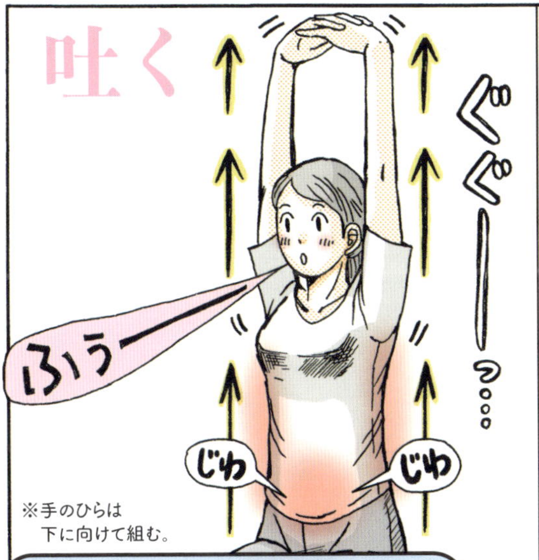

③ 8秒間かけて息を吐きながら腕を上に。ひじを真っすぐに伸ばし上へ上へと大きく背伸びをする。

※普段のストレッチでは息を吸いたくなる動きだがここでは吐く。

②～③を3～5回繰り返す

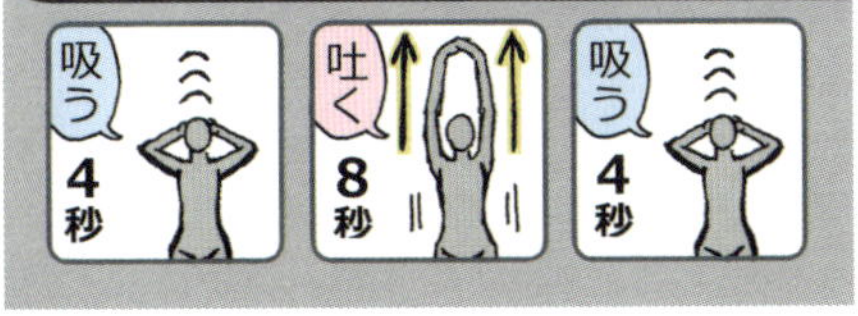

REPORT 崎田レポ

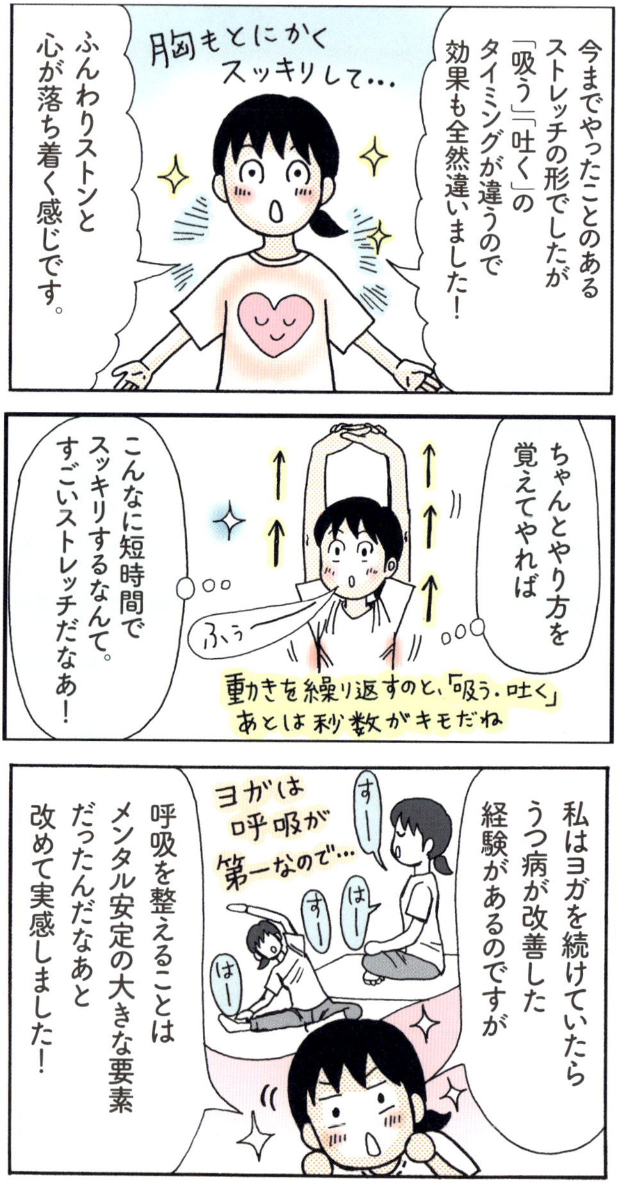
今までやったことのある
ストレッチの形でしたが
「吸う」「吐く」の
タイミングが違うので
効果も全然違いました！
胸もとにかく
スッキリして…
ふんわりストンと
心が落ち着く感じです。
ちゃんとやり方を
覚えてやれば
ふぅ
こんなに短時間で
スッキリするなんて。
すごいストレッチだなあ！
動きを繰り返すのと、「吸う．吐く」
あとは秒数がキモだね
私はヨガを続けていたら
うつ病が改善した
経験があるのですが
すー
ヨガは
呼吸が
第一なので…
はー
すー
はー
呼吸を整えることは
メンタル安定の大きな要素
だったんだなあと
改めて実感しました！

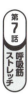

コラム COLUMN ストレスによる息苦しさのメカニズム

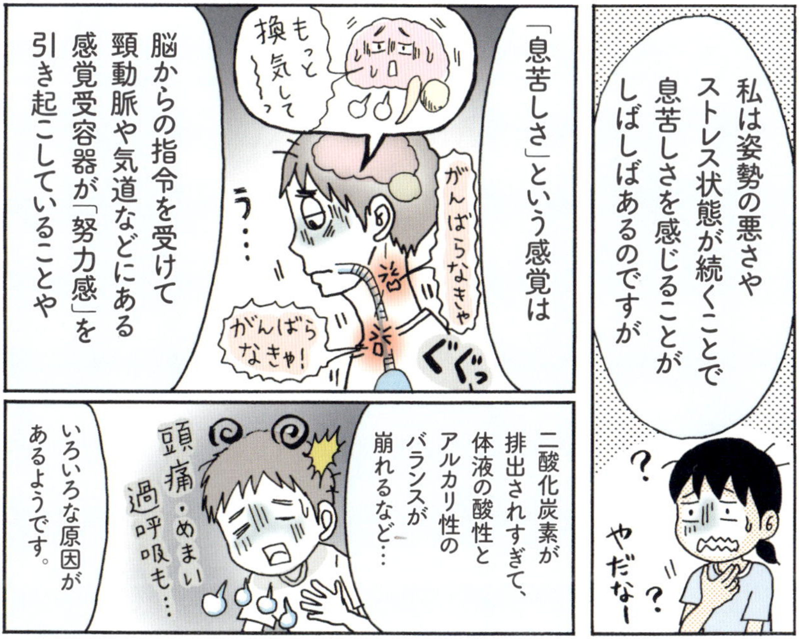
私は姿勢の悪さやストレス状態が続くことで息苦しさを感じることがしばしばあるのですが
やだなー
「息苦しさ」という感覚は
もっと換気して
がんばらなきゃ
う…
がんばらなきゃ!
ぐぐっ
脳からの指令を受けて頸動脈や気道などにある感覚受容器が「努力感」を引き起こしていることや
二酸化炭素が排出されすぎて、体液の酸性とアルカリ性のバランスが崩れるなど…
頭痛・めまい
過呼吸も…
いろいろな原因があるようです。

※そもそも呼吸筋が硬くなっていることも原因の1つ。

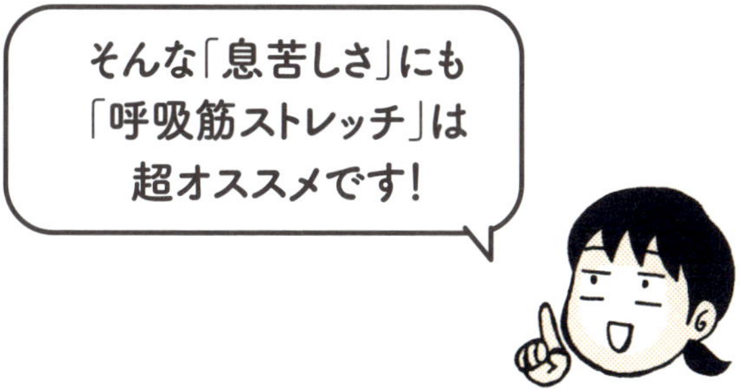
そんな「息苦しさ」にも
「呼吸筋ストレッチ」は
超オススメです!

第8話

ガマンしすぎ、やる気が起きない、
心配しすぎのお疲れに

ホッとゆるめて休ませる
「温め」心メンテ

INTRODUCTION

体を温めるだけで心がホッとしてゆるむのはなぜ？

寒かったり体が冷えていると
意欲がわかなかったり
なんとなく落ち着かなかったり…

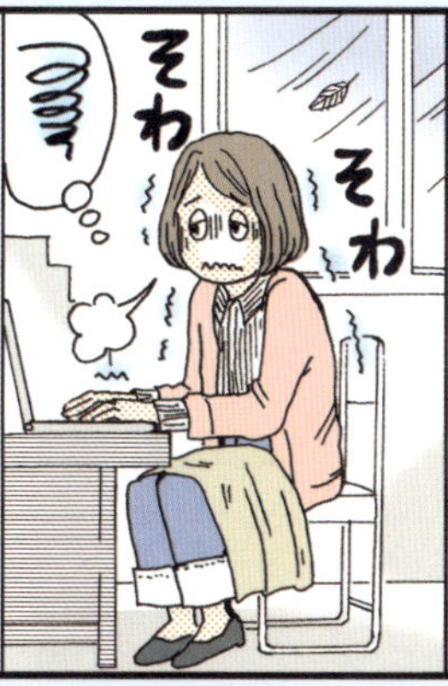

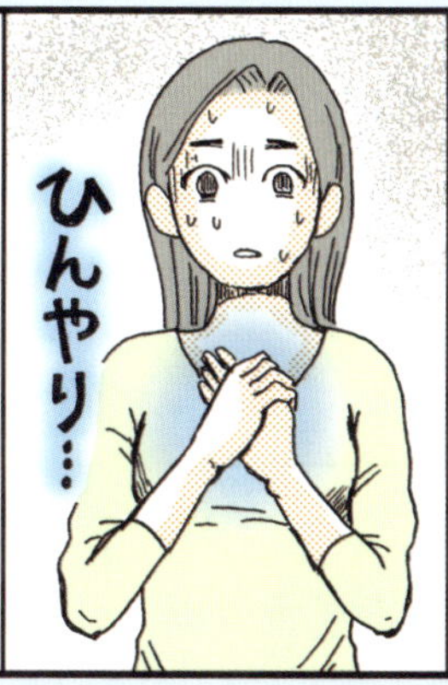

緊張や不安が高まると
手先の冷えを感じる人も
いるかもしれません。

温感は自律神経と「心」の状態に関係しています

寒い外出先から暖かい部屋に
入ったときに心が「ホッ」とするワケは

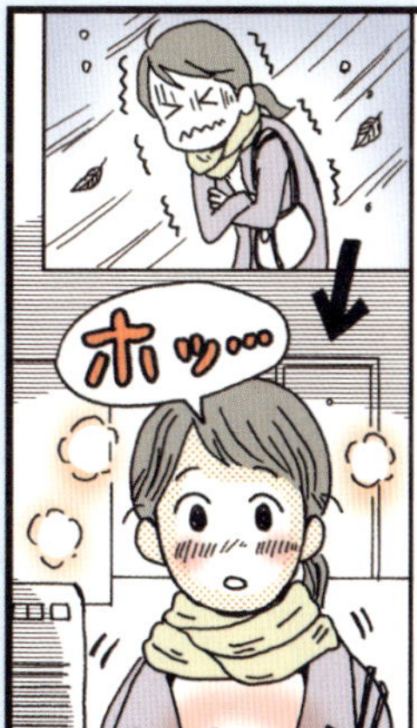

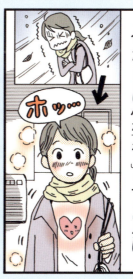

体が冷えて縮こまり緊張した状態から
筋肉などがゆるんで血流も良くなり

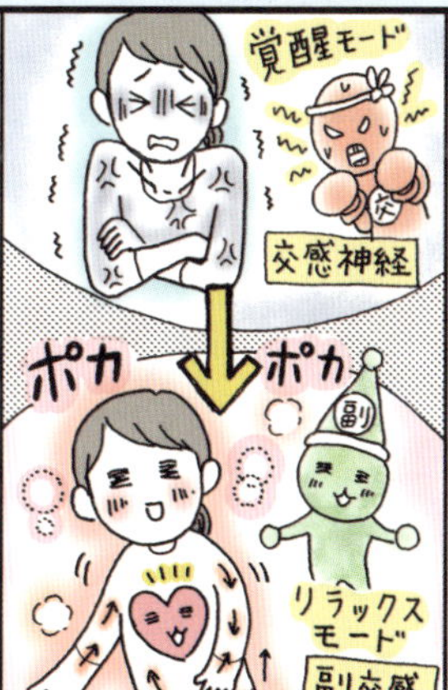

副交感神経の働きが優位になって
心も同時にリラックスするからです。

心のお疲れ別・オススメ温めメンテ

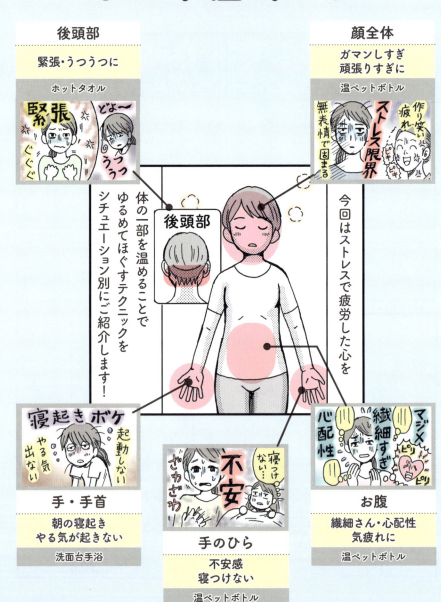

今回はストレスで疲労した心を
体の一部を温めることで
ゆるめてほぐすテクニックを
シチュエーション別にご紹介します!

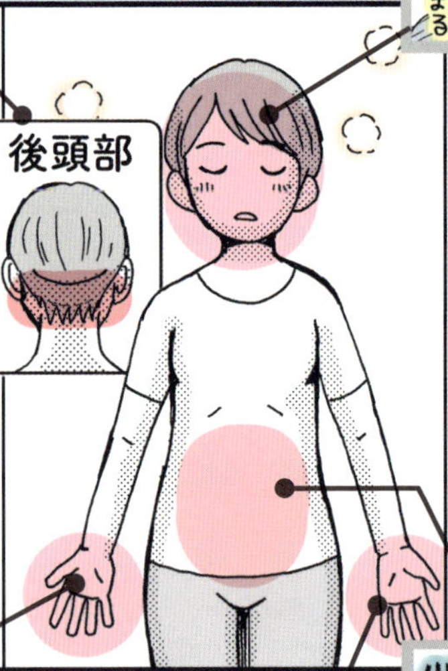

後頭部

緊張・うつうつに

ホットタオル

顔全体

ガマンしすぎ
頑張りすぎに

温ペットボトル

手・手首

朝の寝起き
やる気が起きない

洗面台手浴

手のひら

不安感
寝つけない

温ペットボトル

お腹

繊細さん・心配性
気疲れに

温ペットボトル

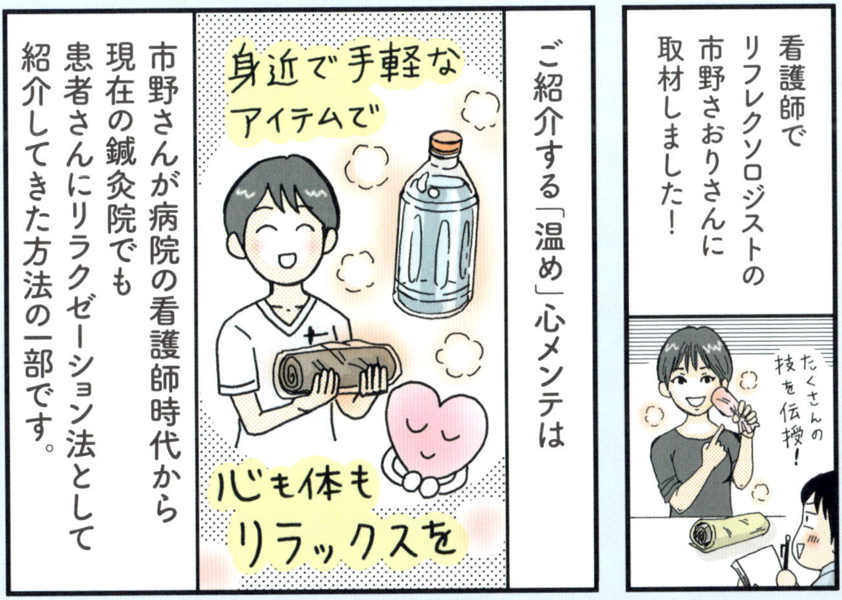
看護師で
リフレクソロジストの
市野さおりさんに
取材しました！
たくさんの技を伝授！
ご紹介する「温め」心メンテは
身近で手軽なアイテムで
心も体もリラックスを
市野さんが病院の看護師時代から
現在の鍼灸院でも
患者さんにリラクゼーション法として
紹介してきた方法の一部です。

温ペットボトルの作り方

「ホット用」のペットボトルの
空き容器を用意する。

※300mℓ前後の小さめサイズのボトルが
手に持ちやすいのでオススメです。

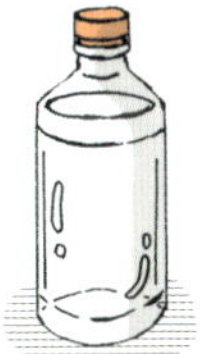

❶ 2～3㎝の高さまで
水を入れる

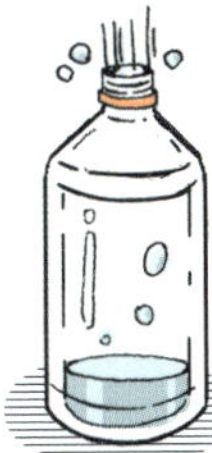

❷ 次に熱湯を
入れる
（お湯の量で温度を
調節しよう）

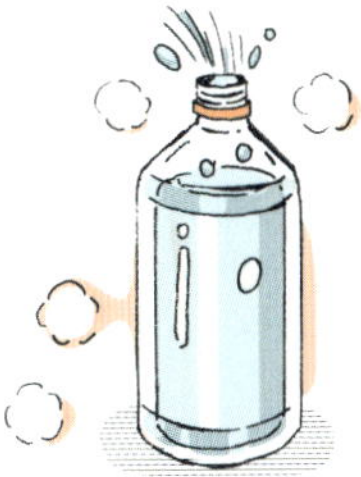

80℃前後

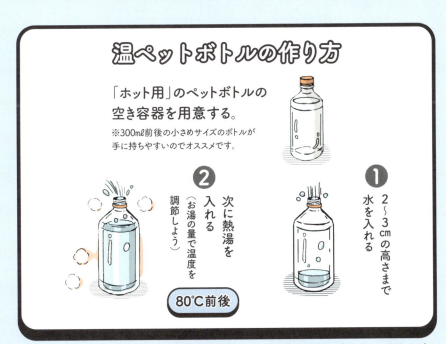

※市野さおりさんのプロフィールは190ページ。

WORK

わき上がる不安感・寝つけないときに

温ペットボトル・手のひら包み

～手先の冷え・腕の疲れ緩和にも～

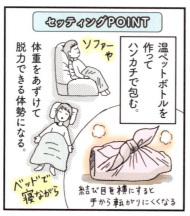

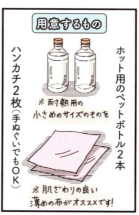

セッティングPOINT

温ペットボトルを作ってハンカチで包む。

体重をあずけて脱力できる体勢になる。

用意するもの

ホット用のペットボトル2本

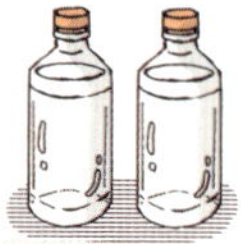

※耐熱用の小さめのサイズのものを

ハンカチ2枚（手ぬぐいでもOK）

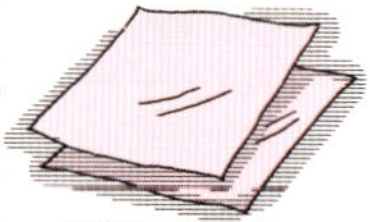

※肌ざわりの良い薄めの布がオススメです！

❶ ハンカチで包んだ温ペットボトルを両手に軽く持つ。

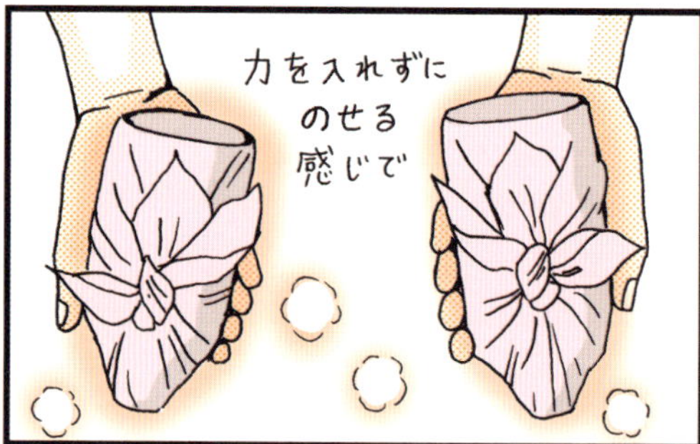

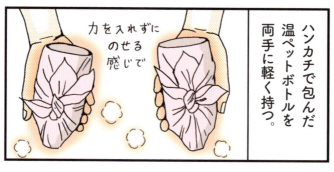

※ハンカチの布の手ざわりがリラックス感を増す。包むことで保温効果もある。

❷ 目を閉じてゆっくり3回深呼吸をする。

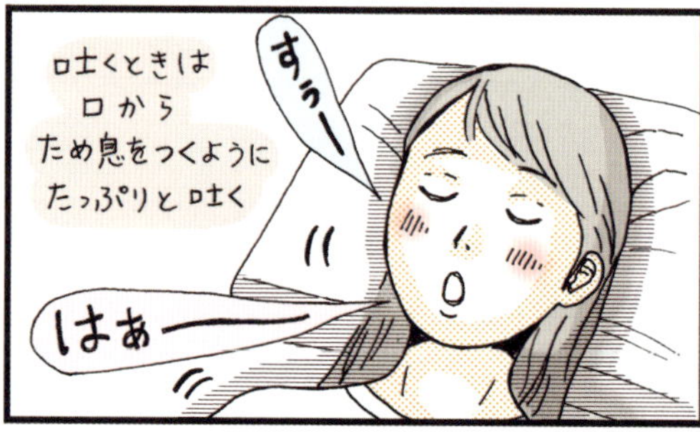

③

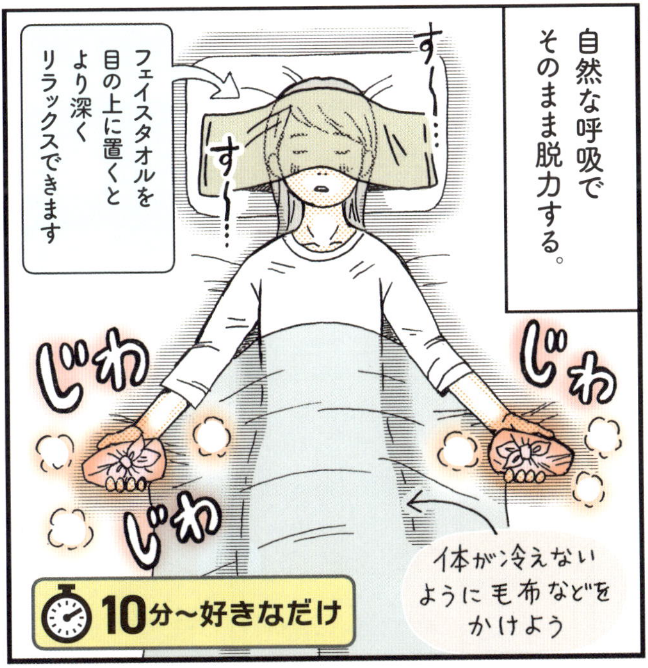

④

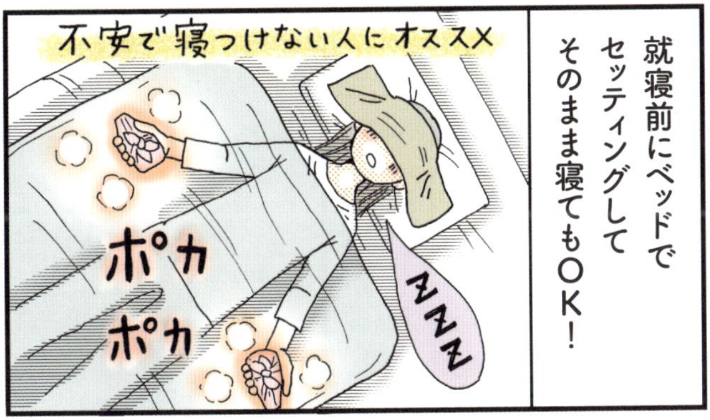
就寝前にベッドでセッティングしてそのまま寝てもOK!
不安で寝つけない人にオススメ
ポカ
ポカ
ZZZ

※腕は布団から出してもしまってもどちらでもよい。

⑤

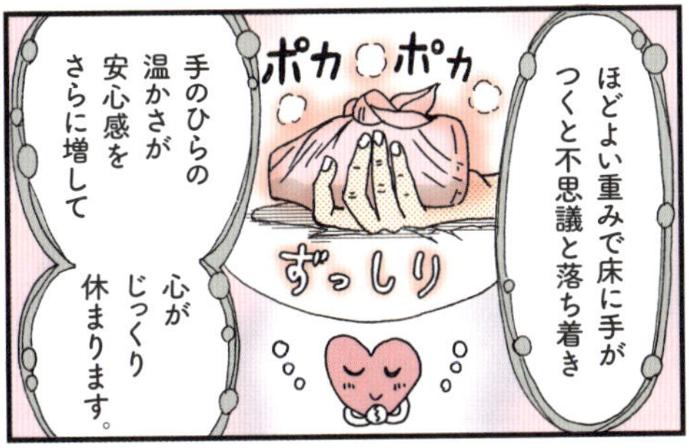

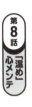

WORK

ガマンしすぎ・頑張りすぎてストレスが限界のときに

温ペットボトル・顔のせケア

～目がパッチリ・顔のむくみ軽減にも～

※包む布は、ハンカチなど肌ざわりの良い薄めのものにする。

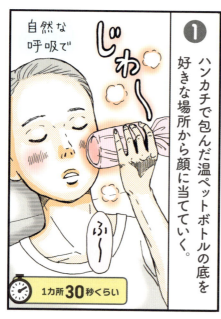

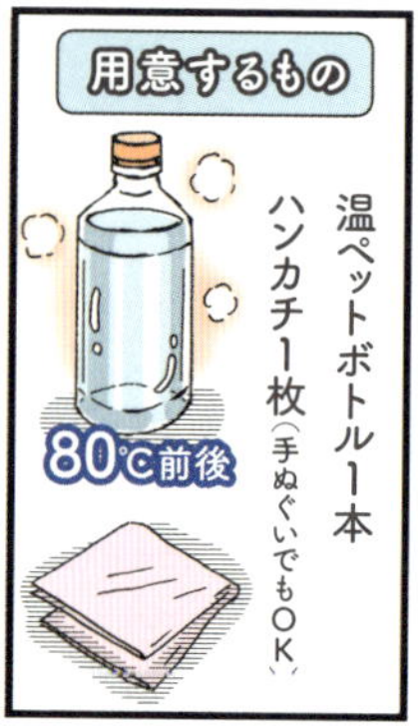

用意するもの
温ペットボトル1本
ハンカチ1枚（手ぬぐいでもＯＫ）
80℃前後

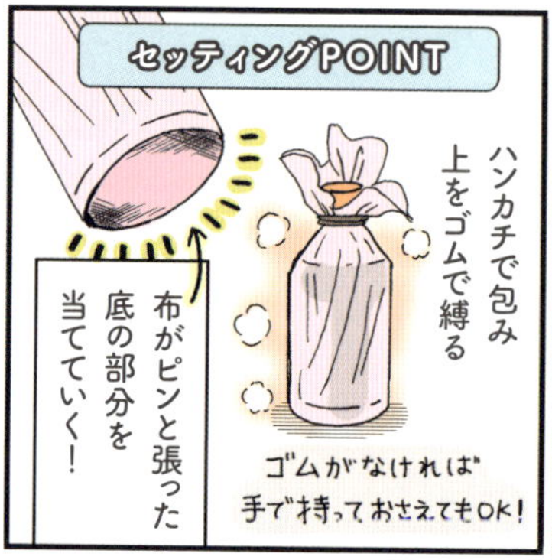

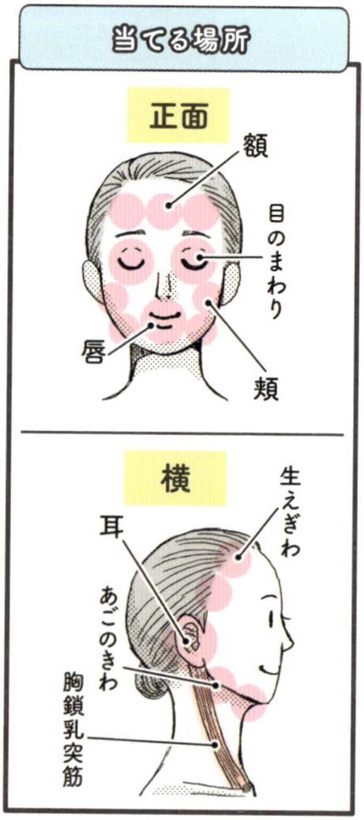

※リラックスした体勢で行う。

❶ ハンカチで包んだ温ペットボトルの底を好きな場所から顔に当てていく。

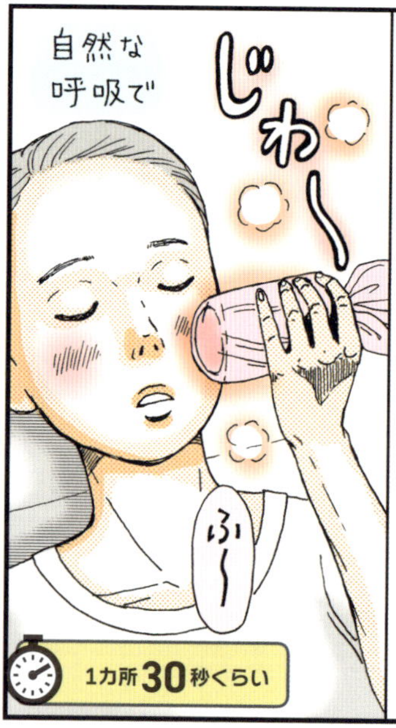

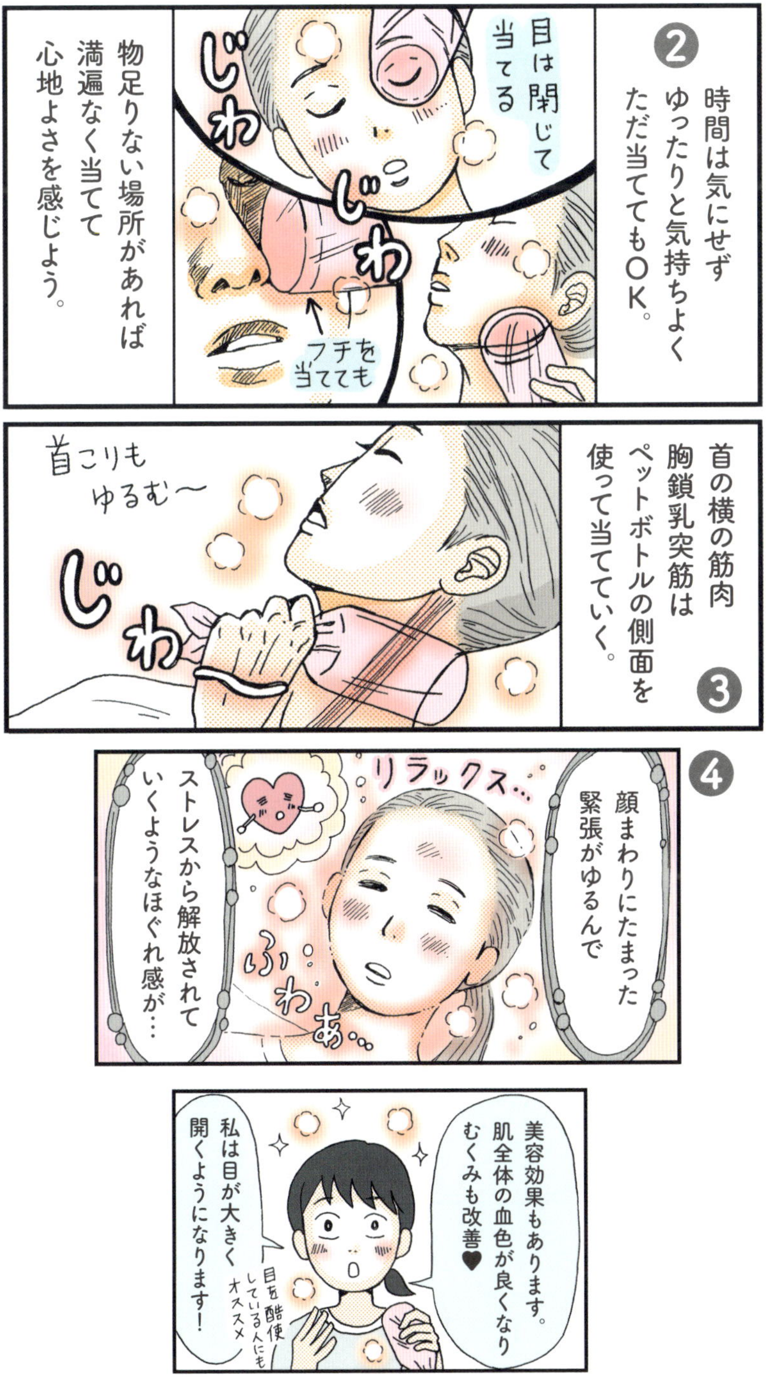
②
時間は気にせず
ゆったりと気持ちよく
ただ当ててもOK。
目は閉じて
当てる
じわ
じわ
フチを
当てても
物足りない場所があれば
満遍なく当てて
心地よさを感じよう。
③
首の横の筋肉
胸鎖乳突筋は
ペットボトルの側面を
使って当てていく。
首こりも
ゆるむ〜
じわ
④
顔まわりにたまった
緊張がゆるんで
リラックス…
ふわあ…
ストレスから解放されて
いくようなほぐれ感が…
美容効果もあります。
肌全体の血色が良くなり
むくみも改善♥
私は目が大きく
開くようになります！
目を酷使
している人にも
オススメ

WORK

繊細さん・心配性…張り詰めた気疲れに

温ペットボトル・お腹マッサージ

〜お腹の冷え・便秘・下痢にも〜

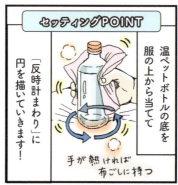

セッティングPOINT

温ペットボトルの底を服の上から当てて

「反時計まわり」に円を描いていきます！

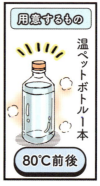

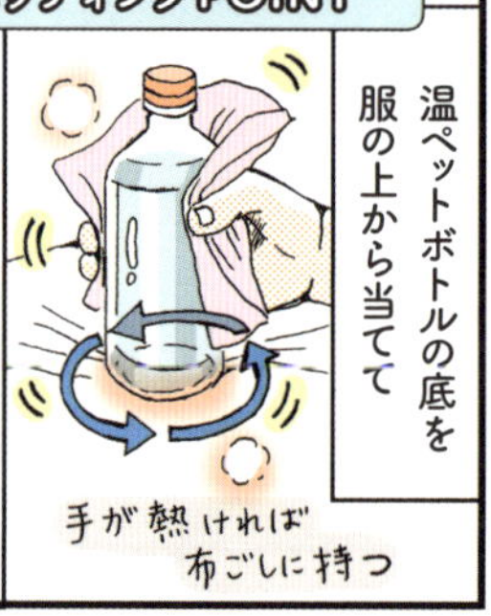
手が熱ければ布ごしに持つ

用意するもの

温ペットボトル1本

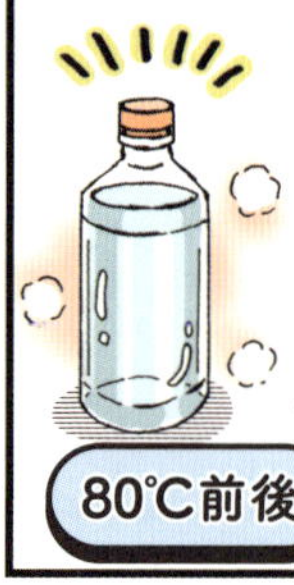
80℃前後

1 あおむけに寝て、軽くひざを立てて行う。

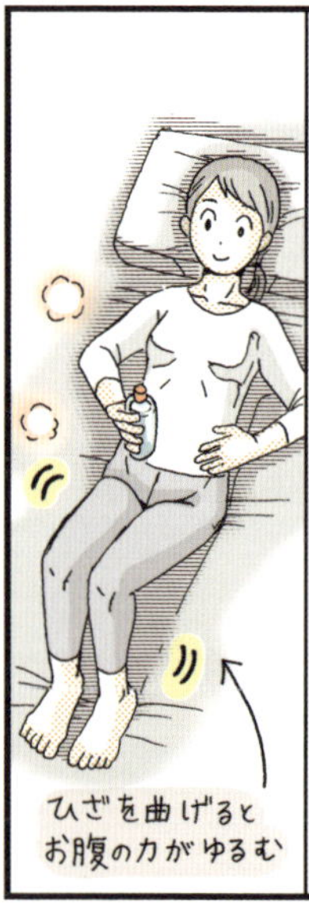
ひざを曲げるとお腹の力がゆるむ

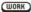

当てる場所と順番

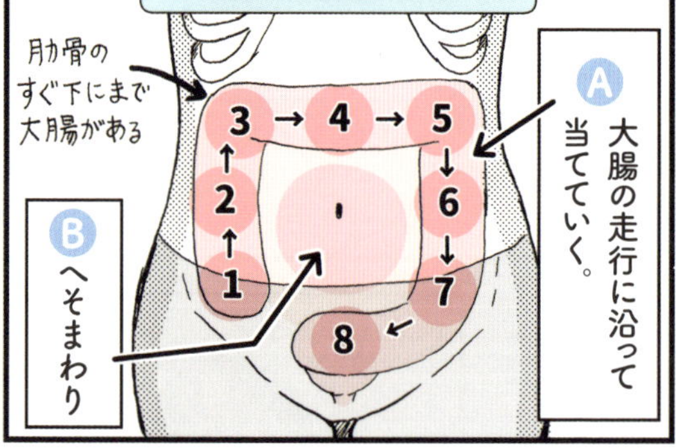
肋骨のすぐ下にまで大腸がある
1
2
3
4
5
6
7
8
A 大腸の走行に沿って当てていく。
B へそまわり

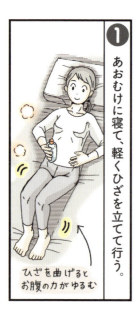

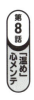

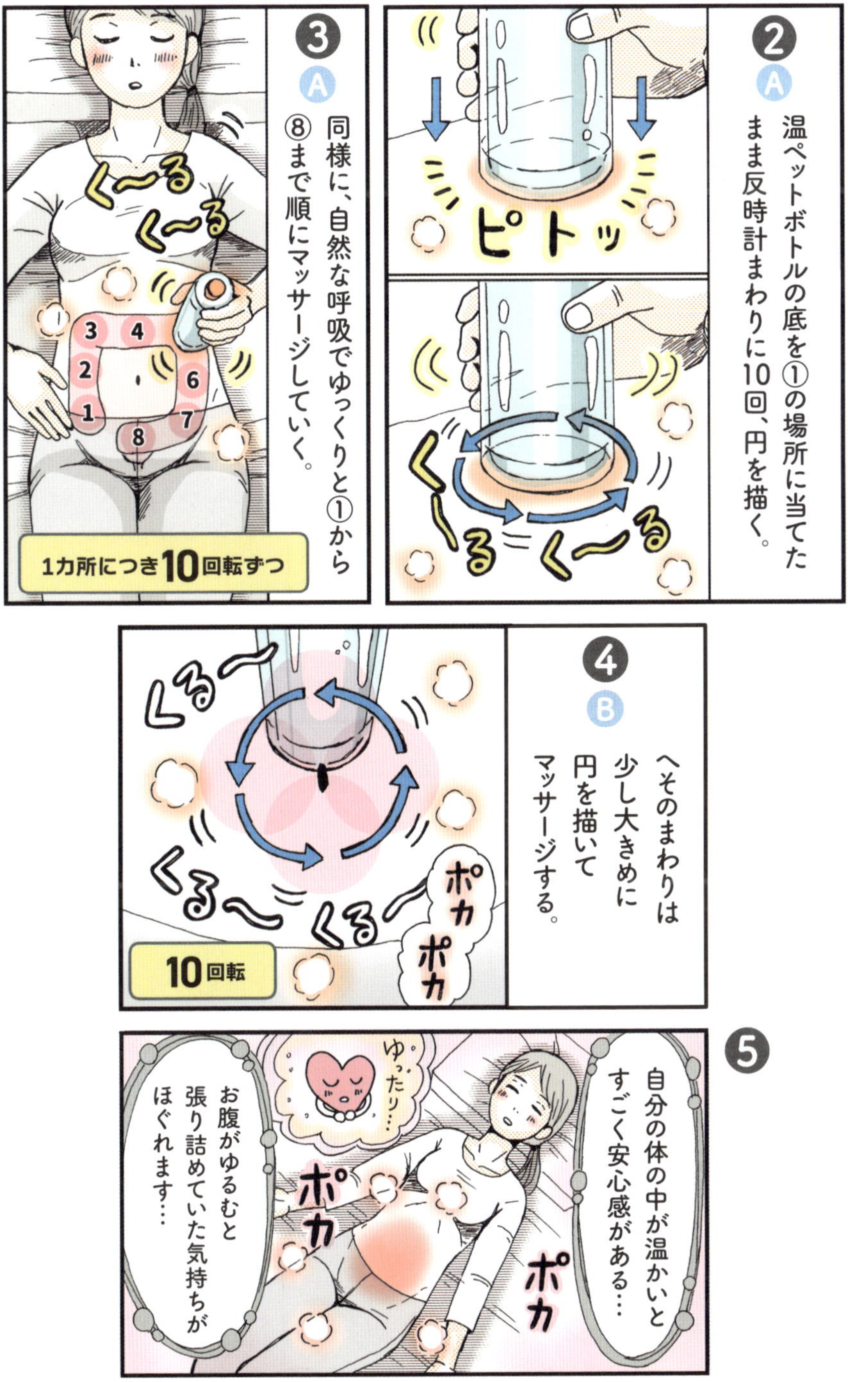
②
A
温ペットボトルの底を①の場所に当てたまま反時計まわりに10回、円を描く。
ピトッ
く〜る
く〜る
③
A
同様に、自然な呼吸でゆっくりと①から⑧まで順にマッサージしていく。
く〜る
く〜る
3
4
2
6
1
7
8
1カ所につき10回転ずつ
④
B
へそのまわりは少し大きめに円を描いてマッサージする。
くる〜
くる〜
くる〜
ポカ
ポカ
10回転
⑤
自分の体の中が温かいとすごく安心感がある…
ゆったり…
お腹がゆるむと張り詰めていた気持ちがほぐれます…
ポカ
ポカ

WORK

緊張がとれない・うつうつするときに

後頭部のホットタオルケア

〜首こり・肩こり・背中こり緩和にも〜

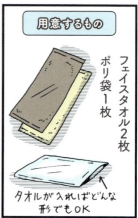

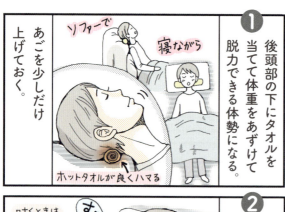

用意するもの

フェイスタオル2枚
ポリ袋1枚

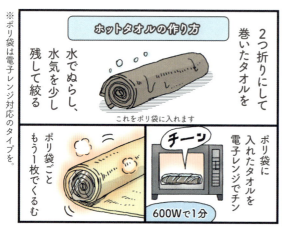

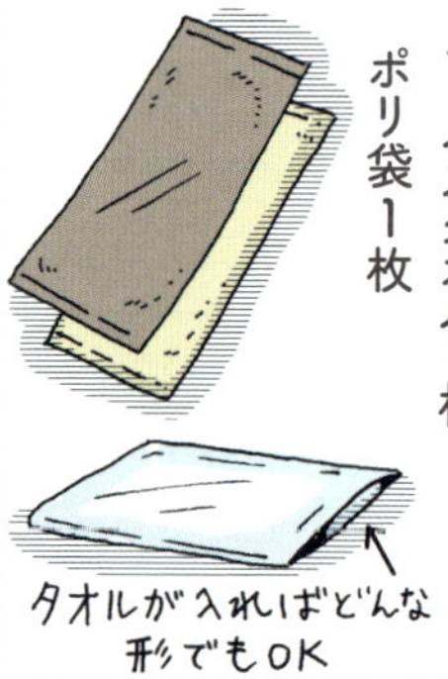

ホットタオルの作り方

2つ折りにして巻いたタオルを
水でぬらし、水気を少し残して絞る

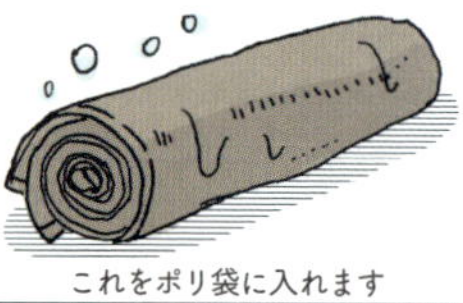

ポリ袋に入れたタオルを電子レンジでチン

ポリ袋ごともう1枚でくるむ

※ポリ袋は電子レンジ対応のタイプを。

当てる場所

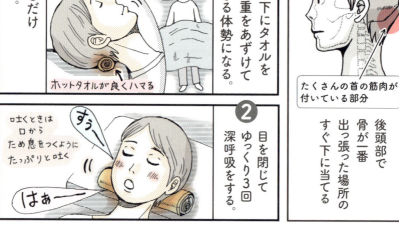

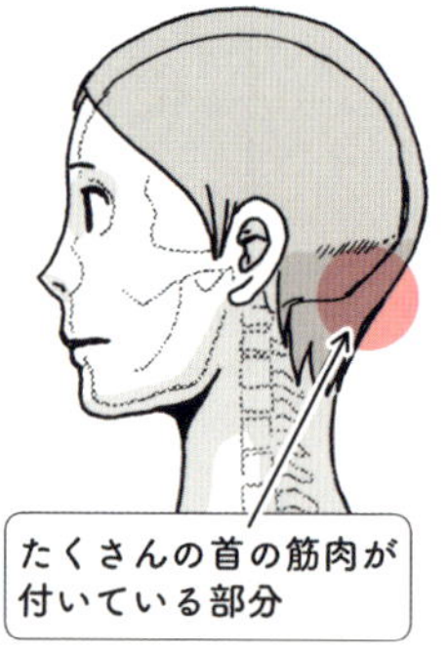

後頭部で骨が一番出っ張った場所のすぐ下に当てる

1 後頭部の下にタオルを当てて体重をあずけて脱力できる体勢になる。

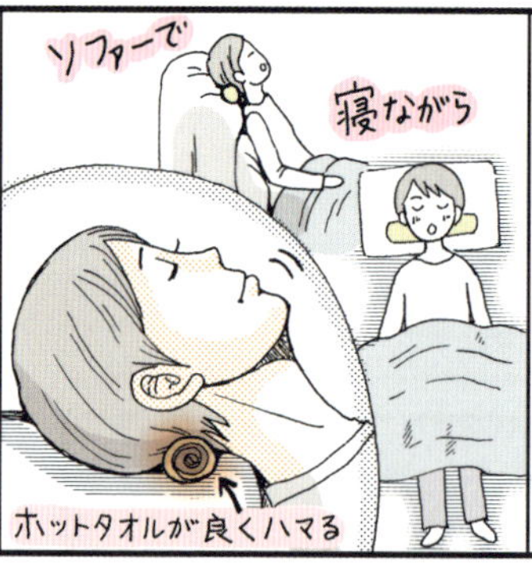

あごを少しだけ上げておく。

2 目を閉じてゆっくり3回深呼吸をする。

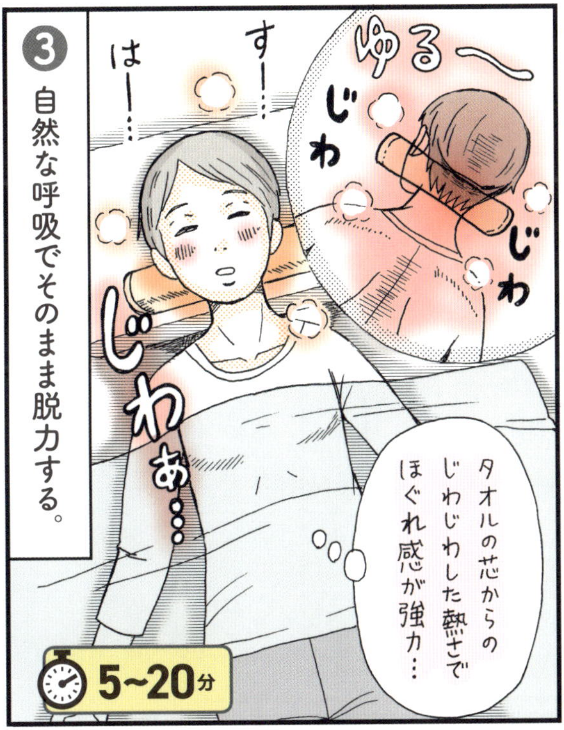
ゆる〜
じわ
じわ
すー…
はー…
じわぁ…
③
自然な呼吸でそのまま脱力する。
タオルの芯からのじわじわした熱さでほぐれ感が強力…
5~20分

※体が冷えないように毛布などをかけましょう。

④

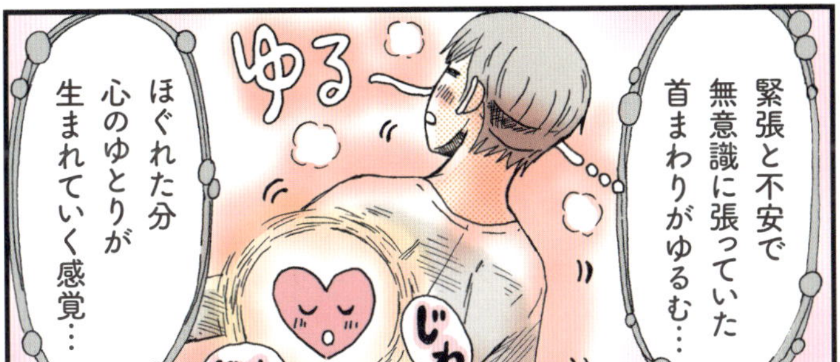
緊張と不安で無意識に張っていた首まわりがゆるむ…
ゆる〜
じわ
じわ
ほぐれた分心のゆとりが生まれていく感覚…

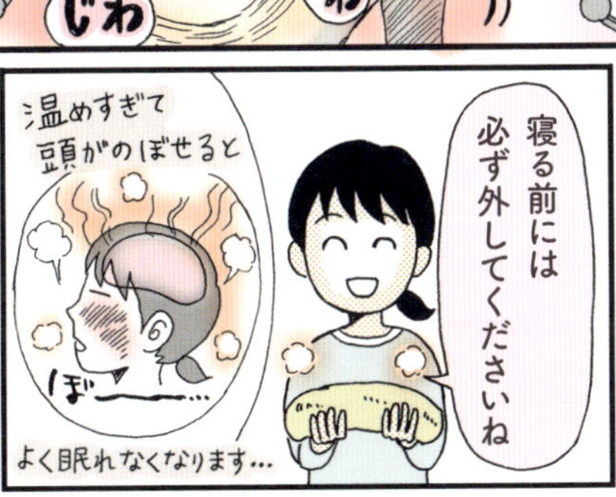
寝る前には必ず外してくださいね
温めすぎて頭がのぼせると
ぼー……
よく眠れなくなります…

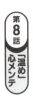

WORK

朝の寝起きにやる気が起きないときに

立ったまま 洗面台手浴

～ドライアイ・指先のこわばり緩和にも～

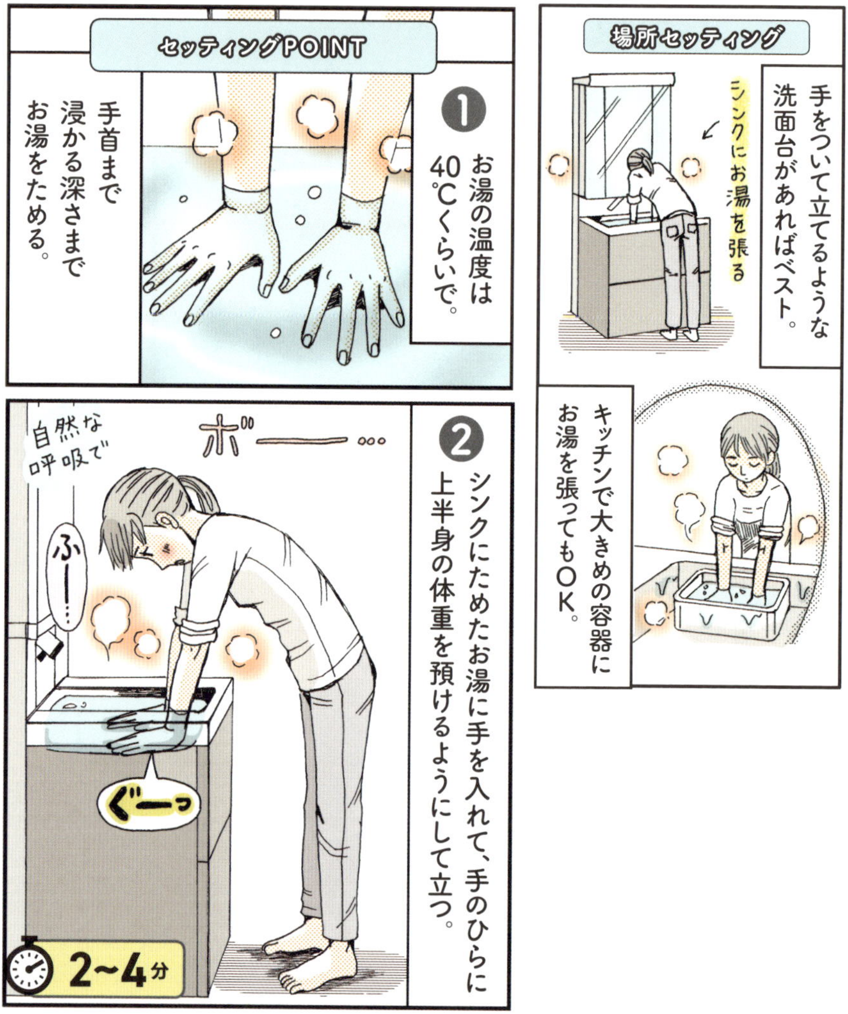

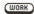

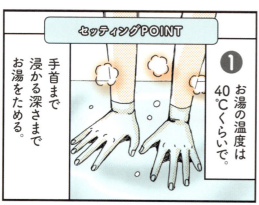

場所セッティング
手をついて立てるような洗面台があればベスト。
シンクにお湯を張る
キッチンで大きめの容器にお湯を張ってもOK。
セッティングPOINT
1
お湯の温度は40℃くらいで。
手首まで浸かる深さまでお湯をためる。
2
シンクにためたお湯に手を入れて、手のひらに上半身の体重を預けるようにして立つ。
ボー…
自然な呼吸で
ふー…
ぐーっ
2~4分

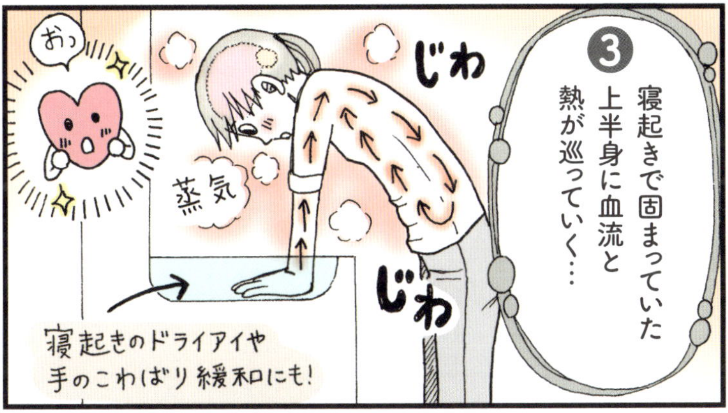

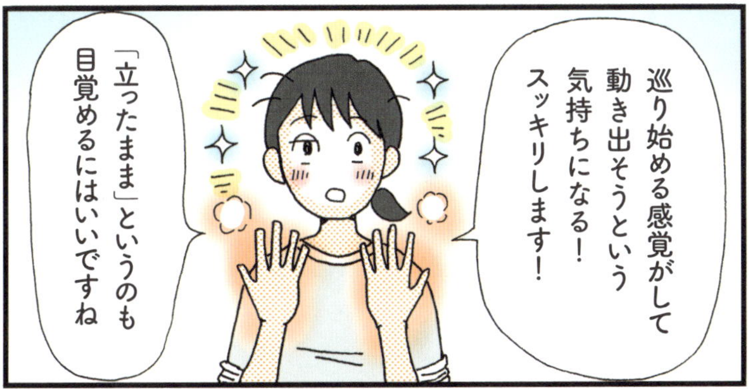
巡り始める感覚がして
動き出そうという
気持ちになる!
スッキリします!
「立ったまま」というのも
目覚めるにはいいですね

コラム COLUMN ~のぼせた頭に~(オススメ冷やしケア)も

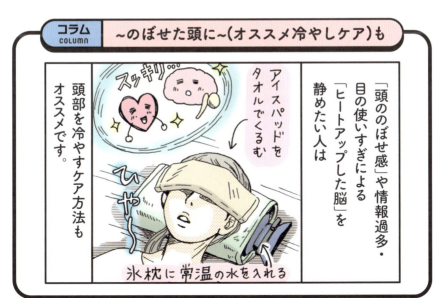

「頭ののぼせ感」や情報過多・
目の使いすぎによる
「ヒートアップした脳」を
静めたい人は

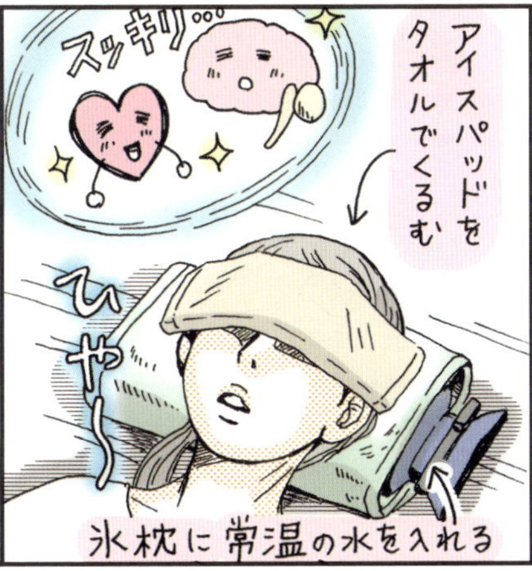

頭部を冷やすケア方法も
オススメです。

REPORT 崎田レポ

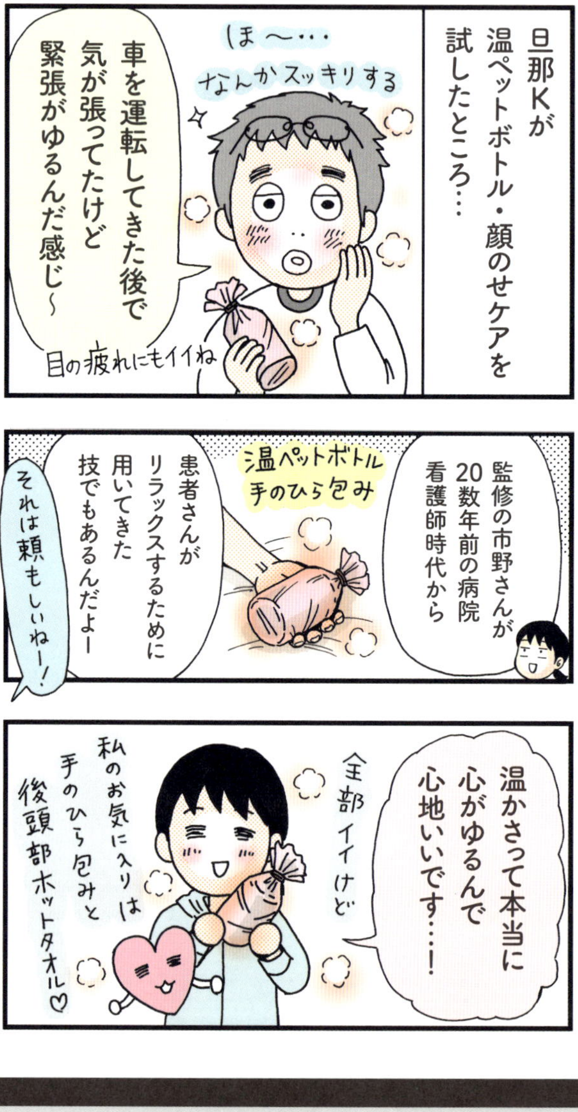

旦那Kが温ペットボトル・顔のせケアを試したところ…
ほ〜…
なんかスッキリする
車を運転してきた後で気が張ってたけど緊張がゆるんだ感じ〜
目の疲れにもイイね
監修の市野さんが20数年前の病院看護師時代から
温ペットボトル手のひら包み
患者さんがリラックスするために用いてきた技でもあるんだよー
それは頼もしいねー！
温かさって本当に心がゆるんで心地いいです…！
全部イイけど
私のお気に入りは手のひら包みと後頭部ホットタオル♡

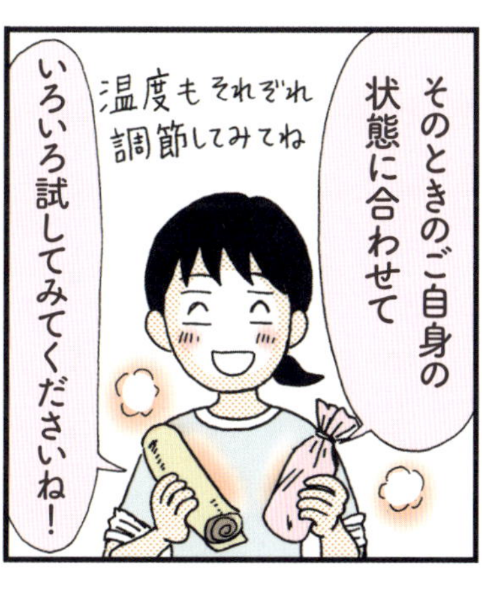
そのときのご自身の状態に合わせて
温度もそれぞれ調節してみてね
いろいろ試してみてくださいね！

第9話

慢性的な首こり、眼精疲労、
気持ちがほぐれないときに

自律神経を整えて究極の安心感「心が整うヨガ」

INTRODUCTION

体の内側の変化に意識を向けると バランスが整って心が安定する

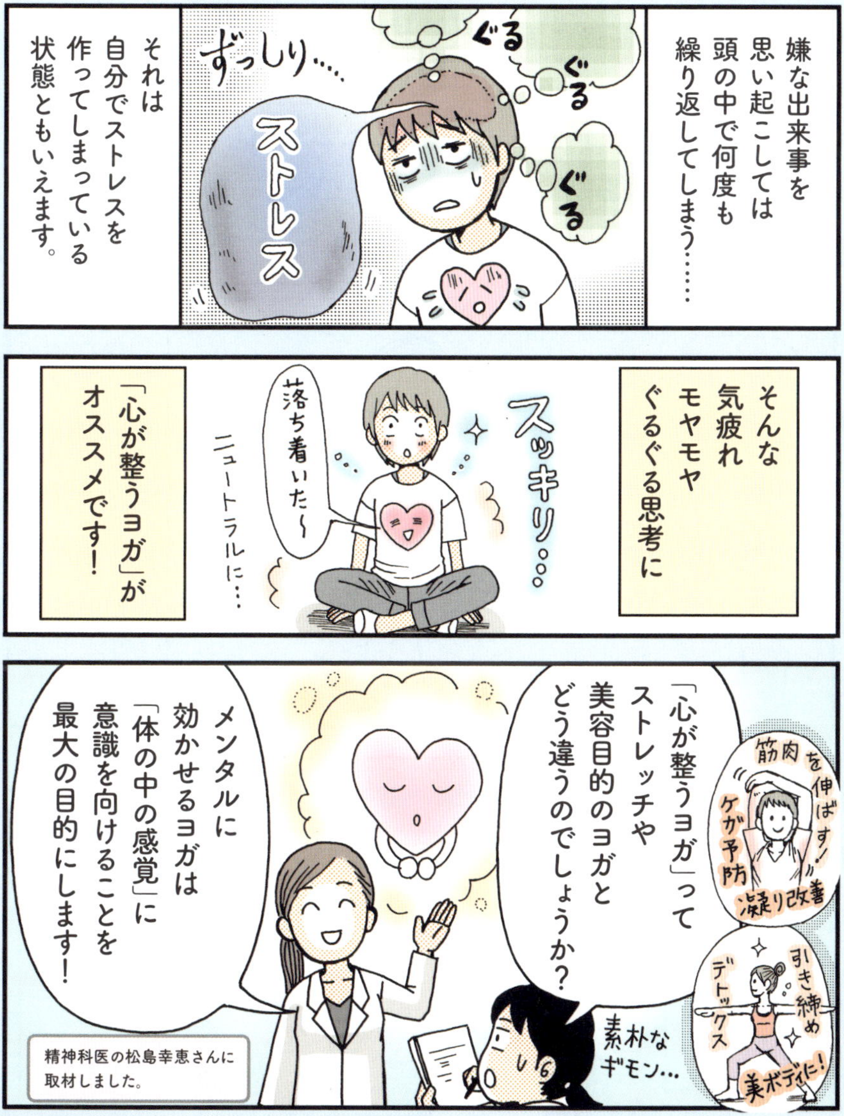
嫌な出来事を思い起こしては頭の中で何度も繰り返してしまう……
ぐる
ぐる
ぐる
ずっしり……
ストレス
それは自分でストレスを作ってしまっている状態ともいえます。
そんな気疲れモヤモヤぐるぐる思考に
スッキリ。。。
落ち着いた～
ニュートラルに…
「心が整うヨガ」がオススメです!
「心が整うヨガ」ってストレッチや美容目的のヨガとどう違うのでしょうか?
筋肉を伸ばす!
ケガ予防
凝り改善
引き締め
デトックス
美ボディに!
素朴なギモン…
メンタルに効かせるヨガは「体の中の感覚」に意識を向けることを最大の目的にします!
精神科医の松島幸恵さんに取材しました。

※「内刺激由来のストレッサー」といいます

※松島幸恵先生のプロフィールは 191 ページ。

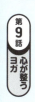

～体の中の感覚～

〈内受容感覚〉とはどんなもの？

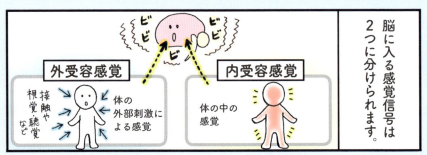

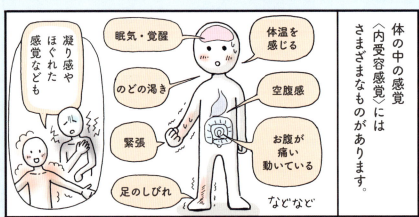

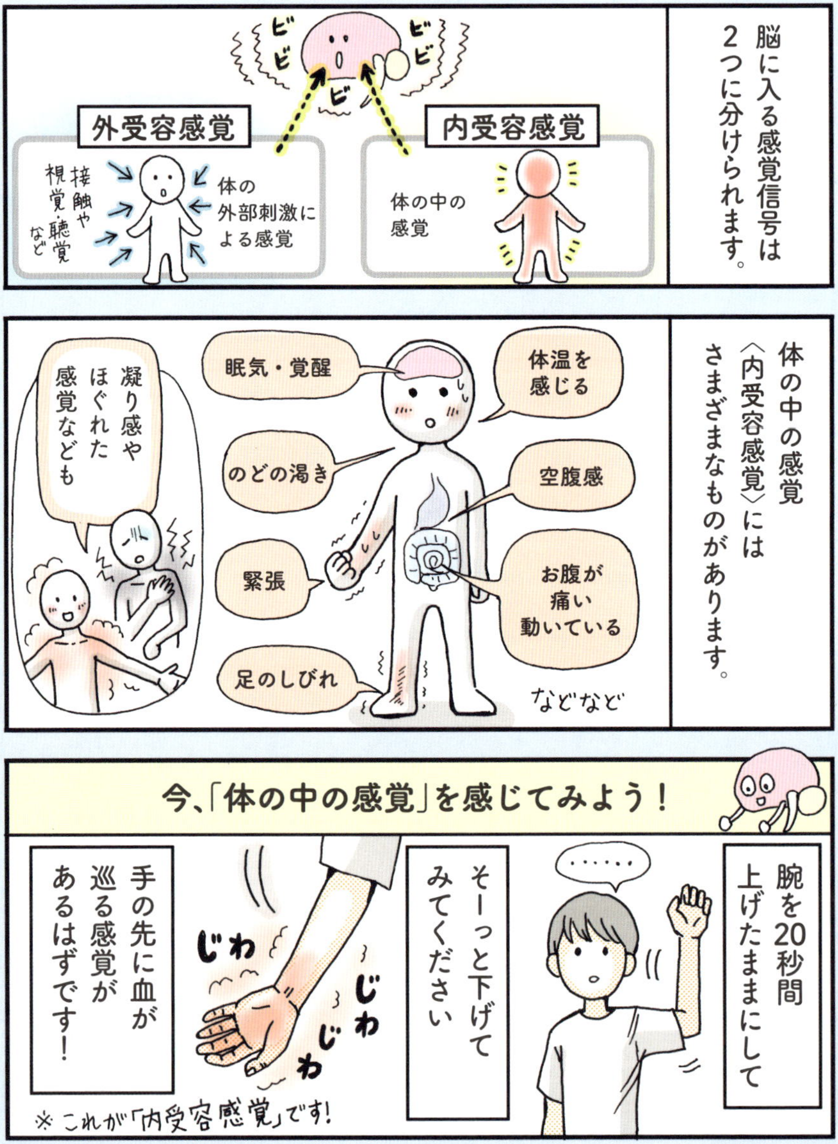

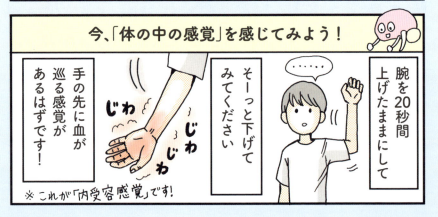

〈ヨガが心に効果的な理由〉

❶ ヨガの動きは「体の中の感覚」への気づきをもたらします

↓

❷「体の中の感覚」(内受容感覚)は
自律神経系に働きかけて
思考と神経回路に変化を起こし
自己調整能力を改善します!

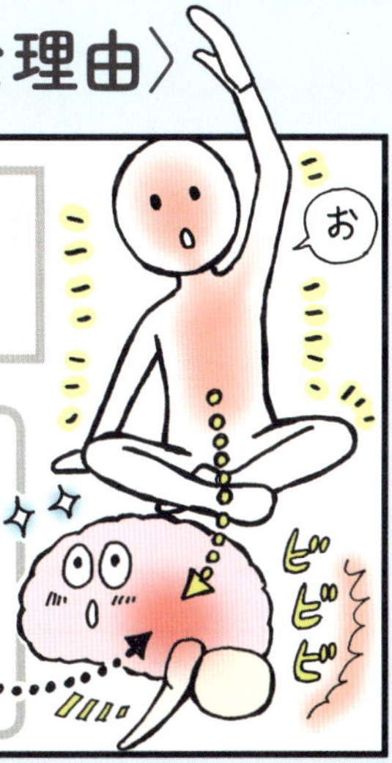

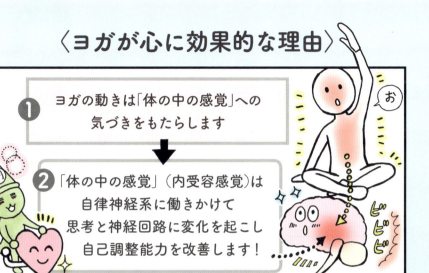

ヨガが心に作用しているときの脳の様子

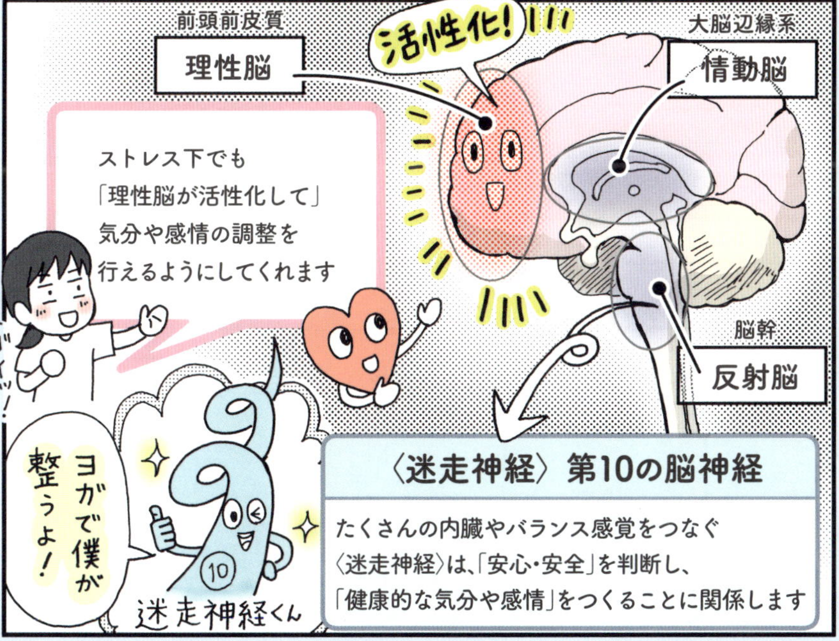

〈迷走神経〉第10の脳神経

たくさんの内臓やバランス感覚をつなぐ
〈迷走神経〉は、「安心・安全」を判断し、
「健康的な気分や感情」をつくることに関係します

「心が整うヨガ」には
メンタル改善に効果的な
要素がたくさんあります！

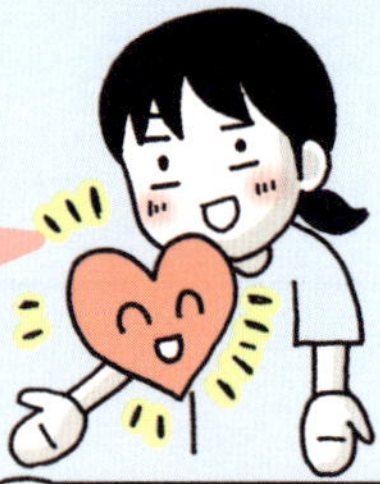

❶ 「体の中の感覚」（内受容感覚）に意識を向ける

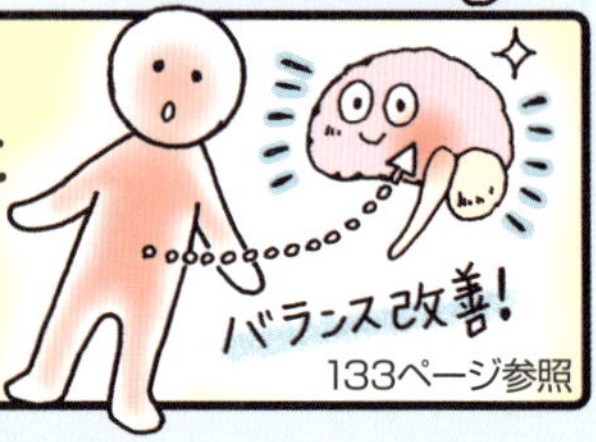

133ページ参照

❷ 首を大切に扱い、ほぐす

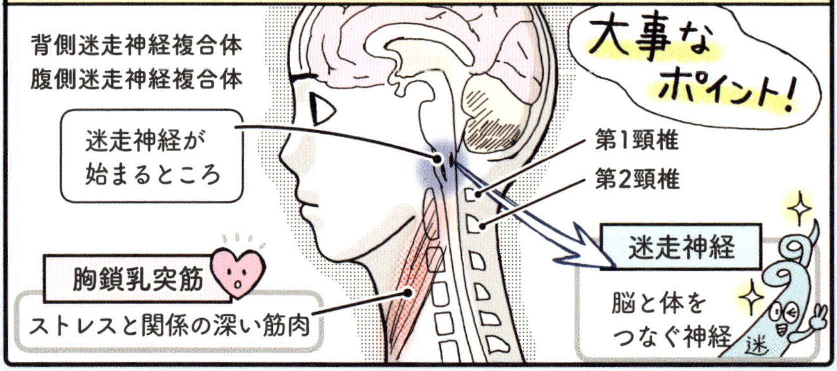

❸ 背骨まわりをほぐす

背骨まわりのこわばりがほぐれると

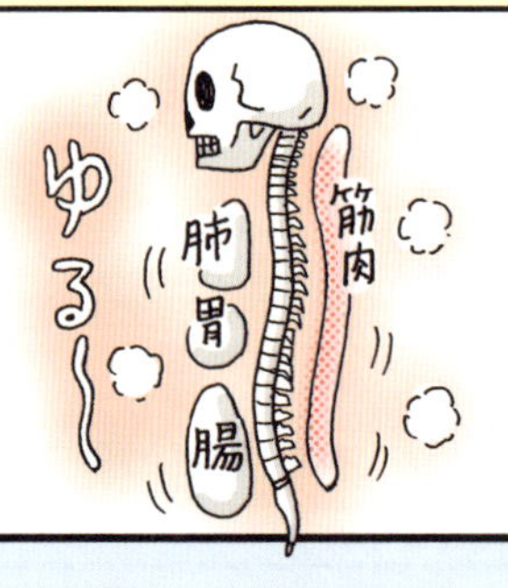

内臓や筋肉の緊張もゆるみ「自律神経の調整」につながります。

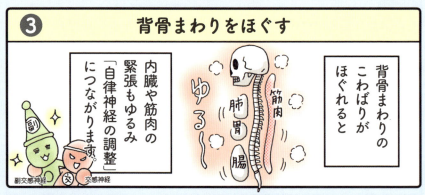

④ 眼球を動かす

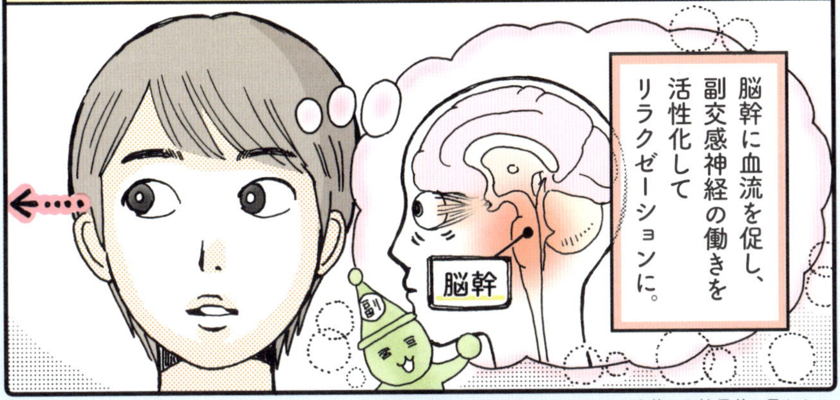

※日々続けて行うことでトラウマの改善にも効果的と言われる。

⑤ 心理的安全状態を作る

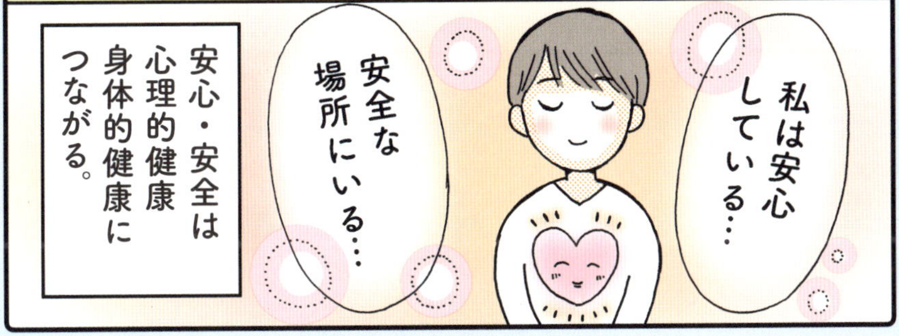
私は安心している…
安全な場所にいる…
安心・安全は心理的健康身体的健康につながる。

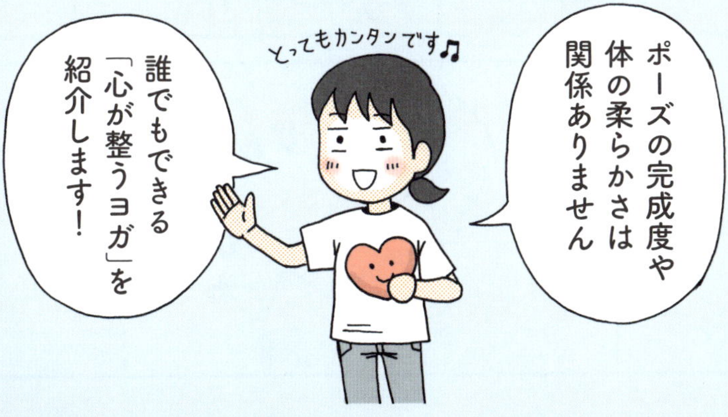
ポーズの完成度や体の柔らかさは関係ありません
とってもカンタンです♪
誰でもできる「心が整うヨガ」を紹介します！

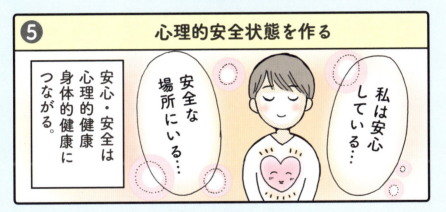

WORK

「心が整うヨガ」

呼吸はやさしく
ゆったりとマイペースで

※座り方はあぐらか正座、
やりやすいほうでOK。

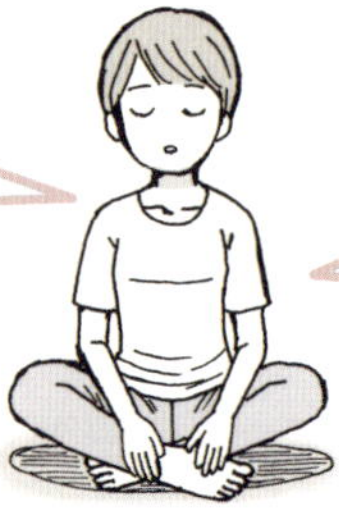

邪魔が入らない
静かな環境で
行いましょう

1

首ほぐし・腕上げのポーズ

～〈体の中の感覚〉を意識する～

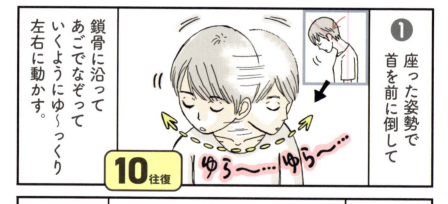

❶ 座った姿勢で首を前に倒して

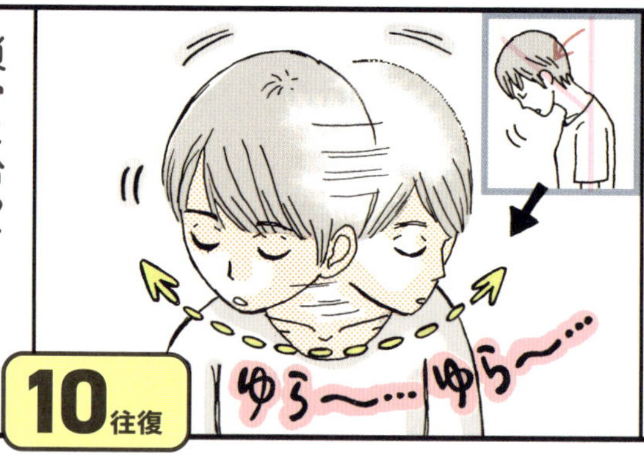

鎖骨に沿って
あごでなぞって
いくようにゆ～っくり
左右に動かす。

頭を中央に戻し、
力を抜いて
一息ついてから

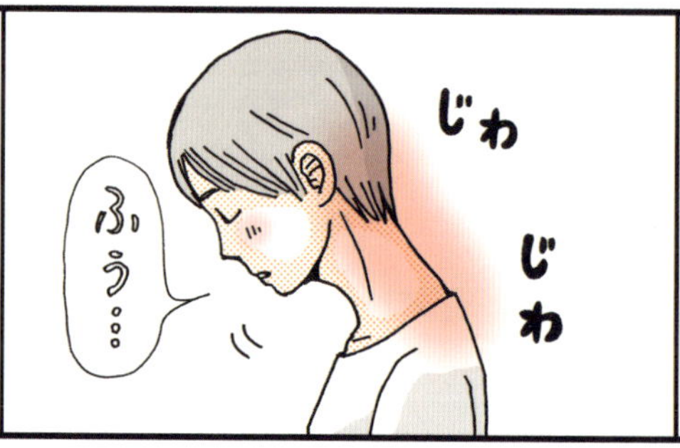

首の後ろの
感覚を
じっくり味わう。

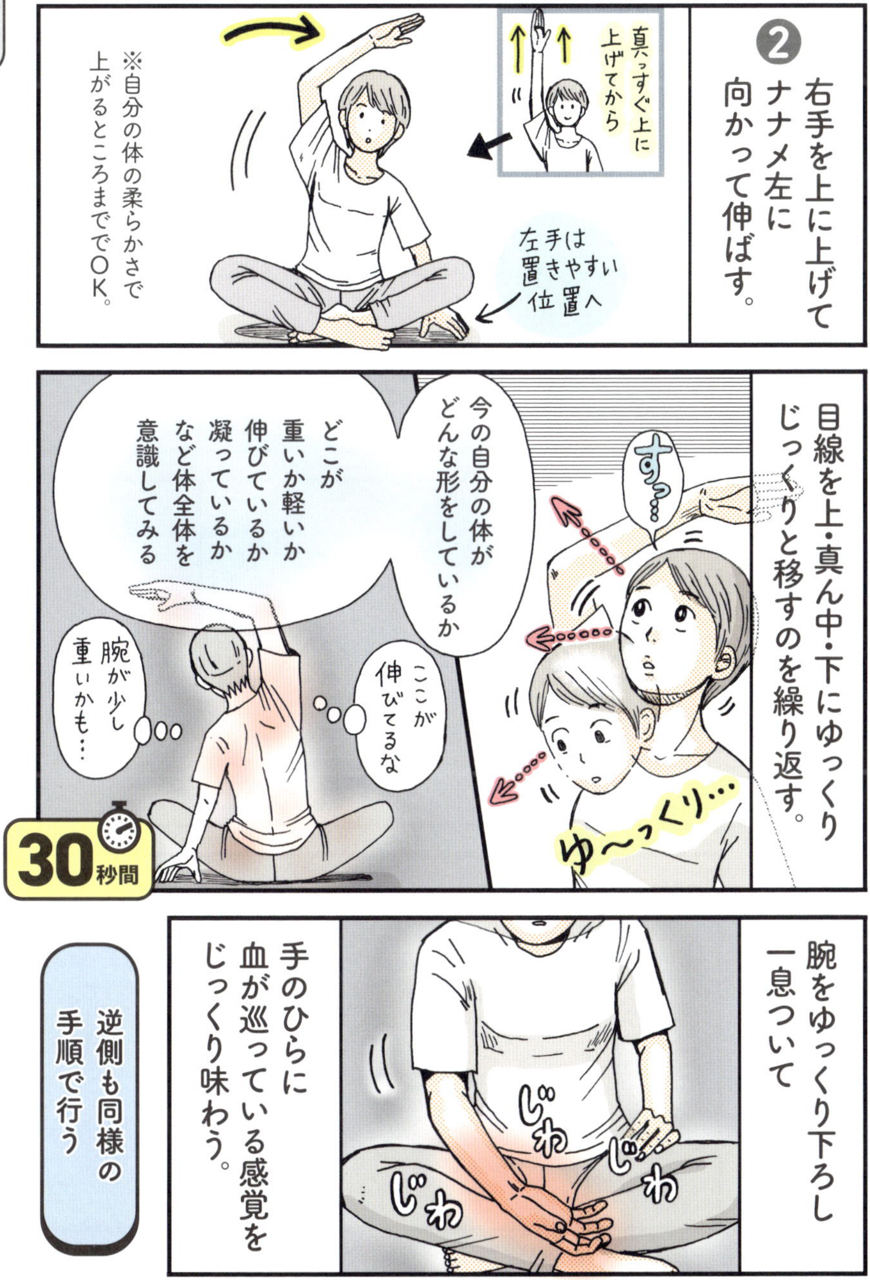
②
右手を上に上げて
ナナメ左に
向かって伸ばす。
真っすぐ上に
上げてから
左手は
置きやすい
位置へ
※自分の体の柔らかさで
上がるところまででOK。
目線を上・真ん中・下にゆっくり
じっくりと移すのを繰り返す。
すっ…
ゆ〜っくり…
今の自分の体が
どんな形をしているか
どこが
重いか軽いか
伸びているか
凝っているか
など体全体を
意識してみる
ここが
伸びてるな
腕が少し
重いかも…
30秒間
腕をゆっくり下ろし
一息ついて
じわ
じわ
じわ
手のひらに
血が巡っている感覚を
じっくり味わう。
逆側も同様の
手順で行う

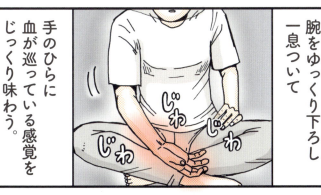

2

眼球ムーブ・バタフライハグ

～首をゆるめる・癒やしホルモン活性化～

❶ 座った姿勢で顔と頭は動かさず

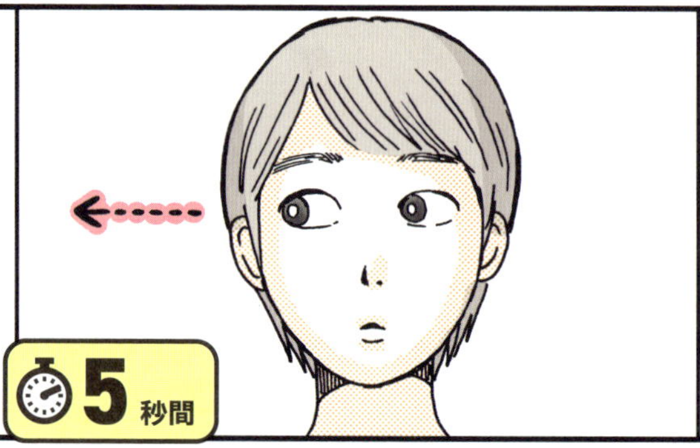

眼球を右に向ける（眼球だけ動かす）

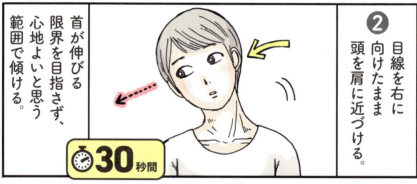

❷ 目線を右に向けたまま頭を肩に近づける。

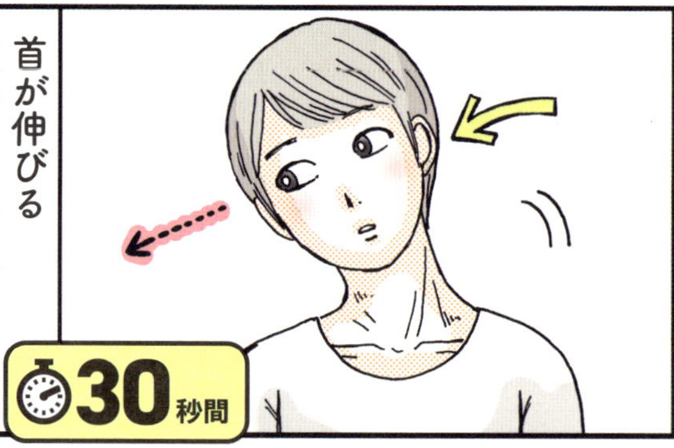

首が伸びる限界を目指さず、心地よいと思う範囲で傾ける。

頭を中央に戻し力は抜いて一息ついてから

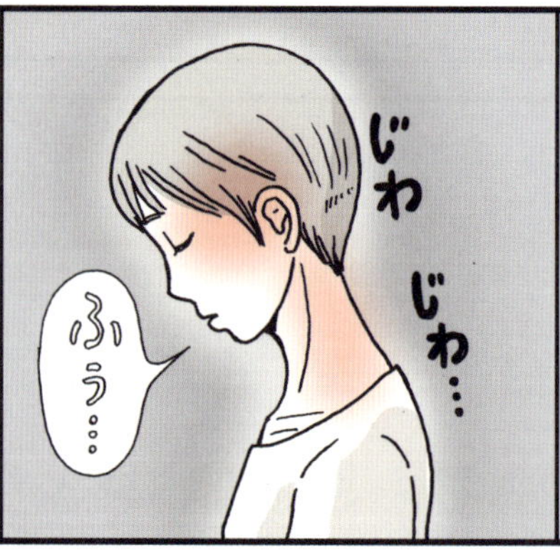

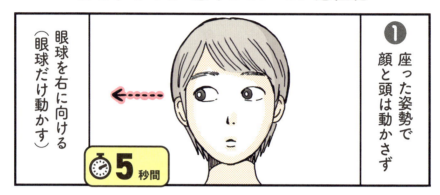

首や目の奥の感覚をじっくり味わう。

逆側も同様の手順で行う

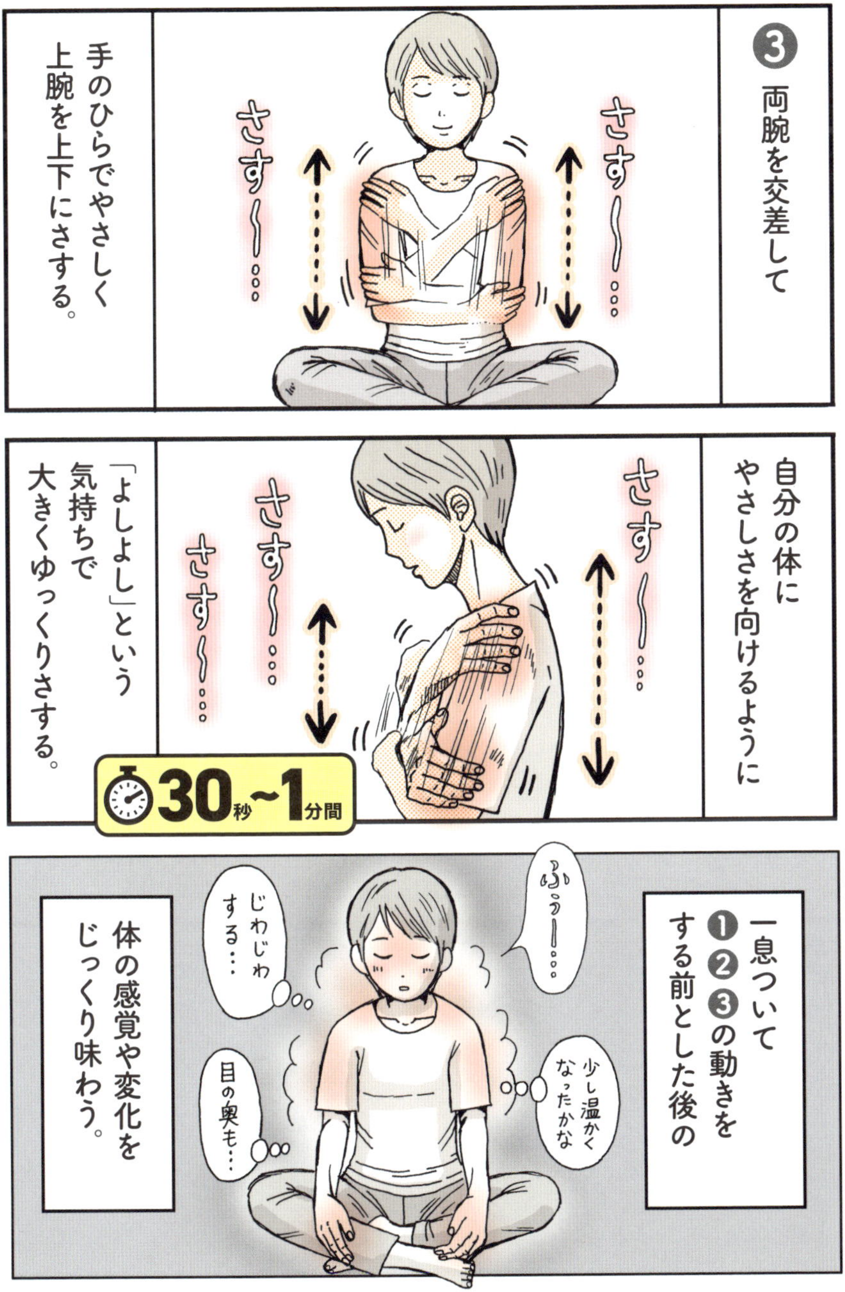
❸ 両腕を交差して
さす〜…
さす〜…
手のひらでやさしく上腕を上下にさする。
自分の体にやさしさを向けるように
さす〜…
さす〜…
さす〜…
「よしよし」という気持ちで大きくゆっくりさする。
30秒〜1分間
一息ついて❶❷❸の動きをする前とした後の
ふぅ〜…
少し温かくなったかな
じわじわする…
目の奥も…
体の感覚や変化をじっくり味わう。

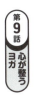

3

猫のポーズ・子どものポーズ

～自律神経を調整・リラックス～

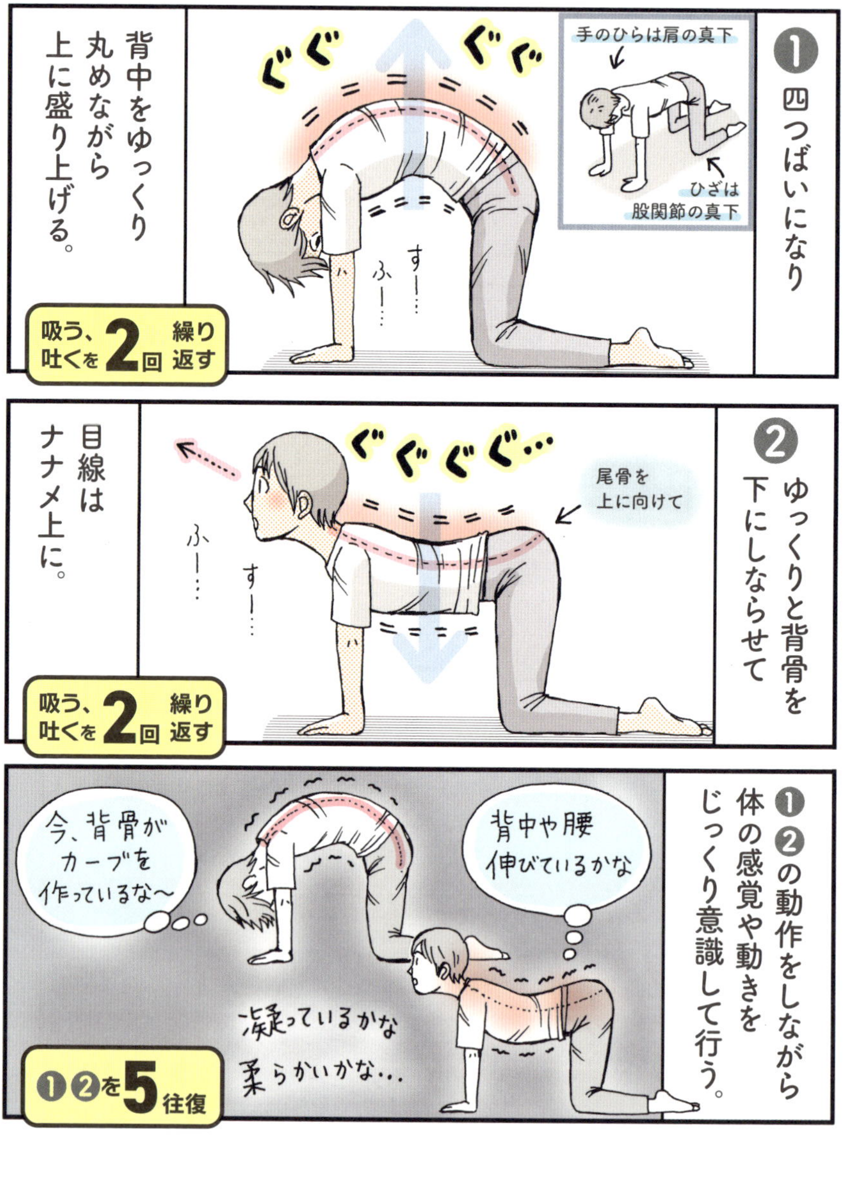
❶四つばいになり
手のひらは肩の真下
ひざは股関節の真下
ぐぐ ぐぐ
すー…
ふー…
背中をゆっくり丸めながら上に盛り上げる。
吸う、吐くを2回繰り返す
❷ゆっくりと背骨を下にしならせて
尾骨を上に向けて
ぐぐぐぐ…
すー…
ふー…
目線はナナメ上に。
吸う、吐くを2回繰り返す
❶❷の動作をしながら体の感覚や動きをじっくり意識して行う。
背中や腰伸びているかな
今、背骨がカーブを作っているな～
凝っているかな
柔らかいかな…
❶❷を5往復

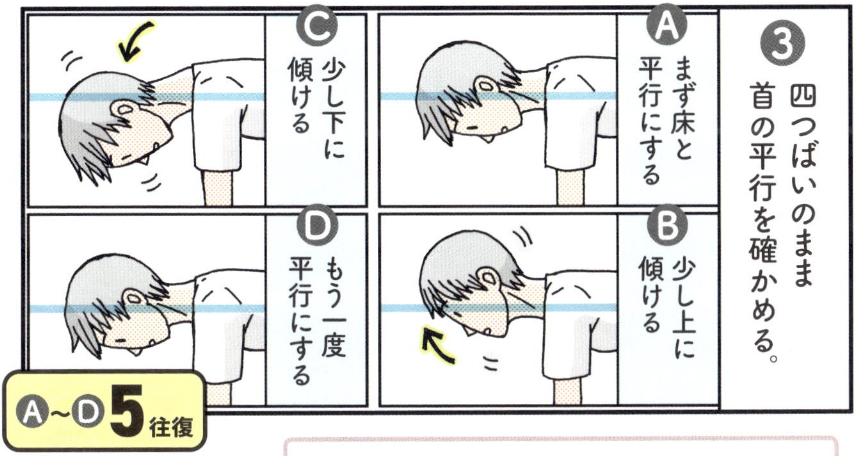
③
四つばいのまま
首の平行を確かめる。
Ⓐ まず床と平行にする
Ⓑ 少し上に傾ける
Ⓒ 少し下に傾ける
Ⓓ もう一度平行にする
Ⓐ~Ⓓ 5往復

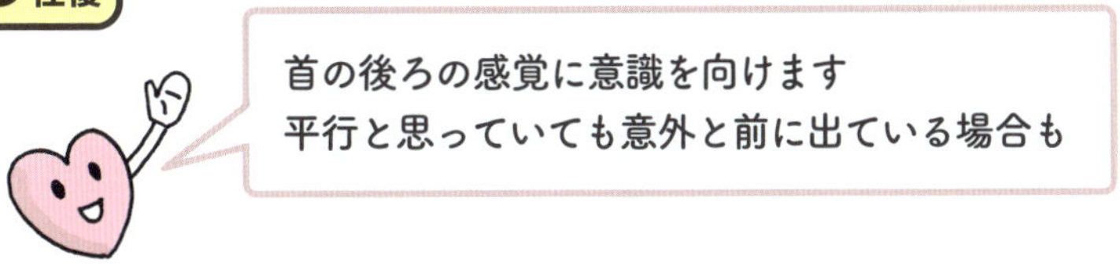
首の後ろの感覚に意識を向けます
平行と思っていても意外と前に出ている場合も

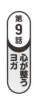

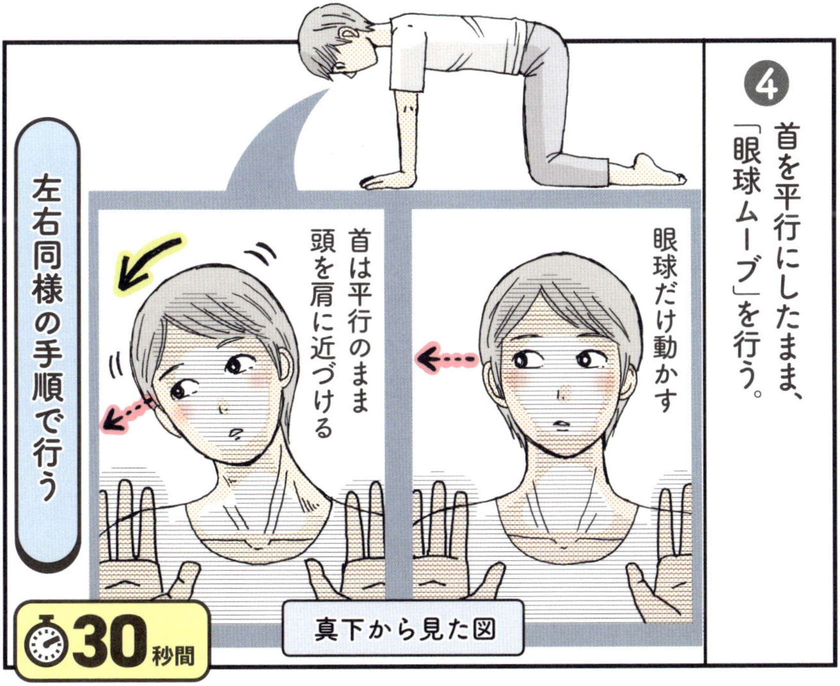
④
首を平行にしたまま、
「眼球ムーブ」を行う。
眼球だけ動かす
首は平行のまま
頭を肩に近づける
左右同様の手順で行う
真下から見た図
30秒間

⑤
前にゆっくりうずくまり
両手を重ねておでこをのせる。
やさしい呼吸を続けながら

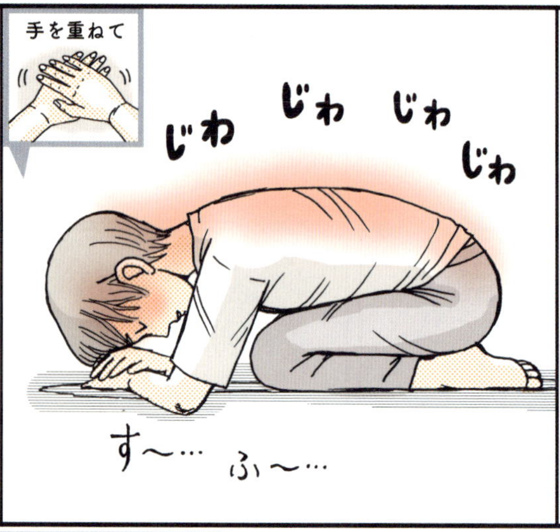

目の奥・首・背中・腰など
体中の感覚をじっくり味わう。

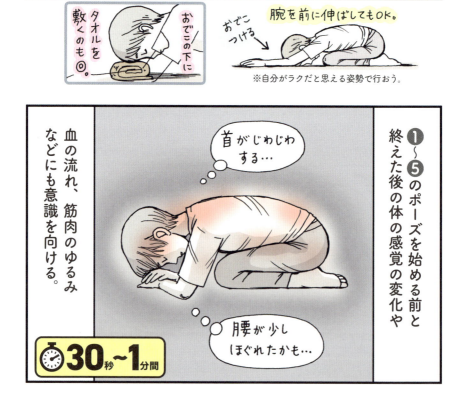

※自分がラクだと思える姿勢で行おう。

①〜⑤のポーズを始める前と
終えた後の体の感覚の変化や

血の流れ、筋肉のゆるみ
などにも意識を向ける。

30秒〜1分間

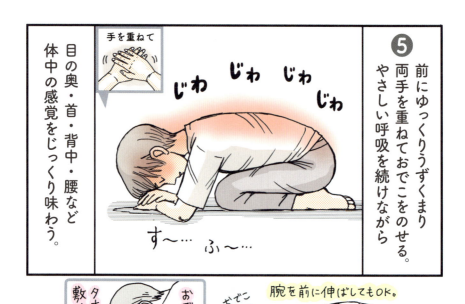

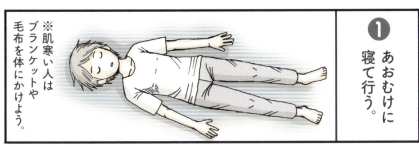

4

後頭部包み・しかばねのポーズ

〜心理的安全状態を感じる〜

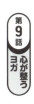

① あおむけに寝て行う。

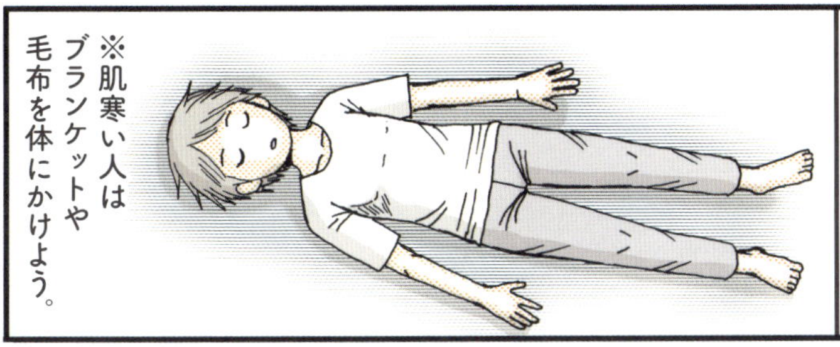

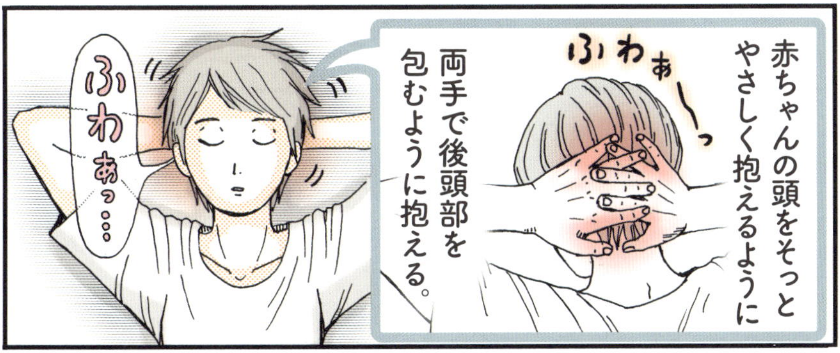
赤ちゃんの頭をそっとやさしく抱えるように
両手で後頭部を包むように抱える。
ふわぁ〜っ
ふわあっ…

※手が頭に届かない人は頭の下に折ったタオルを敷こう。

② 後頭部を抱えたまま「眼球ムーブ」を行う。

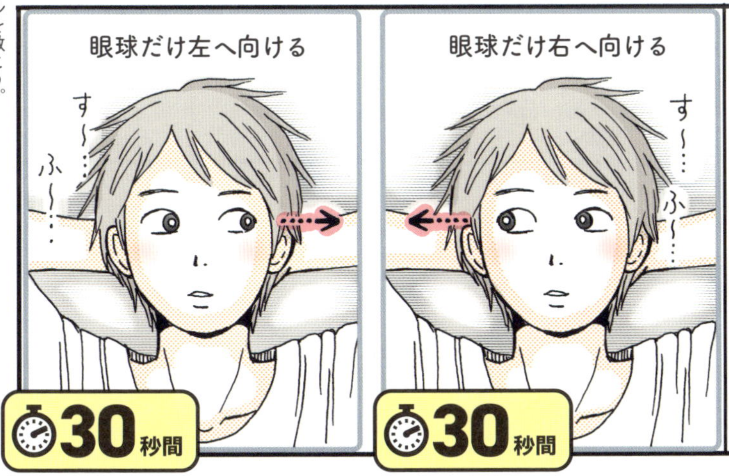

③ 手を頭から外して、体側へ置く。目は閉じる。

※腕と脚は少し開くと心地よい。

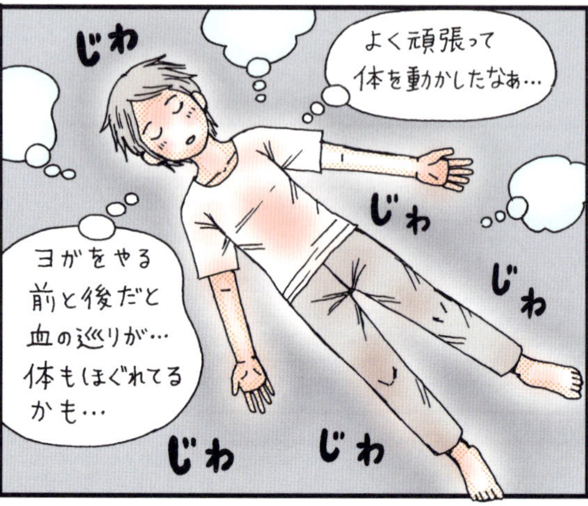

やさしくねぎらいの気持ちを持って今まで動かしてきた全身の感覚に意識を向ける。

④ ③の感覚を味わいつつ自分が「安心・安全な場所」にいるイメージを浮かべる。

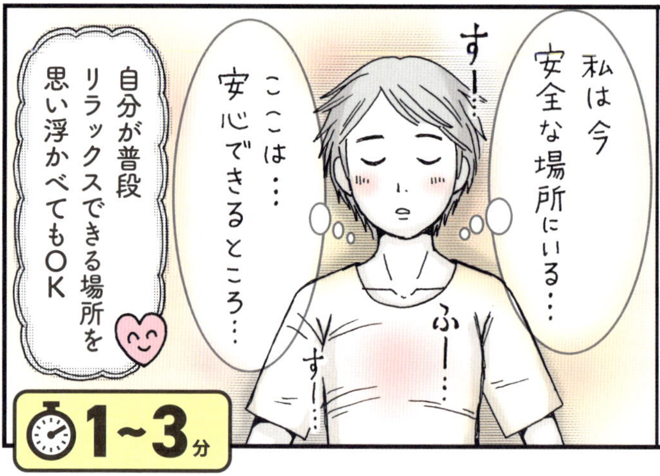
私は今安全な場所にいる…
すー…
ここは…安心できるところ…
ふー…
すー…
自分が普段リラックスできる場所を思い浮かべてもOK
1~3分

終わったら頭を最後に上げてゆっくり起きる。

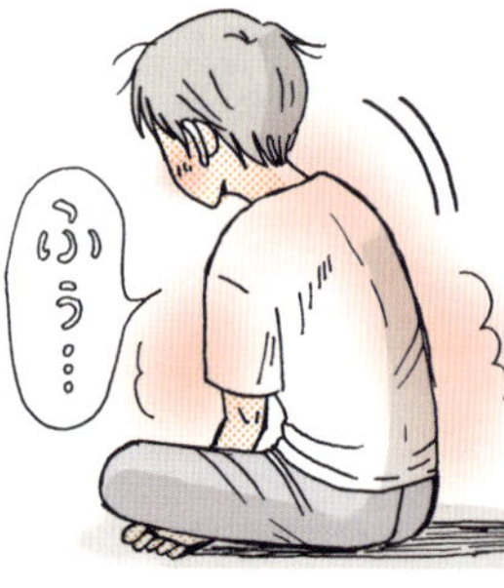
ふぅ…

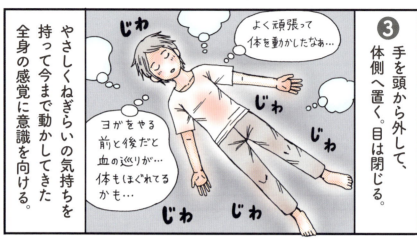

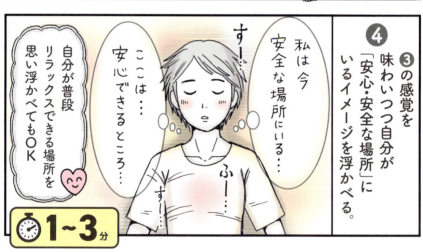

REPORT 崎田レポ

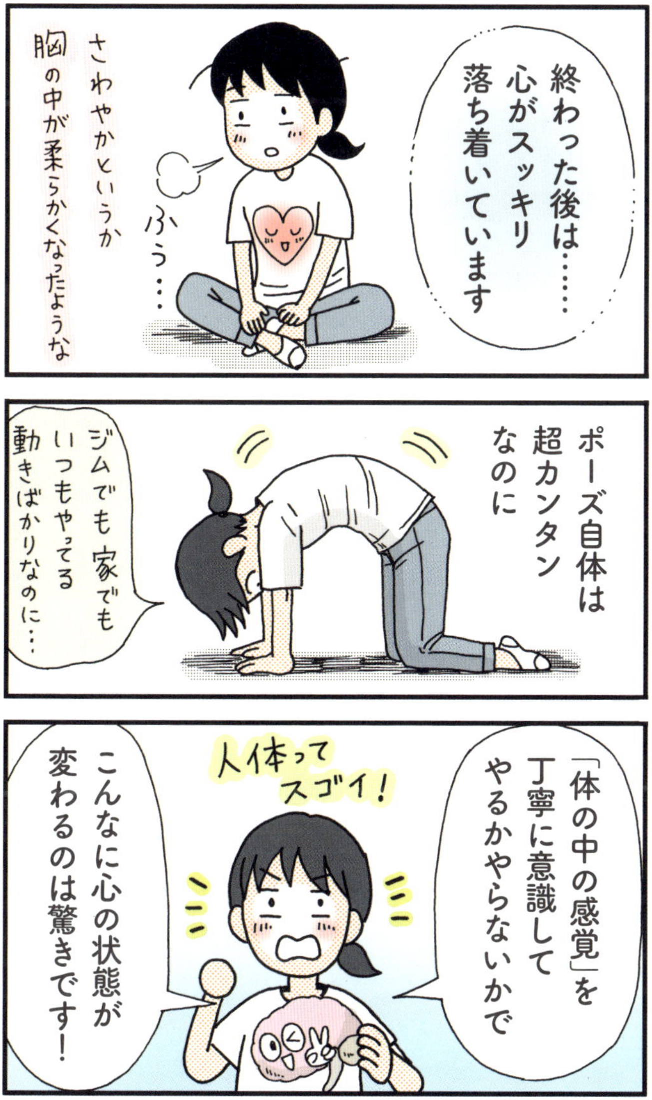
終わった後は……
心がスッキリ
落ち着いています
ふぅ…
さわやかというか
胸の中が柔らかくなったような
ポーズ自体は
超カンタン
なのに
ジムでも家でも
いつもやってる
動きばかりなのに…
「体の中の感覚」を
丁寧に意識して
やるかやらないかで
人体って
スゴイ!
こんなに心の状態が
変わるのは驚きです!

1 2 3 4と続けて、通してやってみてくださいね。
スッキリ感が気持ちよくてほぐれ度も全然違います！
時間がない人は1つでもOKです。

第10話

お腹や頭が痛い、眠れない、
心と身体がちぐはぐなときに

マイナス感情を
フラットにスイッチ
「自律訓練法」

INTRODUCTION

心と身体がちぐはぐだと頭痛や腹痛、不眠につながることも

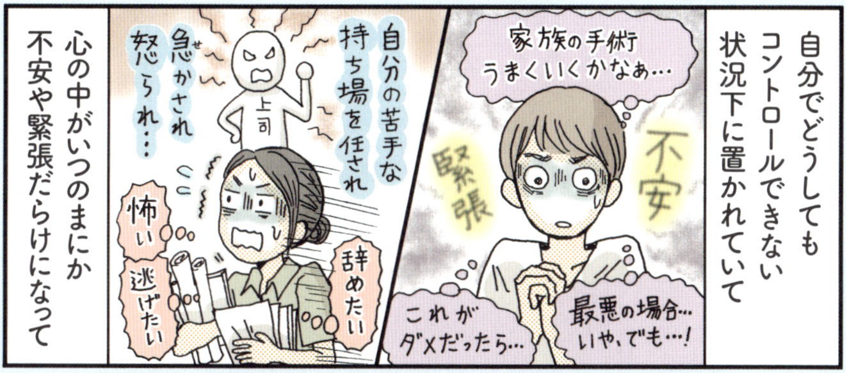
自分でどうしても
コントロールできない
状況下に置かれていて
家族の手術
うまくいくかなぁ…
不安
緊張
最悪の場合…
いや、でも…!
これが
ダメだったら…
自分の苦手な
持ち場を任され
急《せ》かされ
怒られ…
上司
怖い
逃げたい
辞めたい
心の中がいつのまにか
不安や緊張だらけになって

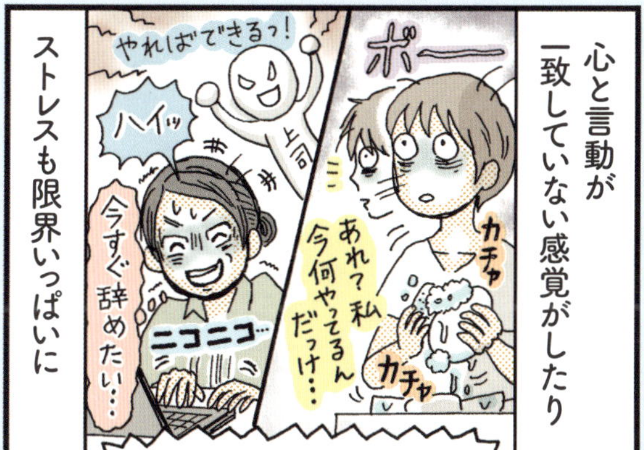
心と言動が
一致していない感覚がしたり
ボー
カチャ
あれ? 私
今何やってるん
だっけ…
カチャ
やればできるっ!
上司
ハイッ
今すぐ辞めたい…
ニコニコ…
心と身体がちぐはぐに…!
ストレスも限界いっぱいに

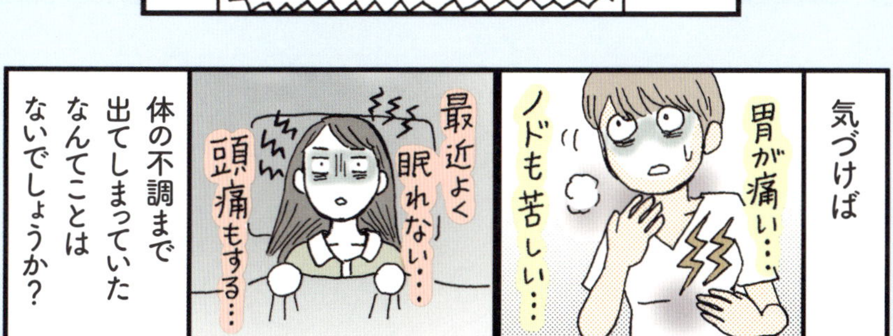
気づけば
胃が痛い…
ノドも苦しい…
最近よく
眠れない…
頭痛もする…
体の不調まで
出てしまっていた
なんてことは
ないでしょうか?

「自律訓練法」は
自分で心と身体を整える方法！

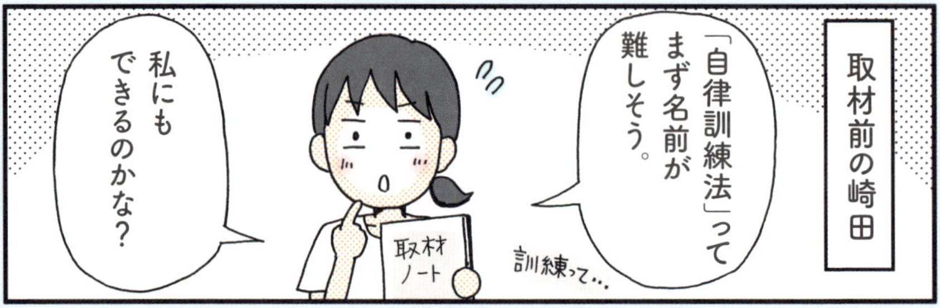
取材前の崎田
「自律訓練法」ってまず名前が難しそう。
訓練って…
取材ノート
私にもできるのかな？

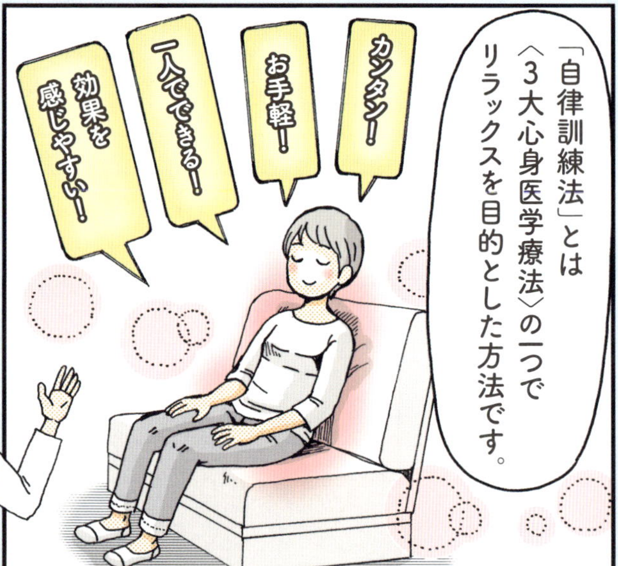
「自律訓練法」とは〈3大心身医学療法〉の一つでリラックスを目的とした方法です。
カンタン！
お手軽！
一人でできる！
効果を感じやすい！

※〈3大心身医学療法〉には交流分析、認知行動療法、自律訓練法がある。

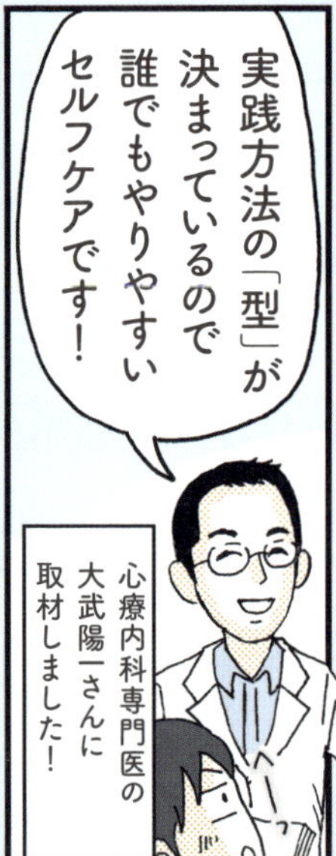
実践方法の「型」が決まっているので誰でもやりやすいセルフケアです！
心療内科専門医の大武陽一さんに取材しました！

※大武陽一先生のプロフィールは191ページ。

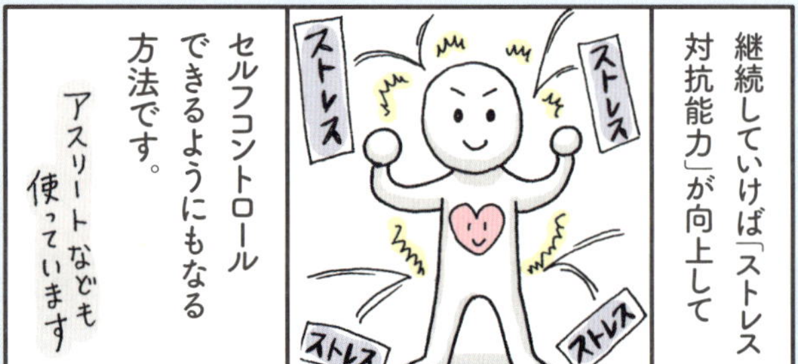
継続していけば「ストレス対抗能力」が向上して
ストレス
ストレス
ストレス
ストレス
セルフコントロールできるようにもなる方法です。
アスリートなども使っています

「催眠の研究」をもとに作られたものが健康増進の手法として広まりました

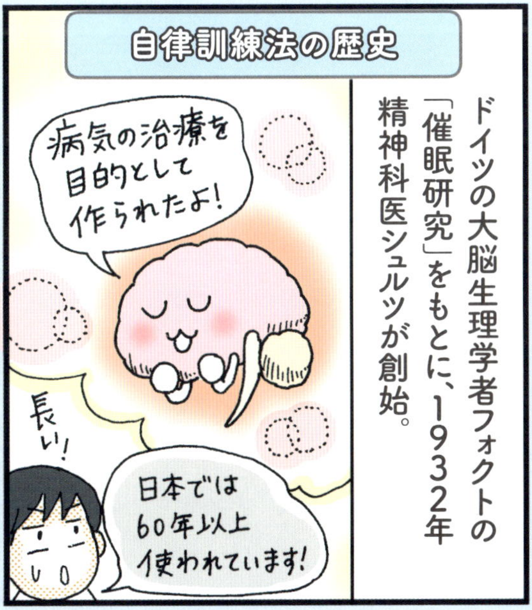
自律訓練法の歴史
ドイツの大脳生理学者フォクトの「催眠研究」をもとに、1932年精神科医シュルツが創始。
病気の治療を目的として作られたよ!
長い!
日本では60年以上使われています!

※催眠状態では心身の緊張がゆるみ、暗示が入りやすくなり、望ましい変化を起こしやすい。

心と体にたくさんの改善効果がみられています

心

【心理的効果】

- 不安、緊張感、抑うつ、怒りを抑える
- リラックスする
- 自己受容を促す
- 自己効力感を上げる

【ストレスに伴う心の疾患の緩和】

- 不安症
- 適応反応症（適応障害）
- うつ病
- 不眠症
- パニック症 など

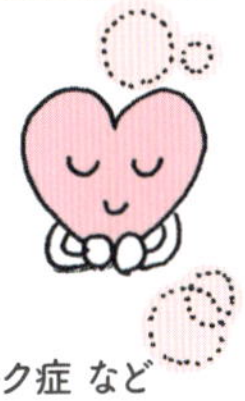

体

【ストレスに伴う体の疾患「心身症」の緩和】

- 胃潰瘍
- 過敏性腸症候群
- 高血圧症
- めまい
- 緊張型頭痛
- 片頭痛
- ストレス性の発熱
- 月経前症候群
- 更年期障害
- 慢性疼痛 など

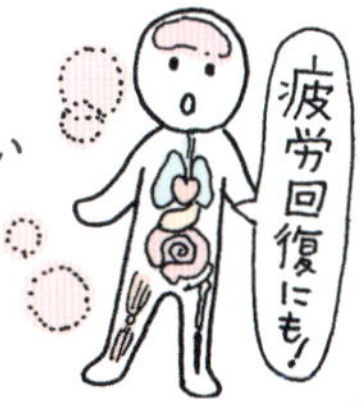
疲労回復にも!

言葉を心の中で唱えながら身体の状態をイメージしてみましょう

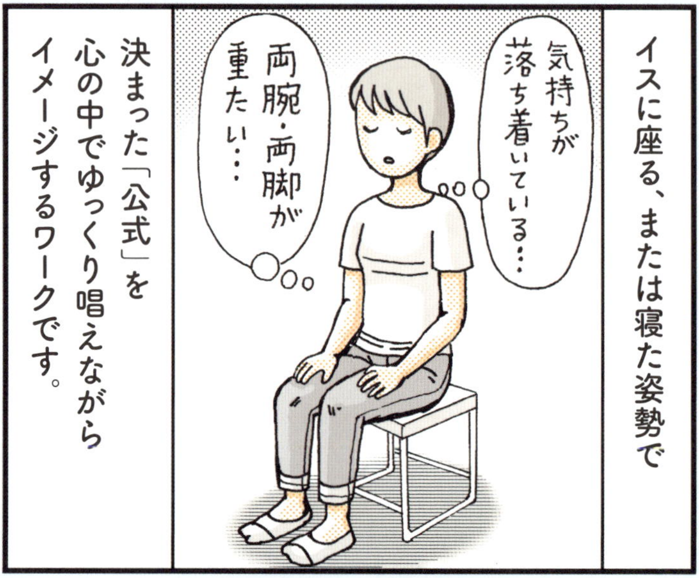
イスに座る、または寝た姿勢で
気持ちが落ち着いている…
両腕・両脚が重たい…
決まった「公式」を心の中でゆっくり唱えながらイメージするワークです。

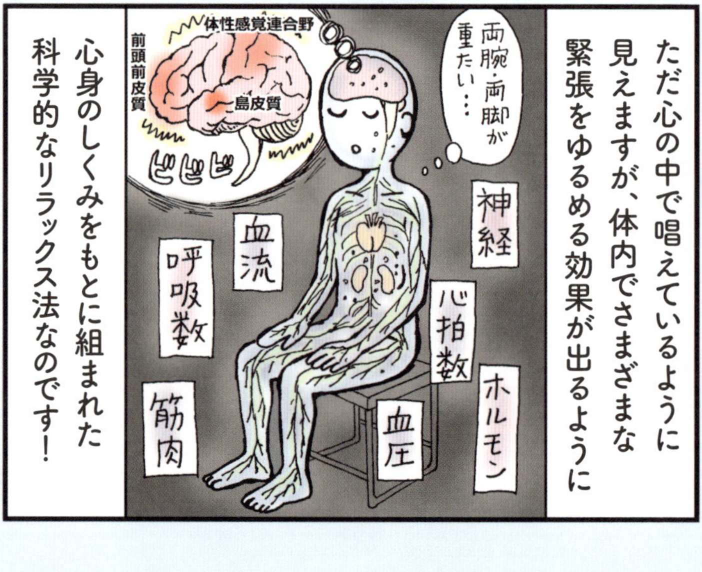
ただ心の中で唱えているように見えますが、体内でさまざまな緊張をゆるめる効果が出るように
両腕・両脚が重たい…
体性感覚連合野
前頭前皮質
島皮質
ビビビ
神経
心拍数
ホルモン
血圧
血流
呼吸数
筋肉
心身のしくみをもとに組まれた科学的なリラックス法なのです！

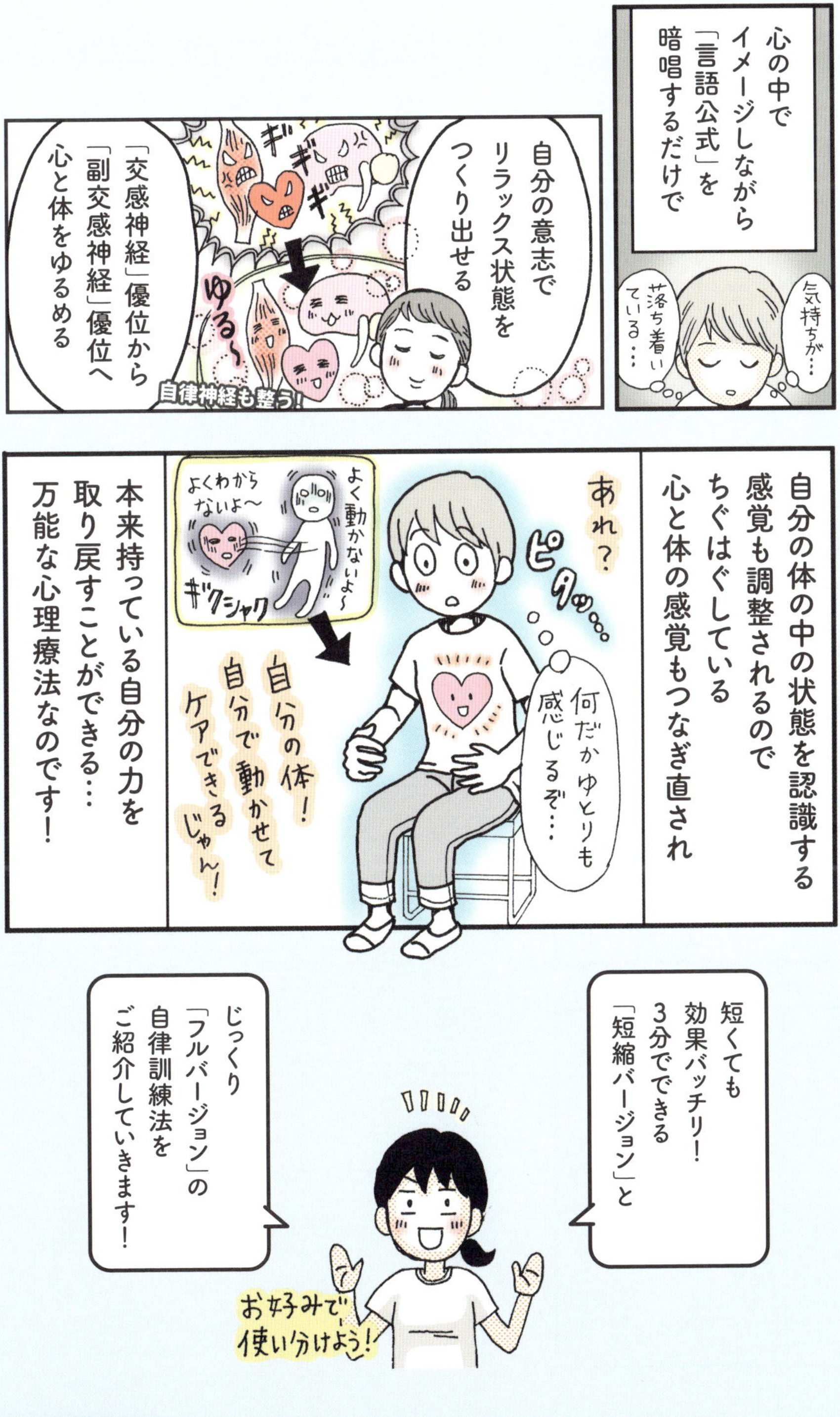
心の中で
イメージしながら
「言語公式」を
暗唱するだけで
気持ちが…
落ち着いている…
自分の意志で
リラックス状態を
つくり出せる
ギ
ギ
ギ
ゆる～
自律神経も整う!
「交感神経」優位から
「副交感神経」優位へ
心と体をゆるめる
自分の体の中の状態を認識する
感覚も調整されるので
ちぐはぐしている
心と体の感覚もつなぎ直され
あれ?
ピタッ…
何だかゆとりも
感じるぞ…
よく動かないよ～
よくわから
ないよ～
ギクシャク
自分の体!
自分で動かせて
ケアできる
じゃん!
本来持っている自分の力を
取り戻すことができる…
万能な心理療法なのです!
短くても
効果バッチリ!
3分でできる
「短縮バージョン」と
じっくり
「フルバージョン」の
自律訓練法を
ご紹介していきます!
お好みで
使い分けよう!

WORK

不安と緊張の解消・自律神経の調整・心身症の緩和に

3分でできる 自律訓練法・短縮バージョン

安静練習から第1公式～第2公式、消去動作まで

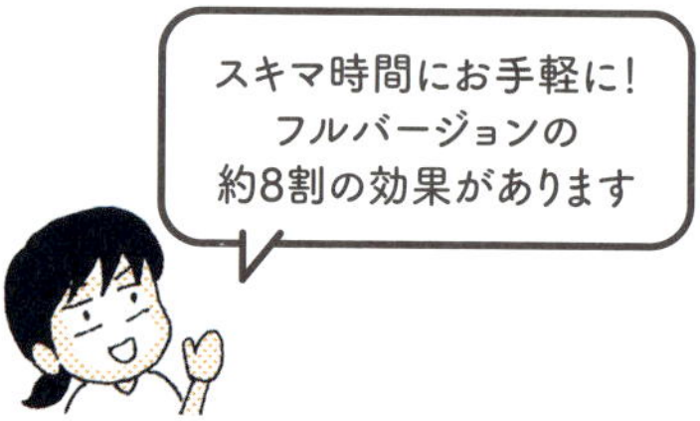
スキマ時間にお手軽に!
フルバージョンの
約8割の効果があります

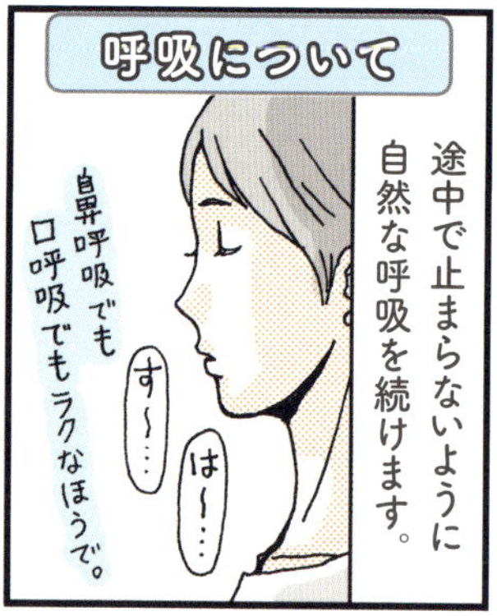
呼吸について
途中で止まらないように
自然な呼吸を続けます。
は～…
す～…
鼻呼吸でも
口呼吸でもラクなほうで。

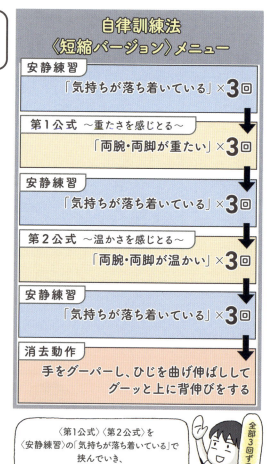

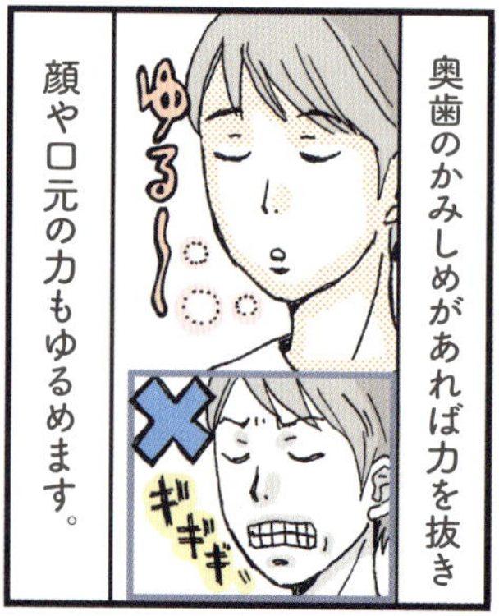
奥歯のかみしめがあれば力を抜き
ゆる～
ギギギ
顔や口元の力もゆるめます。

自律訓練法〈短縮バージョン〉メニュー

安静練習
「気持ちが落ち着いている」×3回

↓

第1公式 ～重たさを感じとる～
「両腕・両脚が重たい」×3回

↓

安静練習
「気持ちが落ち着いている」×3回

↓

第2公式 ～温かさを感じとる～
「両腕・両脚が温かい」×3回

↓

安静練習
「気持ちが落ち着いている」×3回

↓

消去動作
手をグーパーし、ひじを曲げ伸ばしして
グーッと上に背伸びをする

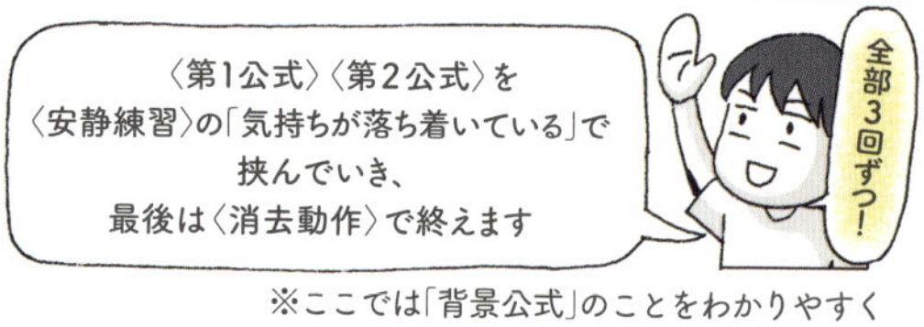
〈第1公式〉〈第2公式〉を
〈安静練習〉の「気持ちが落ち着いている」で
挟んでいき、
最後は〈消去動作〉で終えます
全部3回ずつ!

※ここでは「背景公式」のことをわかりやすくするために「安静練習」と言い換えています。

〈どちらかやりやすい姿勢で行いましょう〉

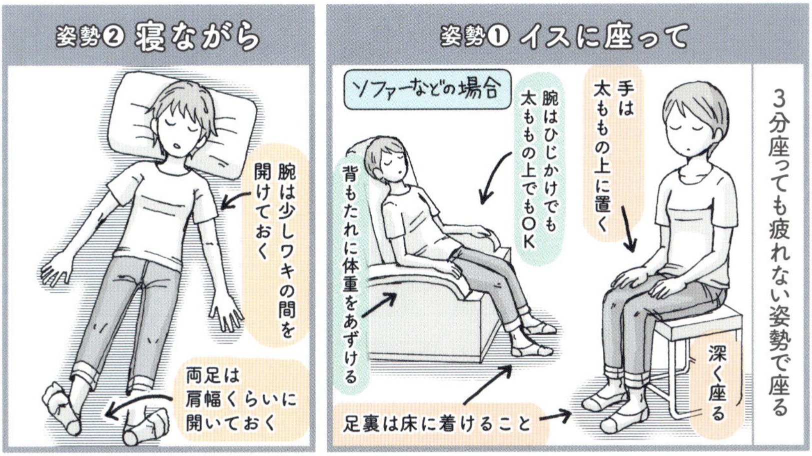

「自律訓練法」短縮バージョン START!

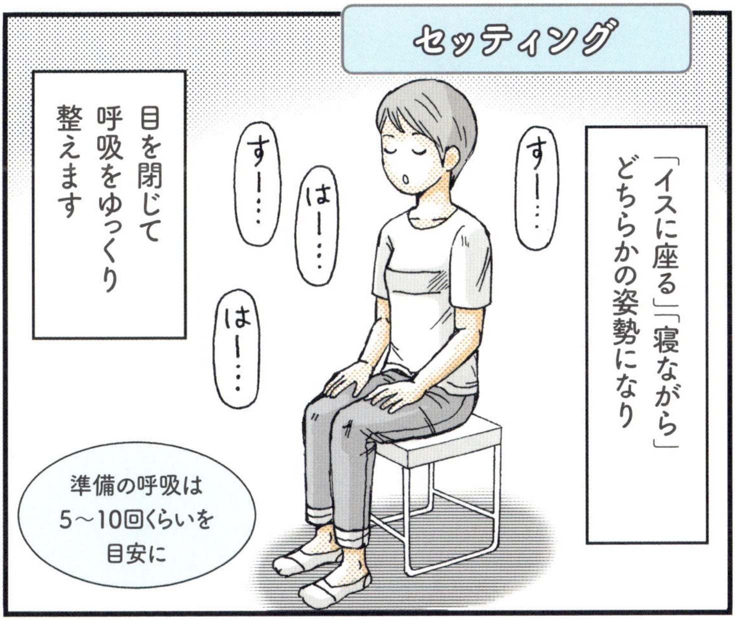
セッティング
「イスに座る」「寝ながら」どちらかの姿勢になり
すー…
すー…
はー…
はー…
目を閉じて呼吸をゆっくり整えます
準備の呼吸は5～10回くらいを目安に

←次のページの「安静練習」へ続きます！

目を閉じてイメージしながら暗唱する

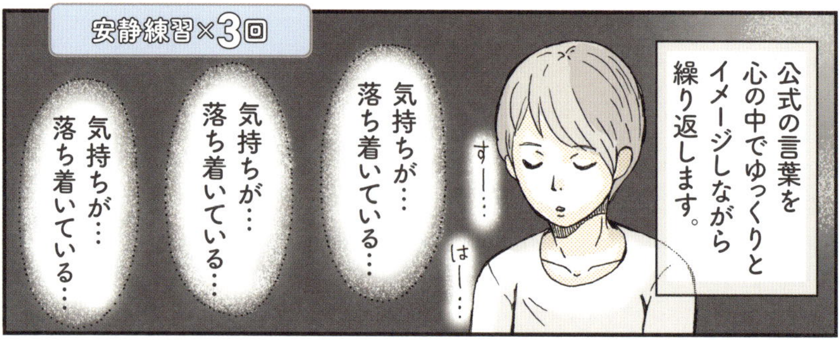

安静練習×3回
公式の言葉を心の中でゆっくりとイメージしながら繰り返します。
すー…
はー…
気持ちが…落ち着いている…
気持ちが…落ち着いている…
気持ちが…落ち着いている…

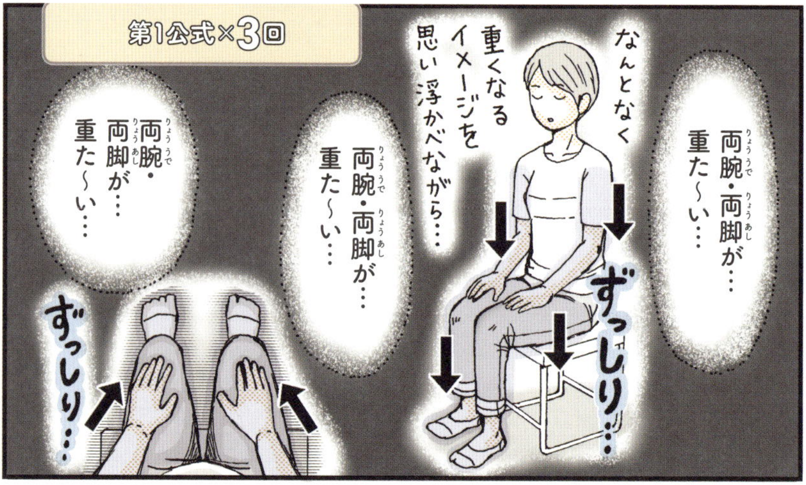

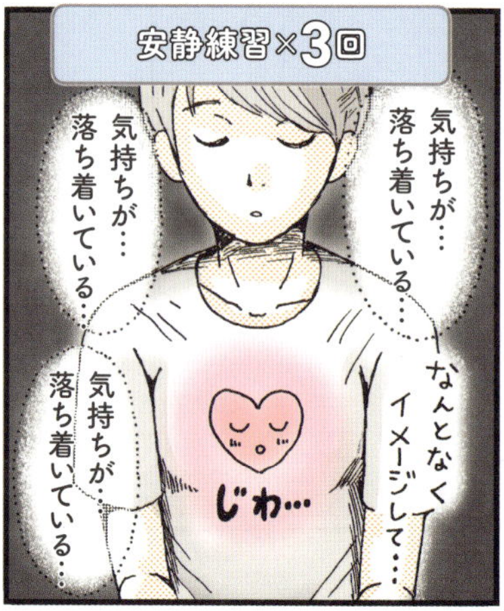

安静練習×3回
気持ちが…落ち着いている…
なんとなくイメージして…
気持ちが…落ち着いている…
気持ちが…落ち着いている…
じわ…

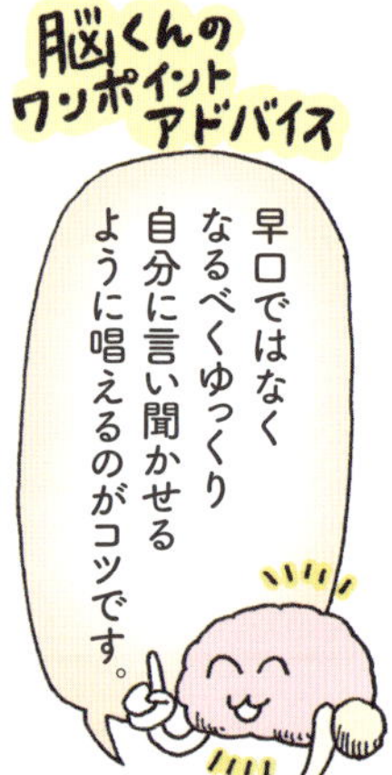

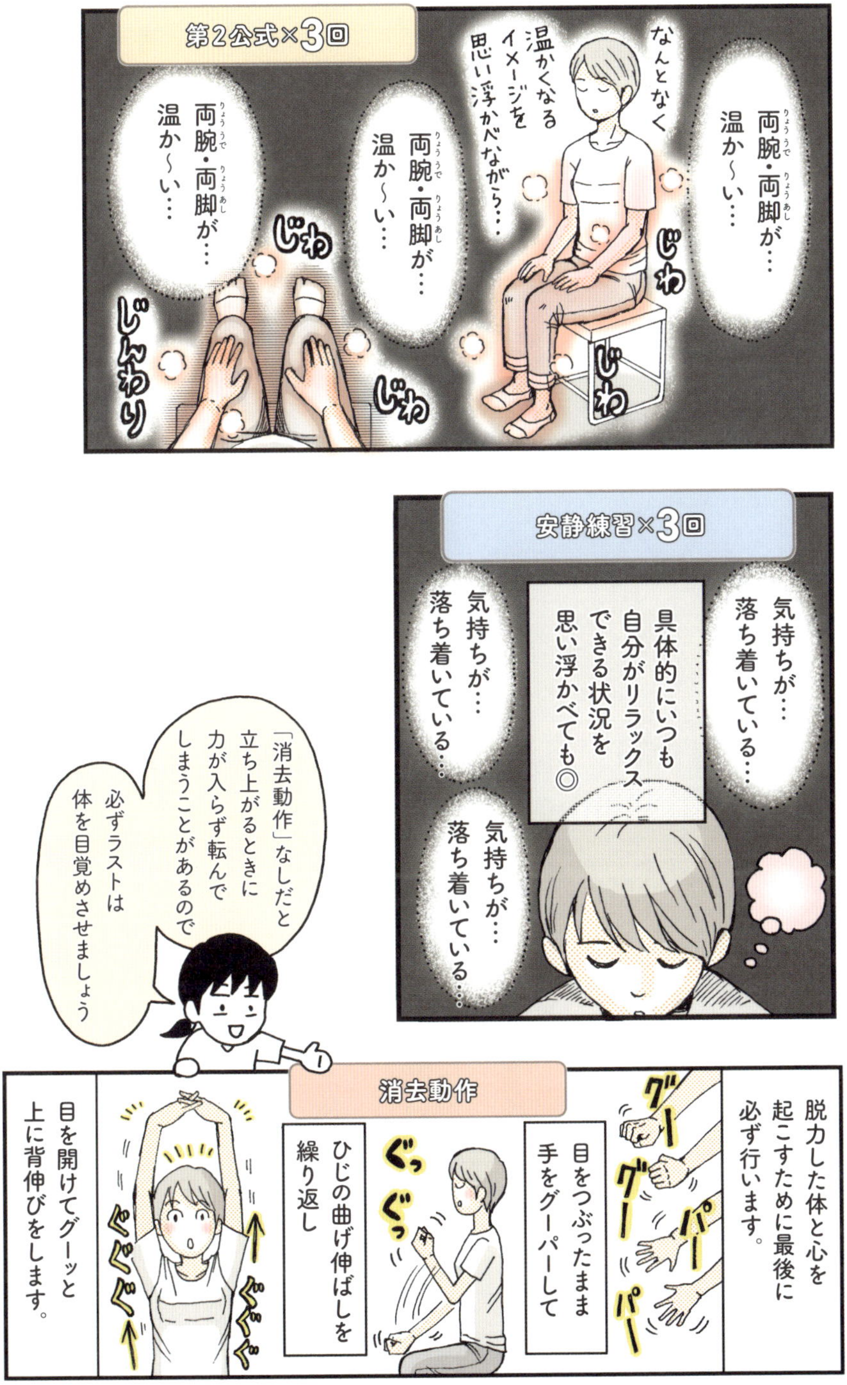
第2公式×3回
なんとなく温かくなるイメージを思い浮かべながら…
両腕《りょううで》・両脚《りょうあし》が…温か〜い…
じわ
じわ
両腕《りょううで》・両脚《りょうあし》が…温か〜い…
じわ
じわ
両腕《りょううで》・両脚《りょうあし》が…温か〜い…
じんわり
安静練習×3回
気持ちが…落ち着いている…
具体的にいつも自分がリラックスできる状況を思い浮かべても◎
気持ちが…落ち着いている…
気持ちが…落ち着いている…
「消去動作」なしだと立ち上がるときに力が入らず転んでしまうことがあるので必ずラストは体を目覚めさせましょう
消去動作
脱力した体と心を起こすために最後に必ず行います。
グー
グー
パー
パー
目をつぶったまま手をグーパーして
ぐっ
ぐっ
ひじの曲げ伸ばしを繰り返し
ぐぐぐ
ぐぐぐ
目を開けて上にグーッと背伸びをします。

WORK

不眠、寝つきの悪さ改善・リラックス・自律神経の調整・心身症の緩和に

じっくり9分 自律訓練法・フルバージョン

安静練習から第1公式～第6公式、消去動作まで

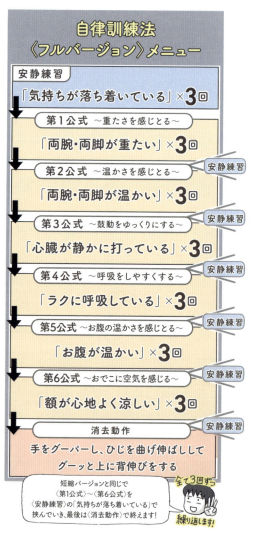

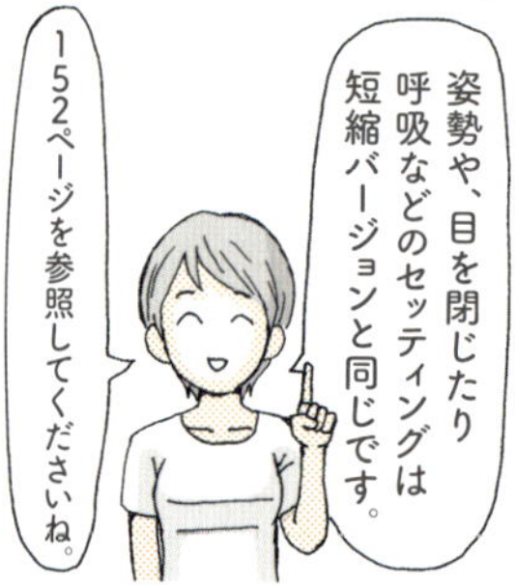

姿勢や、目を閉じたり呼吸などのセッティングは短縮バージョンと同じです。
152ページを参照してくださいね。

フルバージョン

START!

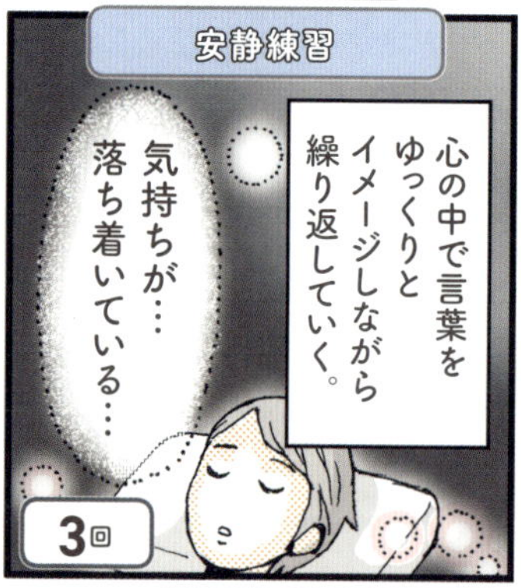

安静練習
心の中で言葉をゆっくりとイメージしながら繰り返していく。
気持ちが…落ち着いている…
3回

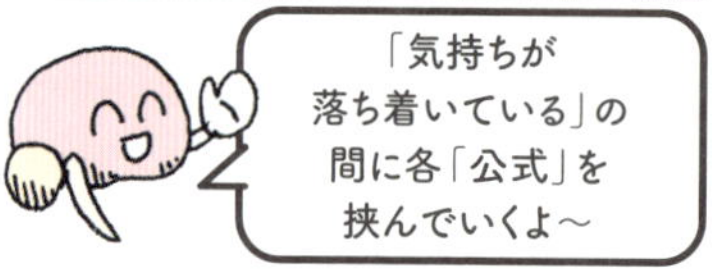

「気持ちが落ち着いている」の間に各「公式」を挟んでいくよ～

※「フルバージョン」は病気をお持ちの方は事前に主治医に行っても問題ないか、確認することをオススメします。

自律訓練法〈フルバージョン〉メニュー

安静練習
「気持ちが落ち着いている」×3回

↓

第1公式 ～重たさを感じとる～
「両腕・両脚が重たい」×3回

↓ 安静練習

第2公式 ～温かさを感じとる～
「両腕・両脚が温かい」×3回

↓ 安静練習

第3公式 ～鼓動をゆっくりにする～
「心臓が静かに打っている」×3回

↓ 安静練習

第4公式 ～呼吸をしやすくする～
「ラクに呼吸している」×3回

↓ 安静練習

第5公式 ～お腹の温かさを感じとる～
「お腹が温かい」×3回

↓ 安静練習

第6公式 ～おでこに空気を感じる～
「額が心地よく涼しい」×3回

↓ 安静練習

消去動作
手をグーパーし、ひじを曲げ伸ばしして
グーッと上に背伸びをする

短縮バージョンと同じで〈第1公式〉～〈第6公式〉を〈安静練習〉の「気持ちが落ち着いている」で挟んでいき、最後は〈消去動作〉で終えます!

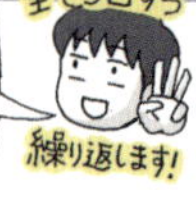

全て3回ずつ
繰り返します!

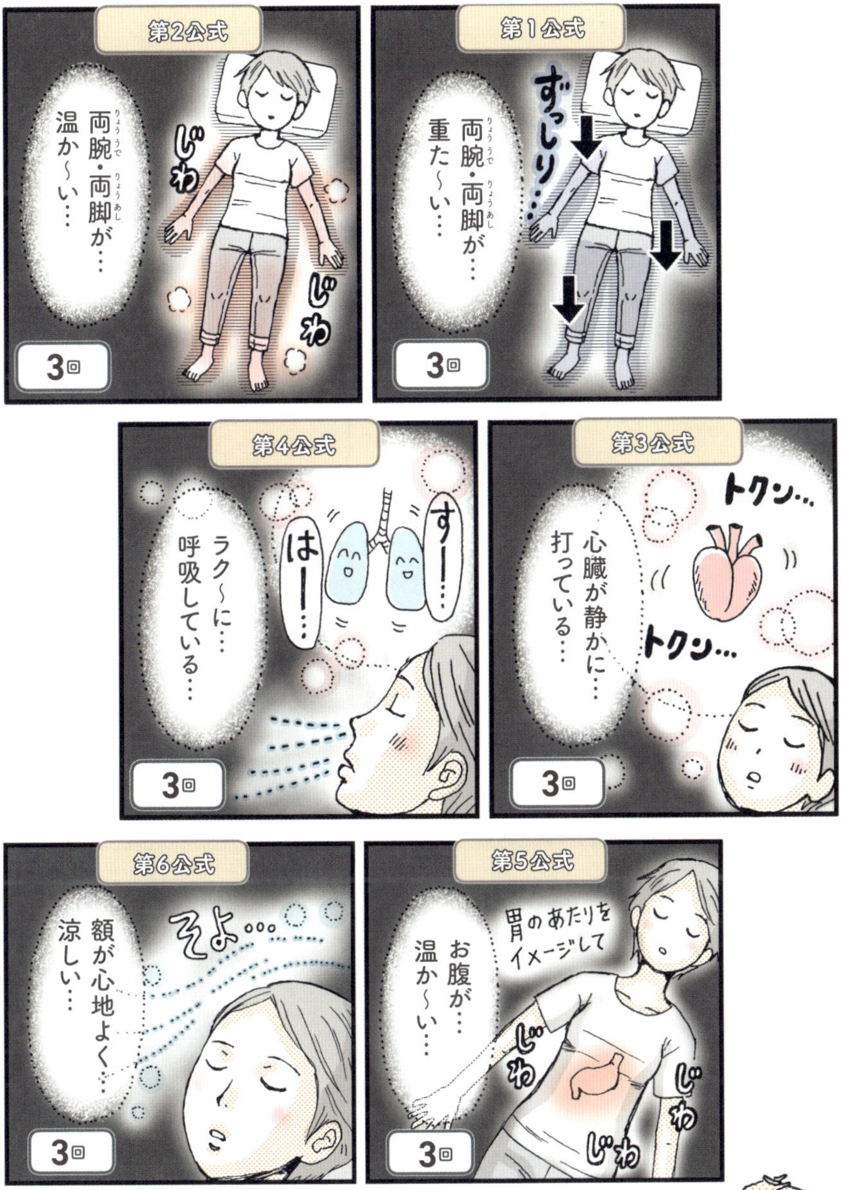
第1公式
両腕《りょううで》・両脚《りょうあし》が…
重た〜い…
ずっしり…
3回
第2公式
両腕《りょううで》・両脚《りょうあし》が…
温か〜い…
じわ
じわ
3回
第3公式
心臓が静かに…
打っている…
トクン…
トクン…
3回
第4公式
ラク〜に…
呼吸している…
すー…
はー…
3回
第5公式
お腹が…
温か〜い…
胃のあたりをイメージして
じわ
じわ
じわ
3回
第6公式
額が心地よく…
涼しい…
そよ…
3回

消去動作　手をグーパーし、ひじを曲げ伸ばしして
グーッと上に背伸びをする。

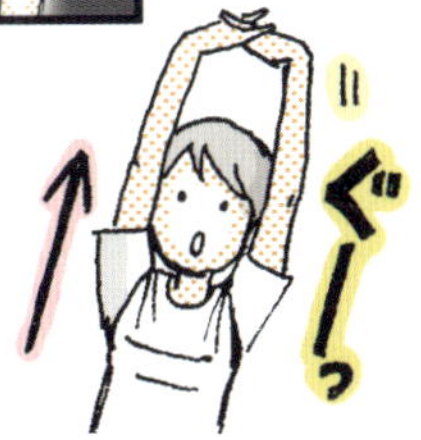
ぐーっ

※ベッドでそのまま眠りに入る場合は〈消去動作〉を略してもOK。

〈自律訓練法を効果的に行うコツ〉

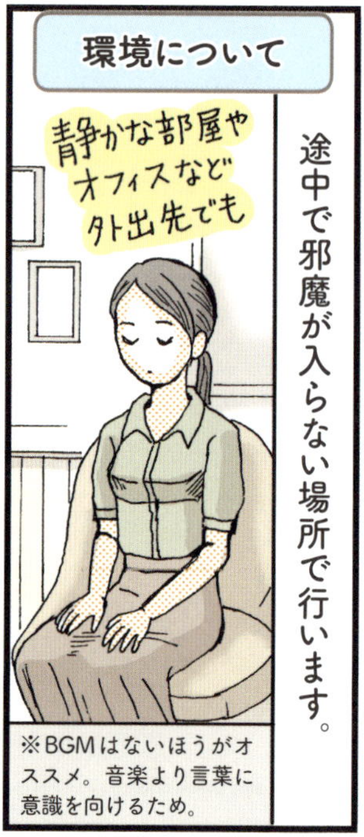
環境について
途中で邪魔が入らない場所で行います。
静かな部屋やオフィスなど外出先でも
※BGMはないほうがオススメ。音楽より言葉に意識を向けるため。

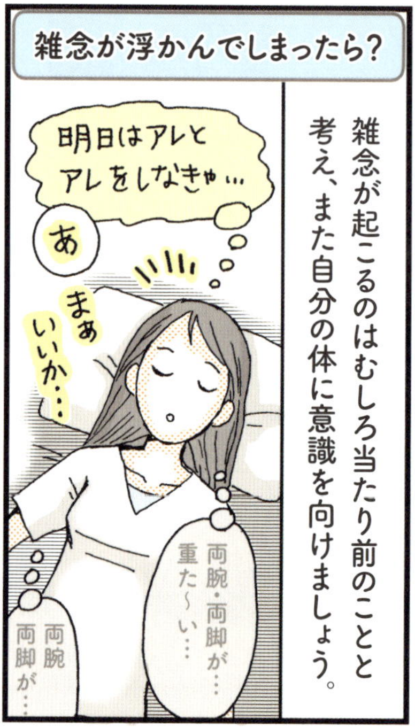
雑念が浮かんでしまったら?
雑念が起こるのはむしろ当たり前のことと考え、また自分の体に意識を向けましょう。
明日はアレとアレをしなきゃ…
あ
まぁいいか…
両腕・両脚が…重た〜い…
両腕両脚が…

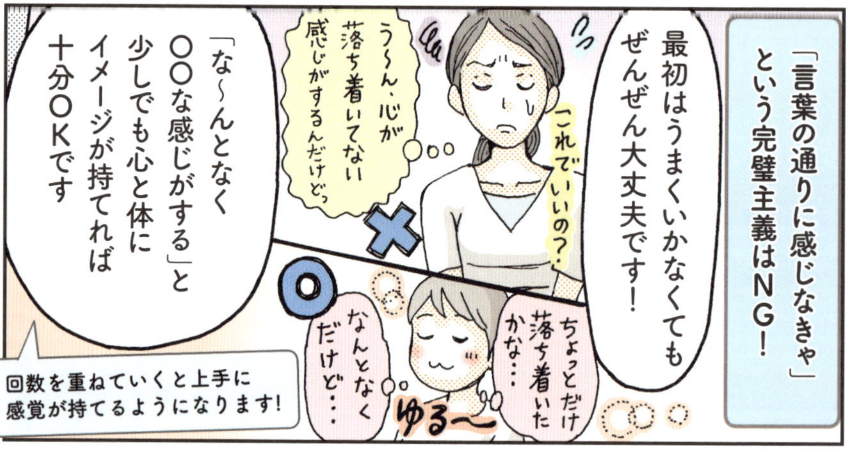
「言葉の通りに感じなきゃ」という完璧主義はNG!
最初はうまくいかなくてもぜんぜん大丈夫です!
これでいいの?
う〜ん、心が落ち着いてない感じがするんだけど…
ちょっとだけ落ち着いたかな…
なんとなくだけど…
ゆる〜
「な〜んとなく○○な感じがする」と少しでも心と体にイメージが持てれば十分OKです
回数を重ねていくと上手に感覚が持てるようになります!

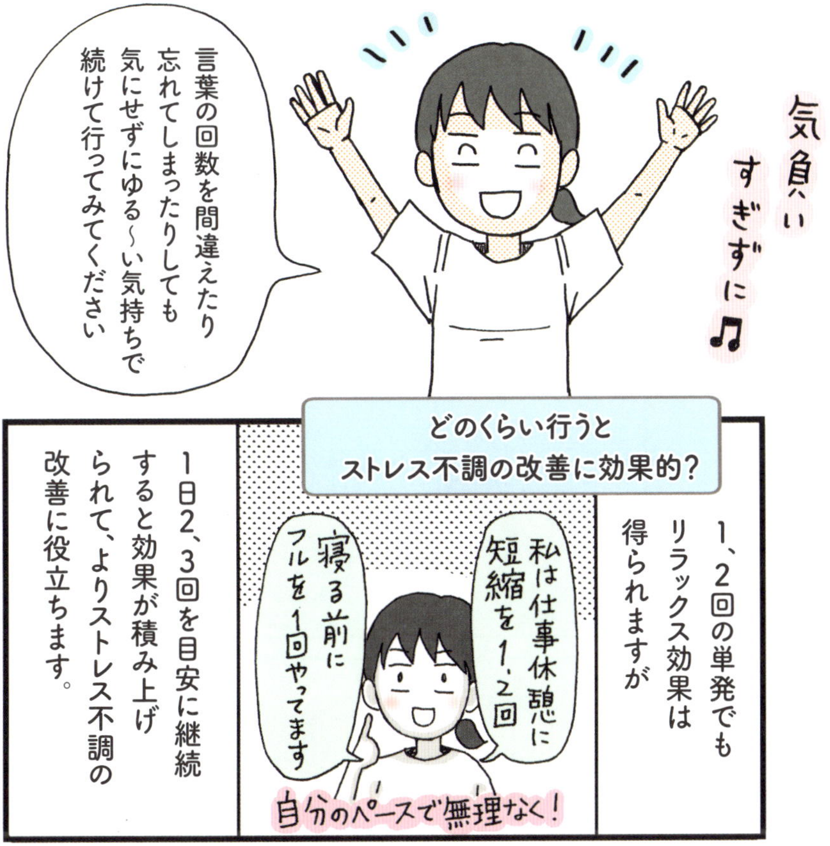
気負いすぎずに♪
言葉の回数を間違えたり忘れてしまったりしても気にせずにゆる〜い気持ちで続けて行ってみてください
どのくらい行うと
ストレス不調の改善に効果的?
1、2回の単発でもリラックス効果は得られますが
私は仕事休憩に短縮を1、2回
寝る前にフルを1回やってます
自分のペースで無理なく!
1日2、3回を目安に継続すると効果が積み上げられて、よりストレス不調の改善に役立ちます。

※まずは2週間から。できる人は、日々の体調とともに「記録」をしていくと、
症状を客観的に見ることができるようになり、より効果が期待できます。

〈禁忌・控えたほうがよい症状について〉

- 統合失調症などの精神疾患で、現実検討力が著しく低下している状態
- 妄想が強い精神状態のとき
- 心筋梗塞、糖尿病、低血糖のリスクがある方

上記以外の人でも、途中で体や心に違和感が出たら
無理せず、いったん中止して様子を見ましょう。

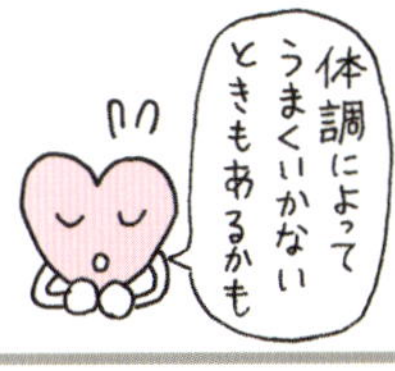
体調によってうまくいかないときもあるかも

REPORT 崎田レポ

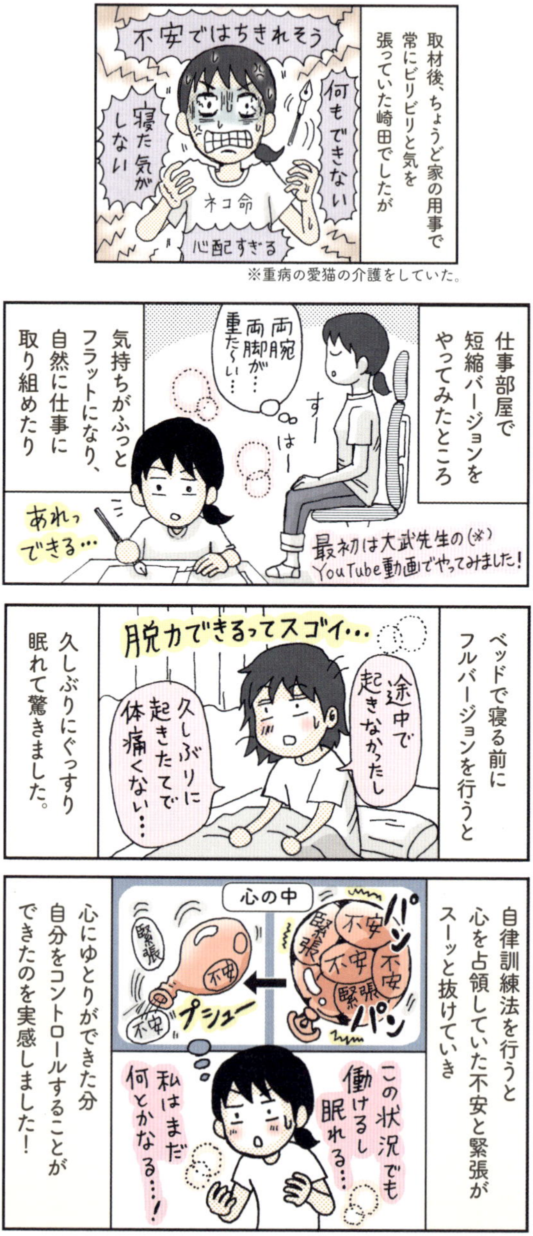
取材後、ちょうど家の用事で
常にビリビリと気を
張っていた崎田でしたが
不安ではちきれそう
何もできない
寝た気がしない
ネコ命
心配すぎる
仕事部屋で短縮バージョンをやってみたところ
両腕両脚が…重た〜い…
すー
はー
最初は大武先生の(※)YouTube動画でやってみました！
気持ちがふっとフラットになり、自然に仕事に取り組めたり
あれっできる…
ベッドで寝る前にフルバージョンを行うと
脱力できるってスゴイ…
途中で起きなかったし
久しぶりに起きたてで体痛くない…
久しぶりにぐっすり眠れて驚きました。
自律訓練法を行うと心を占領していた不安と緊張がスーッと抜けていき
心の中
パン
不安
緊張
不安
不安
緊張
パン
緊張
不安
不安
プシュー
この状況でも働けるし眠れる…
私はまだ何とかなる…！
心にゆとりができた分自分をコントロールすることができたのを実感しました！
※重病の愛猫の介護をしていた。

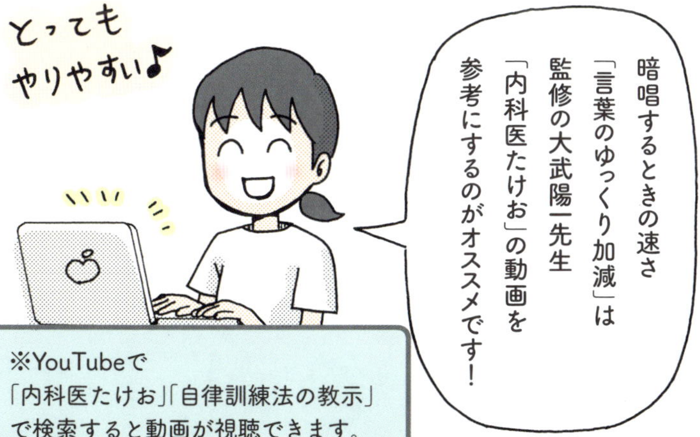
暗唱するときの速さ「言葉のゆっくり加減」は監修の大武陽一先生「内科医たけお」の動画を参考にするのがオススメです！
とってもやりやすい♪

※YouTubeで
「内科医たけお」「自律訓練法の教示」
で検索すると動画が視聴できます。

第11話

ため込んだストレスで限界！
感情も出せなくなったときに

いざというときの切り札「笑う」「泣く」ストックでガス抜き！

INTRODUCTION

感情が表に出なくなるのは「ストレス限界」のサイン！

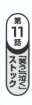

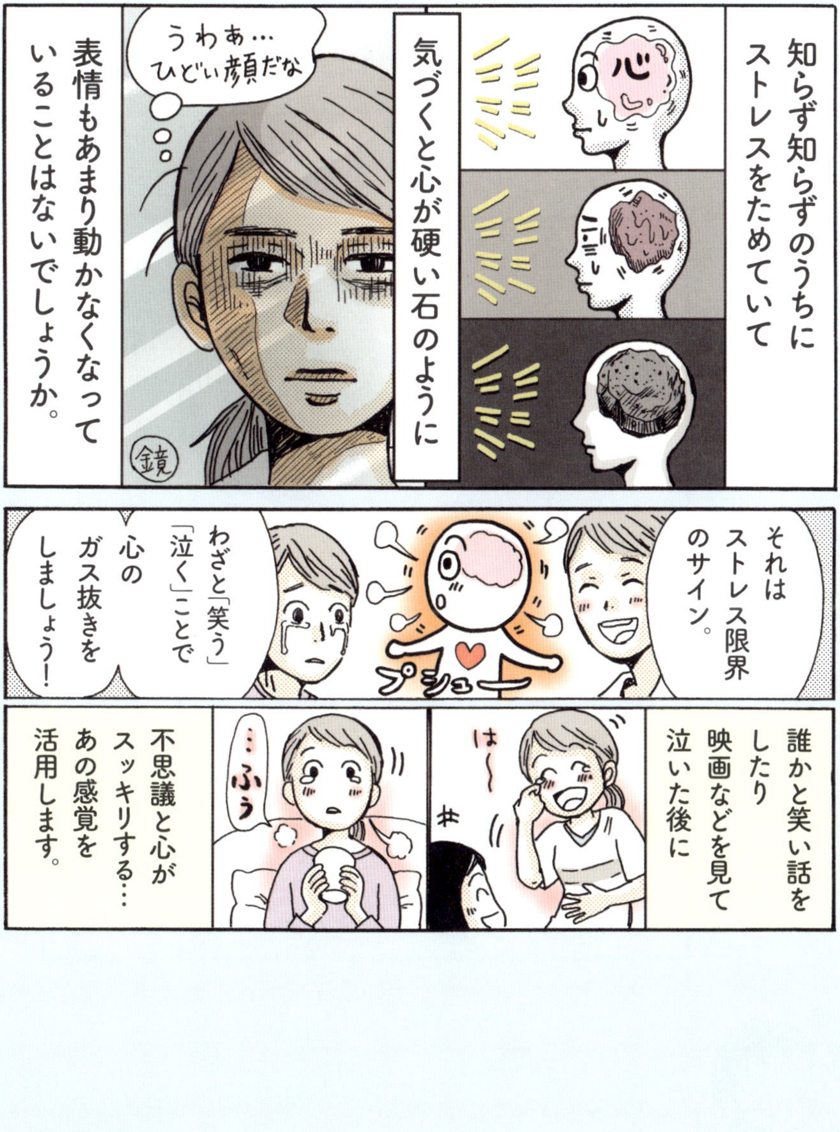
知らず知らずのうちにストレスをためていて
心
気づくと心が硬い石のように
うわぁ…ひどい顔だな
鏡
表情もあまり動かなくなっていることはないでしょうか。
それはストレス限界のサイン。
プシュー
わざと「笑う」「泣く」ことで心のガス抜きをしましょう！
誰かと笑い話をしたり映画などを見て泣いた後に
は〜
…ふぅ
不思議と心がスッキリする…あの感覚を活用します。

「笑う」こと「泣く」ことで心がスッキリする

「笑う」ことはいいけど
「泣く」ことはマイナスなイメージがある人もいるかもしれませんが

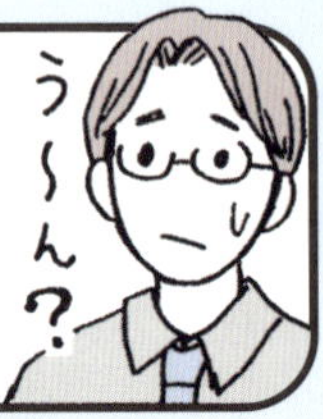

ネガティブな感情をため込んで抑圧し続けると、緊張や不安が増幅されます。

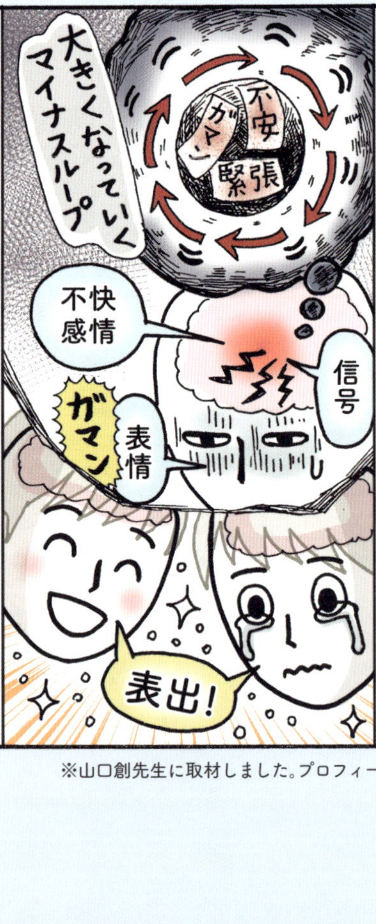

「笑う」「泣く」ことは【感情の表出】として心理的にポジティブな効果を生み出します。

なぜ「笑う」「泣く」と心がスッキリするのか図説します！

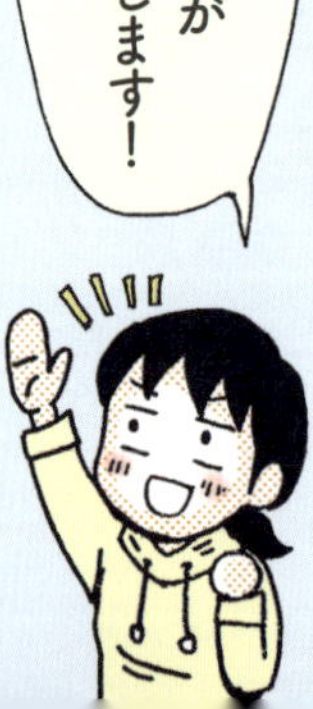

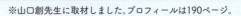

※山口創先生に取材しました。プロフィールは190ページ。

〜心と体に起こる良いメカニズム〜

笑うとスッキリする理由

《心に良いメカニズム❶》

脳からの信号で自然に笑顔になる。表情筋がほぐれ、副交感神経が優位に。

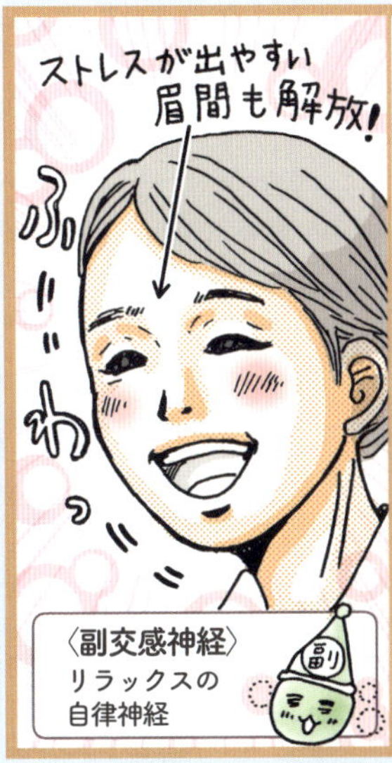
ストレスが出やすい
眉間も解放!
ふわっ
〈副交感神経〉
リラックスの
自律神経
副

《心に良いメカニズム❷》

心が快適でストレスがない状態に。癒やしホルモンが活性化する。

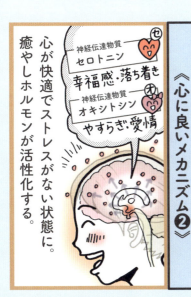

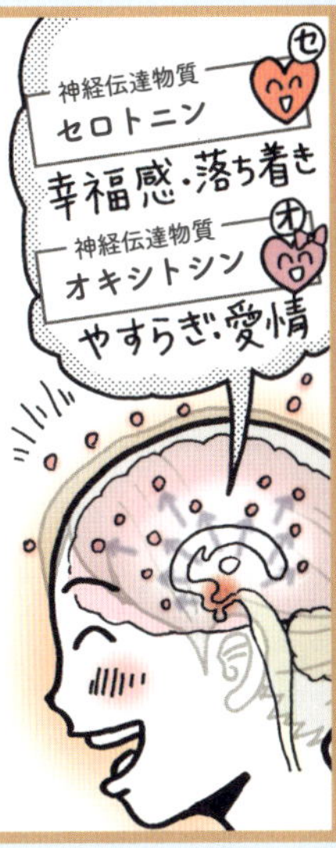
神経伝達物質
セロトニン
幸福感・落ち着き
神経伝達物質
オキシトシン
やすらぎ、愛情

《心に良いメカニズム❸》

声を出して笑うと腹式呼吸になりたくさんの酸素が身体に入りやすくなる。

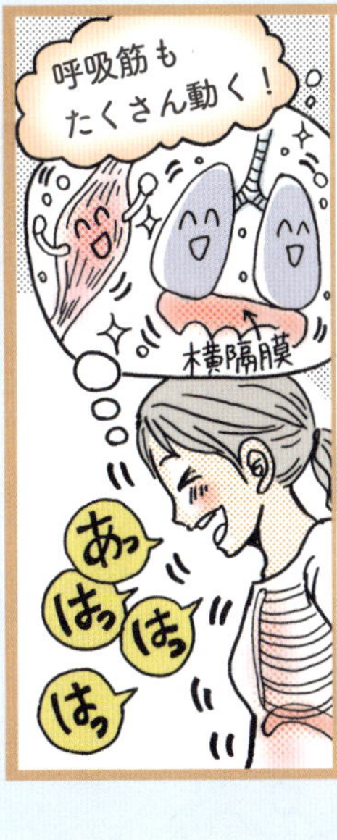
呼吸筋も
たくさん動く!
横隔膜
あっ
はっ
はっ
はっ

声を出して笑った後は笑っているときの筋肉の力みもフワッと抜けるからリラックスします!

「ポジティブな感情」からの作り笑いでも脳の潜在意識により明るい気持ちになる効果があります

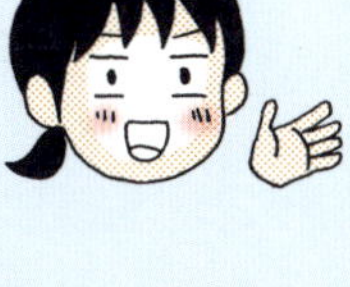

〜心と体に起こる良いメカニズム〜

泣くとスッキリする理由

《心に良いメカニズム❶》

感情によって涙が出るのは副交感神経が優位な状態。

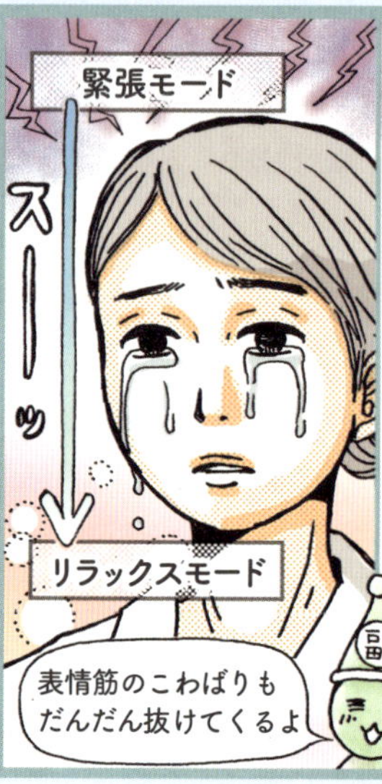

緊張モード
スーーッ
リラックスモード
副
表情筋のこわばりもだんだん抜けてくるよ

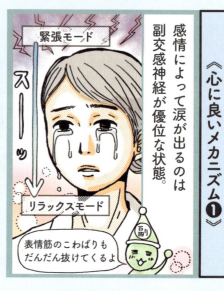

《心に良いメカニズム❷》

抗ストレスホルモン「コルチゾール」の過剰分泌を抑制するといわれている。

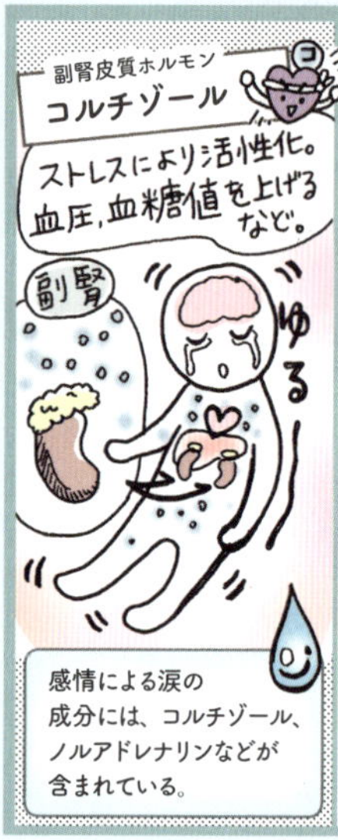

副腎皮質ホルモン
コルチゾール
ストレスにより活性化。血圧、血糖値を上げるなど。
副腎
ゆる
感情による涙の成分には、コルチゾール、ノルアドレナリンなどが含まれている。

《心に良いメカニズム❸》

「泣いている」ときは、自分の感情に集中・没頭しているので

この状態が心の整理に大いに役立つ。

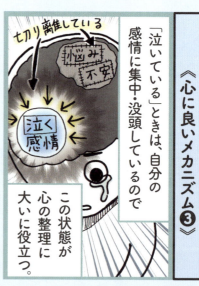

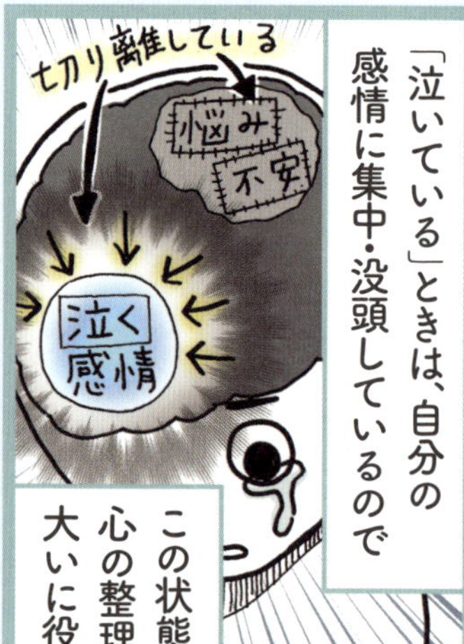

切り離している
悩み
不安
泣く感情

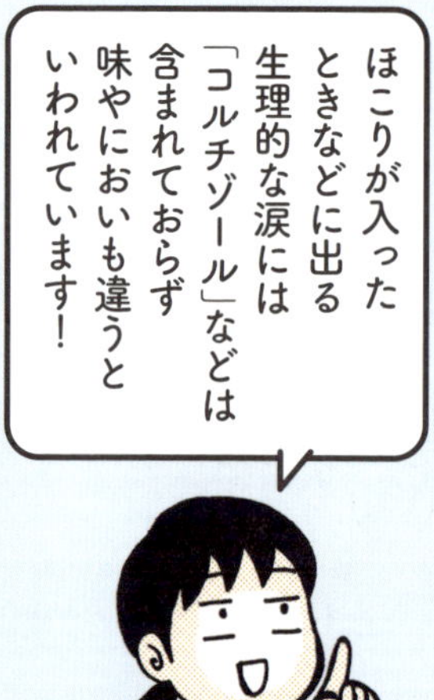

ほこりが入ったときなどに出る生理的な涙には「コルチゾール」などは含まれておらず味やにおいも違うといわれています！

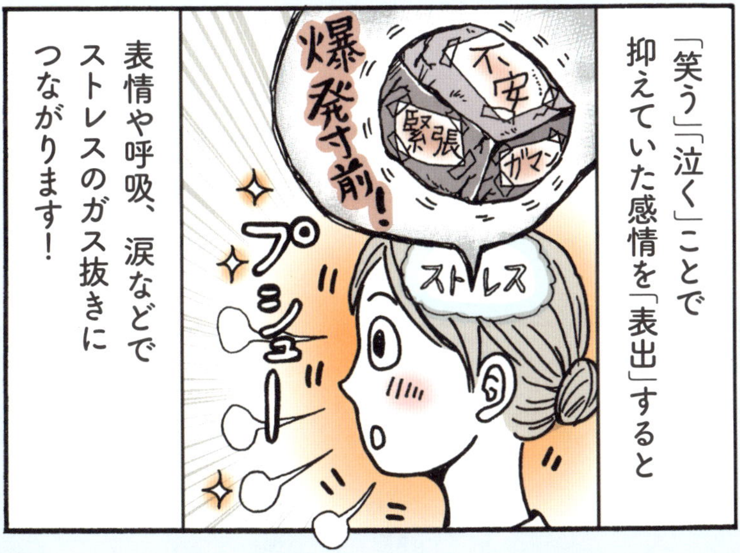
「笑う」「泣く」ことで
抑えていた感情を「表出」すると
不安
緊張
ガマン
爆発寸前!
ストレス
プシュー
表情や呼吸、涙などで
ストレスのガス抜きに
つながります!

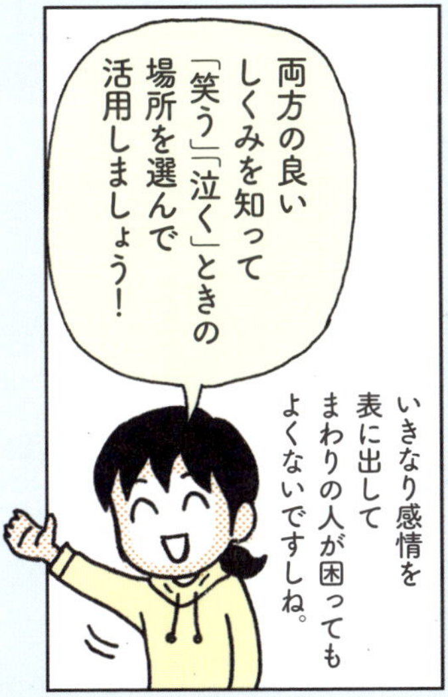
両方の良い
しくみを知って
「笑う」「泣く」ときの
場所を選んで
活用しましょう!
いきなり感情を
表に出して
まわりの人が困っても
よくないですしね。

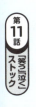

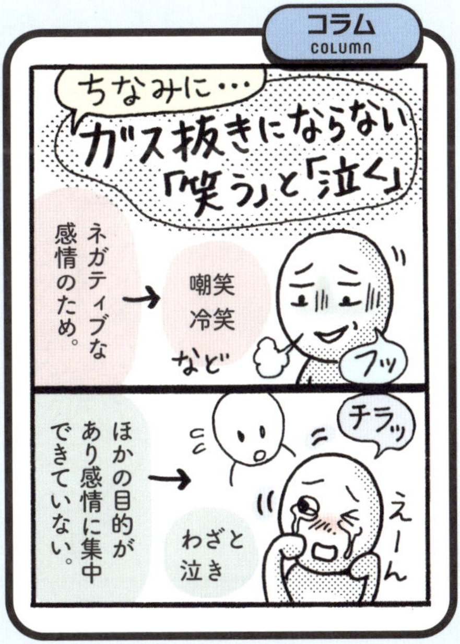
コラム
COLUMN
ちなみに…
ガス抜きにならない
「笑う」と「泣く」
ネガティブな
感情のため。
嘲笑
冷笑
など
フッ
ほかの目的が
あり感情に集中
できていない。
わざと
泣き
チラッ
えーん

WORK

備えておくだけ！ カンタン

〈笑う〉〈泣く〉ストックを作っておこう！

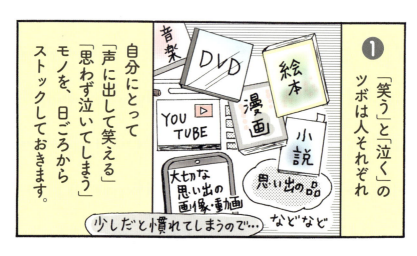

❶ 「笑う」と「泣く」のツボは人それぞれ

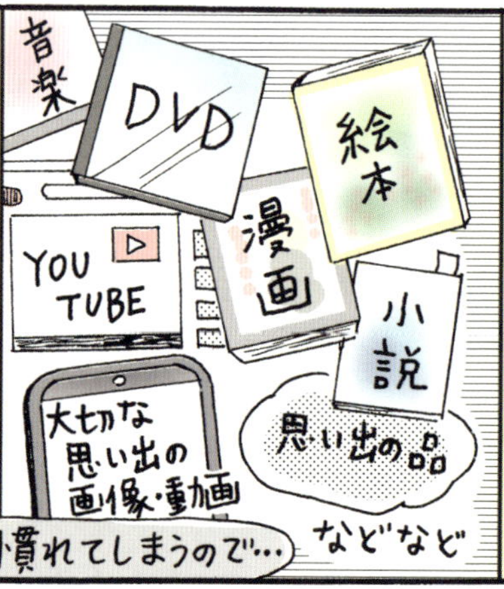

自分にとって「声に出して笑える」「思わず泣いてしまう」モノを、日ごろからストックしておきます。

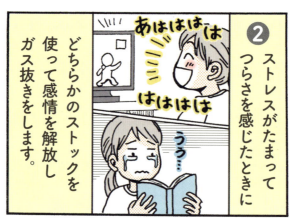

❷ ストレスがたまってつらさを感じたときに

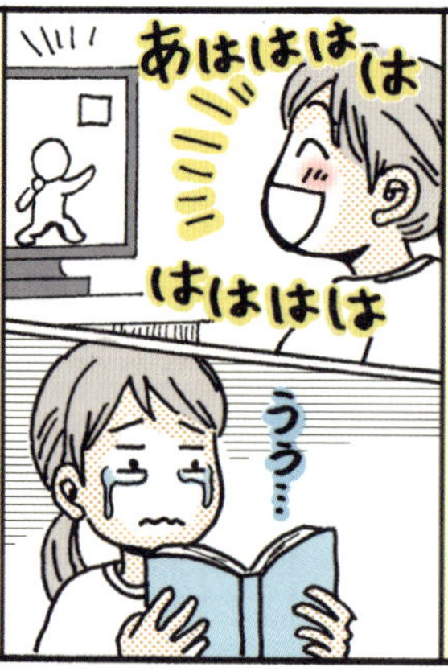

どちらかのストックを使って感情を解放しガス抜きをします。

WORK

例えば こんなときに!

怒りの〈イライラ〉ストレスに

声出し笑いセラピー

例1

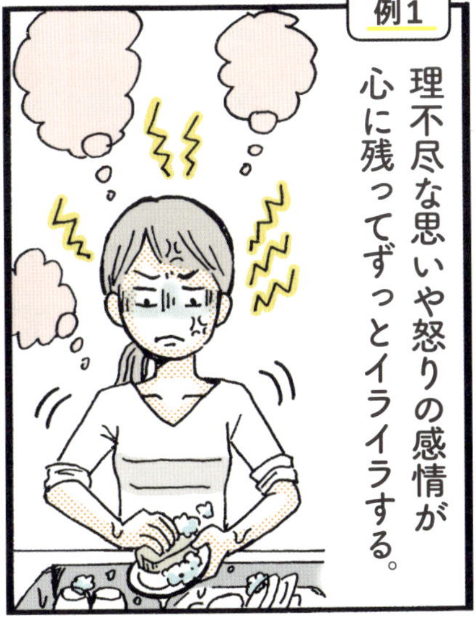
理不尽な思いや怒りの感情が
心に残ってずっとイライラする。

例2

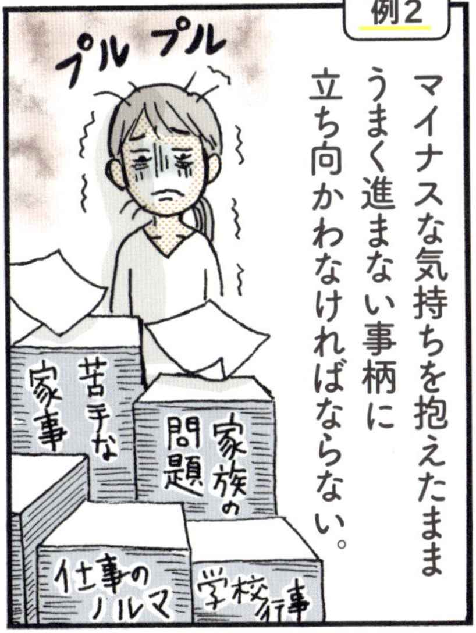
マイナスな気持ちを抱えたまま
うまく進まない事柄に
立ち向かわなければならない。
プル プル
苦手な家事
家族の問題
仕事のノルマ
学校行事

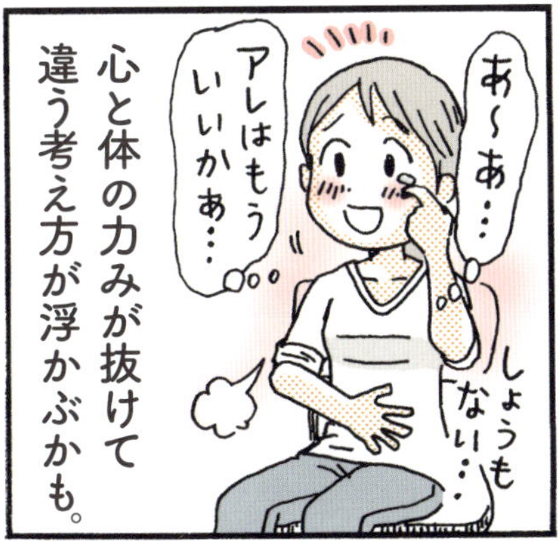
あ〜あ…
アレはもう いいかぁ…
しょうもない…
心と体の力みが抜けて
違う考え方が浮かぶかも。

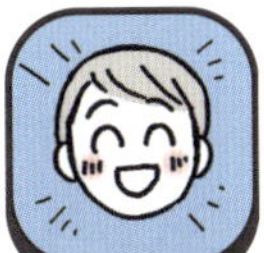

そんなときに
〈笑う〉
ストックを活用!

WORK

例えば
こんなときに！

ガマンの〈どろどろ〉ストレスに

ひとり泣きセラピー

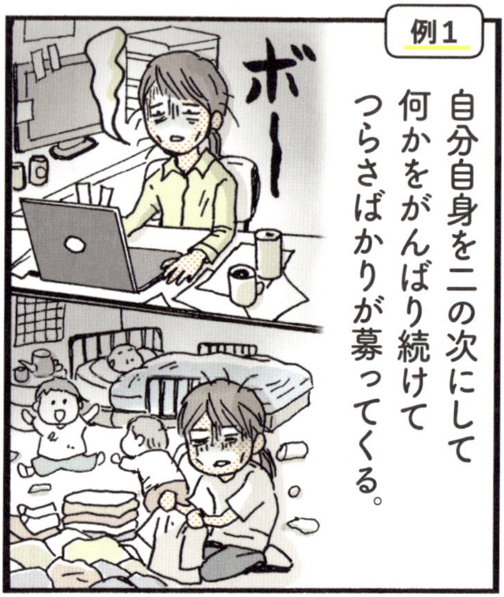
例1
自分自身を二の次にして
何かをがんばり続けて
つらさばかりが募ってくる。
ボー

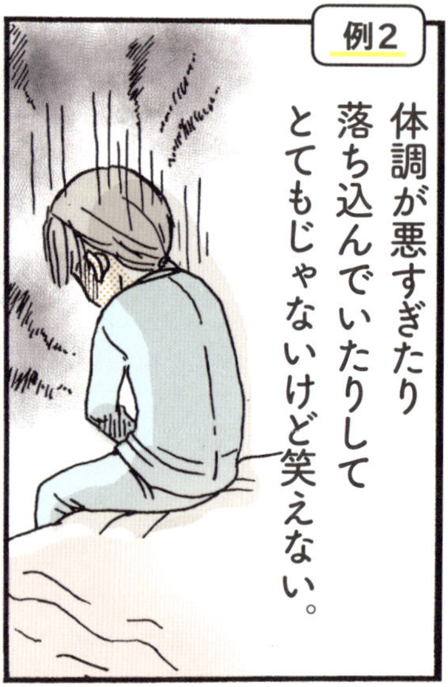
例2
体調が悪すぎたり
落ち込んでいたりして
とてもじゃないけど笑えない。

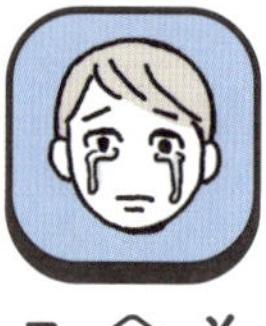

そんなときに
〈**泣く**〉
ストックを活用！

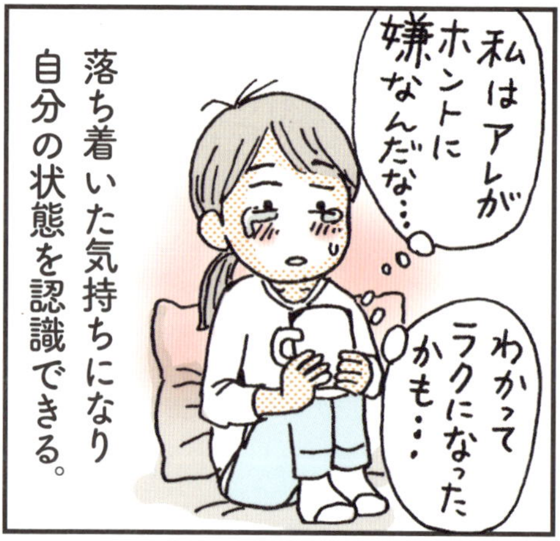
私はアレがホントに嫌なんだな…
わかってラクになったかも…
落ち着いた気持ちになり
自分の状態を認識できる。

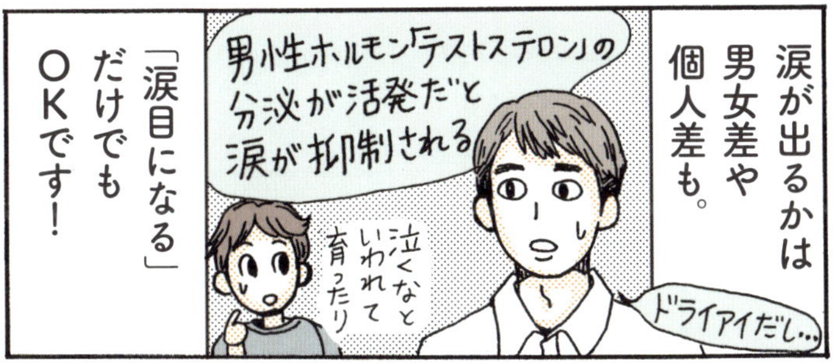
涙が出るかは
男女差や
個人差も。
ドライアイだし…
男性ホルモン「テストステロン」の
分泌が活発だと
涙が抑制される
泣くなと
いわれて
育ったり
「涙目になる」
だけでも
OKです！

※涙が出なくても心から泣くことで効果が得られます。

REPORT 崎田レポ

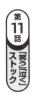

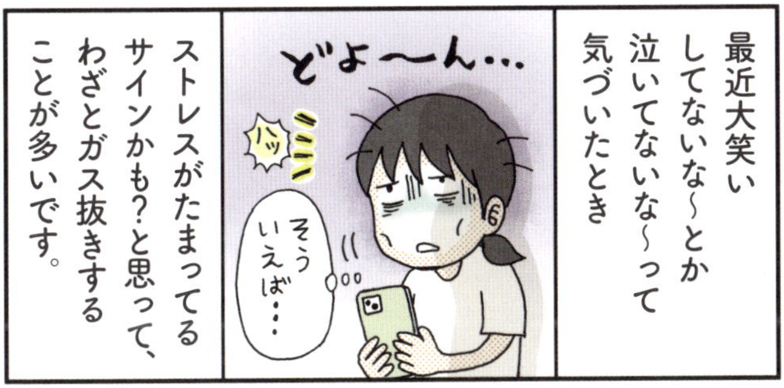
最近大笑い
してないな〜とか
泣いてないな〜って
気づいたとき
どよ〜ん…
ハッ
そう
いえば…
ストレスがたまってる
サインかも?と思って、
わざとガス抜きする
ことが多いです。

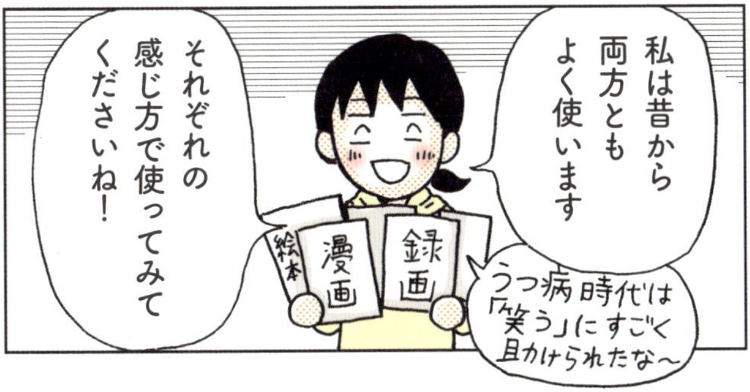
私は昔から
両方とも
よく使います
うつ病時代は
「笑う」にすごく
助けられたな〜
録画
漫画
絵本
それぞれの
感じ方で使ってみて
くださいね！

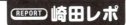

第12話

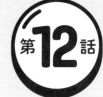

イライラ、ぐるぐる思考、
高ぶる心が収まらないときに

五感のしくみで心をクールダウン！「五感ワーク」

INTRODUCTION

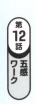

視覚、嗅覚…心地よい刺激がリラックスにつながる

じっとしたまま
考え事をしたり
悩み続けていたら

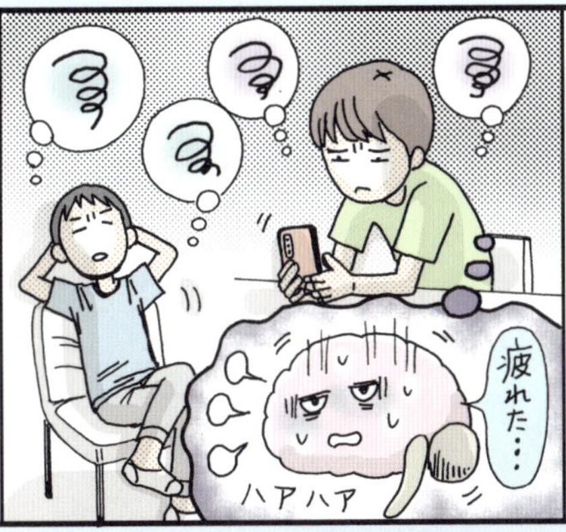
疲れた…
ハアハア

思考が堂々巡りに
なってしまって
無駄に頭が
疲れてしまった
経験はないでしょうか。

そんなときは頭脳に
頼るよりも自分の感覚に
目を向けてみる
「五感」ワークがオススメ。

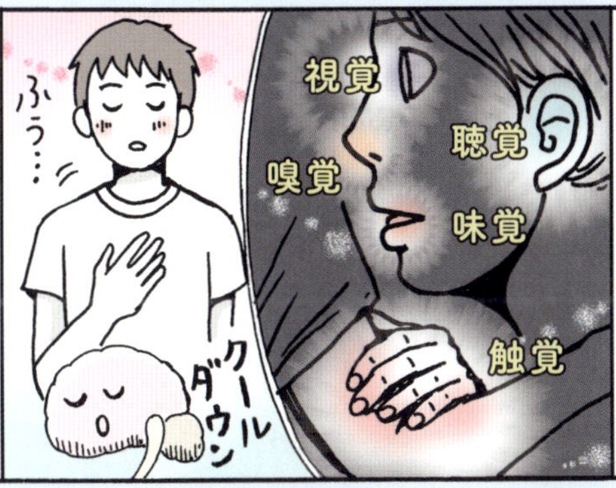

モヤモヤ・イライラした
気分を落ち着かせたり
脳疲労の改善や
リラックスにつながります。

知っているようで
いまいち知らない
「五感」とは…

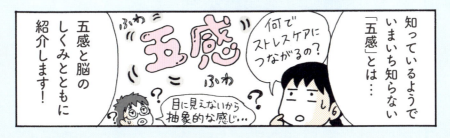

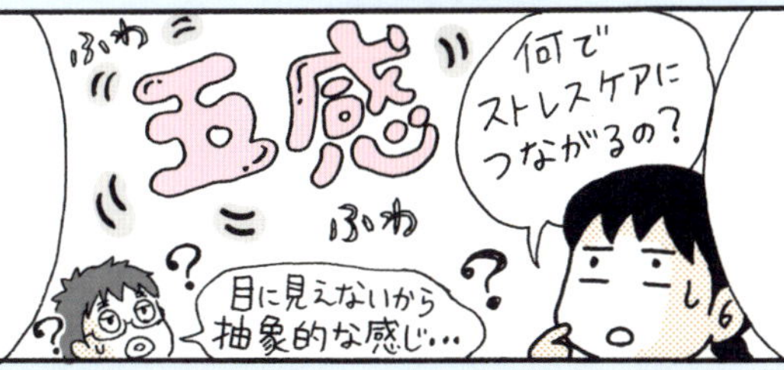
何でストレスケアにつながるの？
ふわ
五感
ふわ
目に見えないから抽象的な感じ…

五感と脳の
しくみとともに
紹介します！

「五感のしくみ」を大解剖！
見えない感覚をストレスケアに役立てる

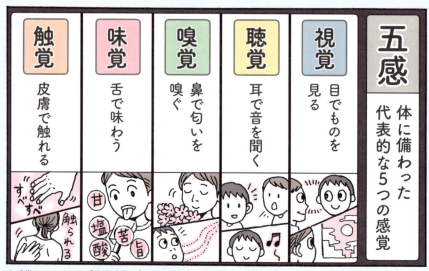

五感	視覚	聴覚	嗅覚	味覚	触覚
体に備わった代表的な5つの感覚	目でものを見る	耳で音を聞く	鼻で匂いを嗅ぐ	舌で味わう	皮膚で触れる

※感覚にはほかにも「内臓感覚」「平衡感覚」「深部感覚」などがあります。

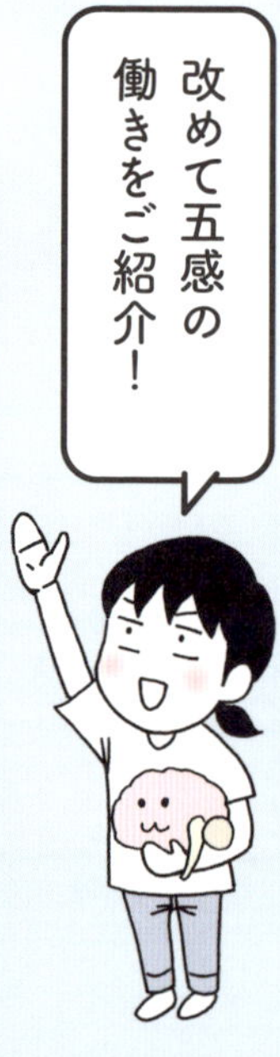

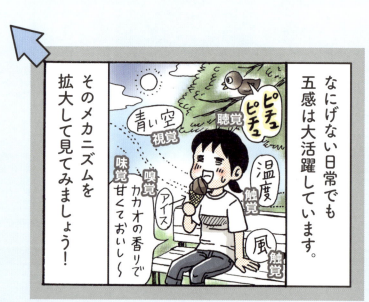

なにげない日常でも五感は大活躍しています。

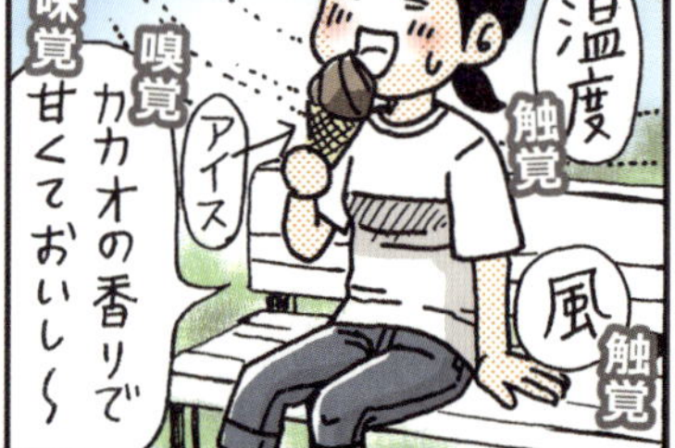

そのメカニズムを拡大して見てみましょう！

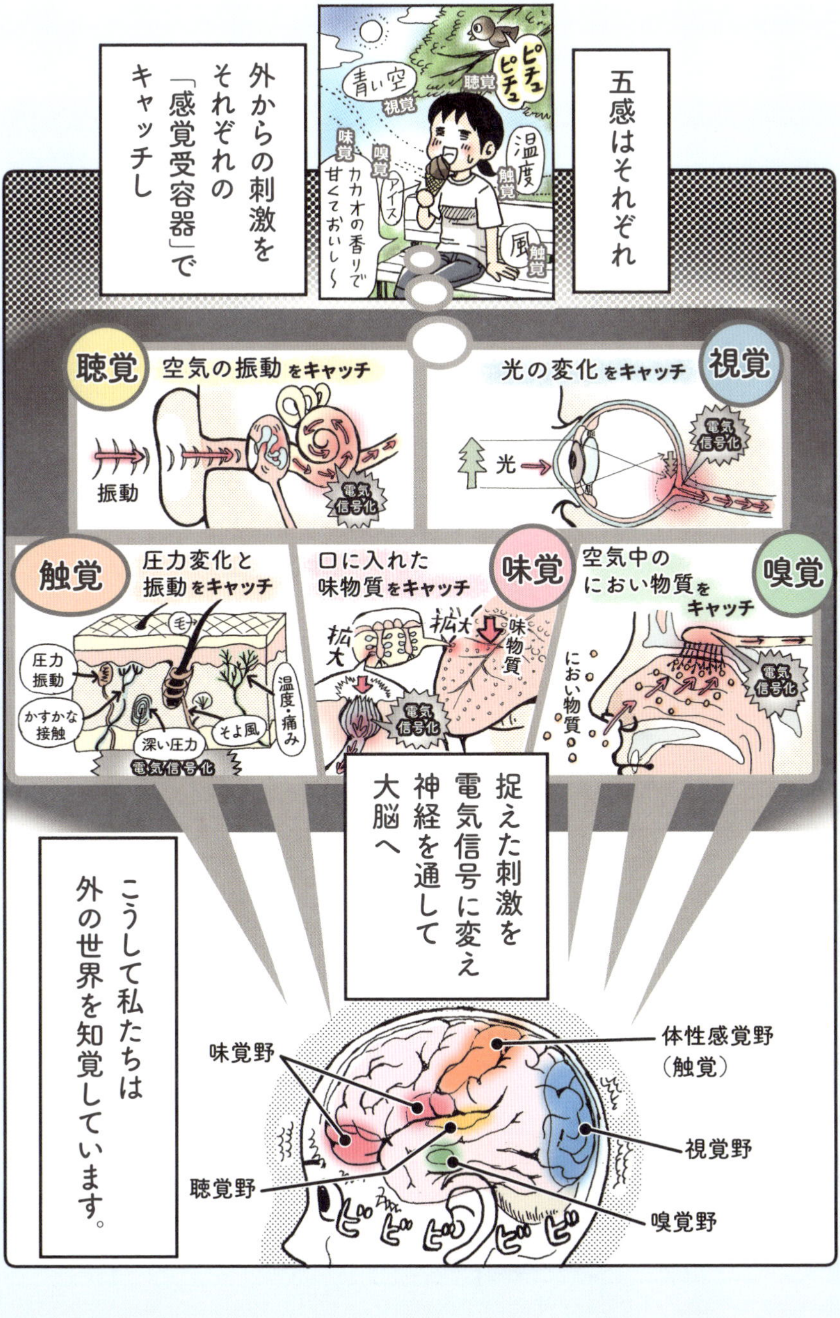

（表皮〜真皮〜皮下組織の断面図）

「五感」がストレスケアに役立つ理由

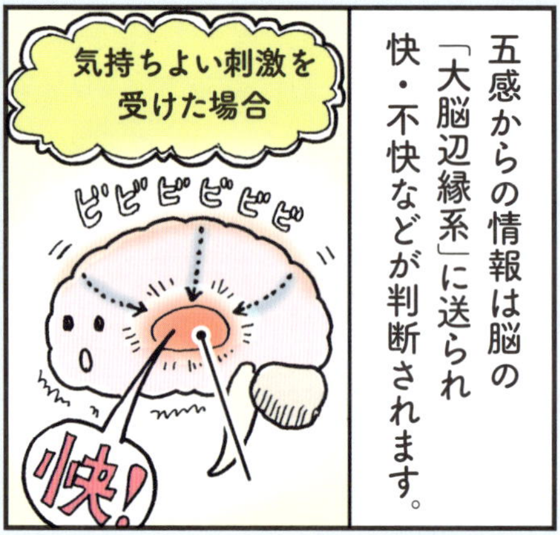

五感からの情報は脳の「大脳辺縁系」に送られ快・不快などが判断されます。
気持ちよい刺激を受けた場合
ビビビビビビ
快!

※大脳辺縁系…ヒトの脳で情動反応や記憶など本能的な衝動に関わる部分。

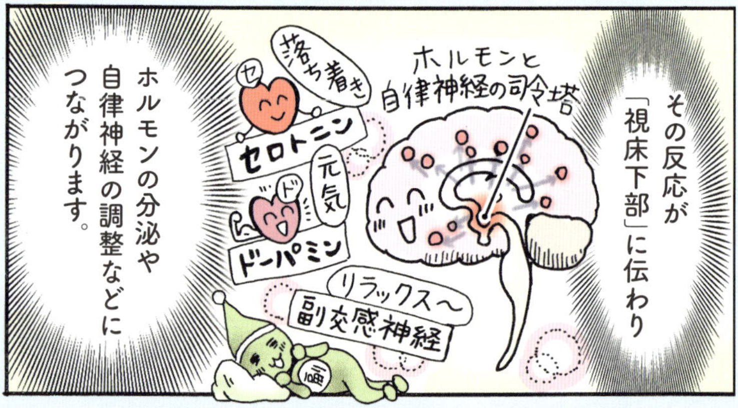

その反応が「視床下部」に伝わり
ホルモンと自律神経の司令塔
落ち着き
セ
セロトニン
元気
ド
ドーパミン
リラックス〜
副交感神経
副
ホルモンの分泌や自律神経の調整などにつながります。

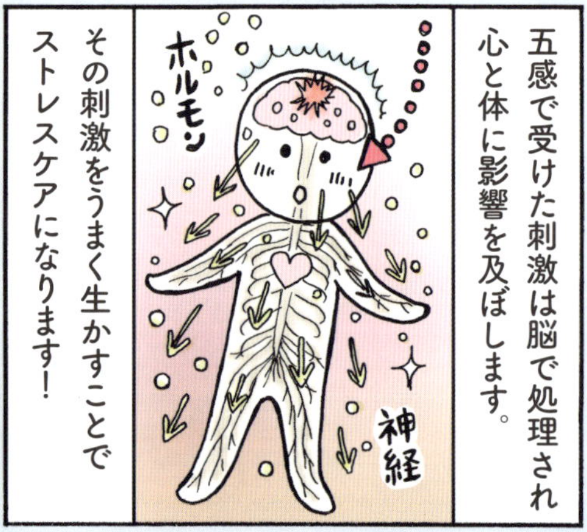

五感で受けた刺激は脳で処理され心と体に影響を及ぼします。
ホルモン
神経
その刺激をうまく生かすことでストレスケアになります!

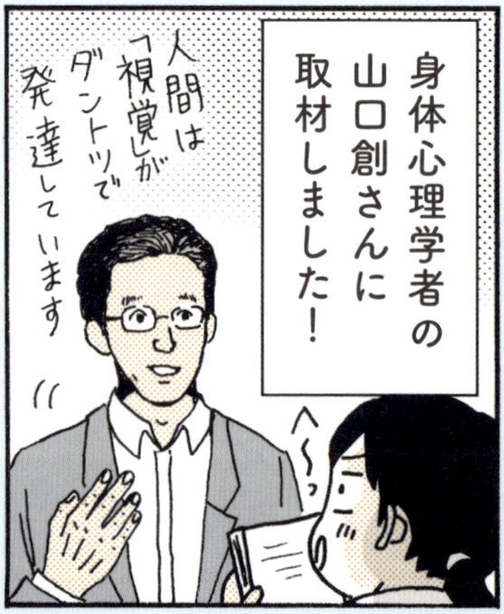

身体心理学者の山口創さんに取材しました!
人間は「視覚」がダントツで発達しています
へ〜っ

※山口先生のプロフィールは190ページ。

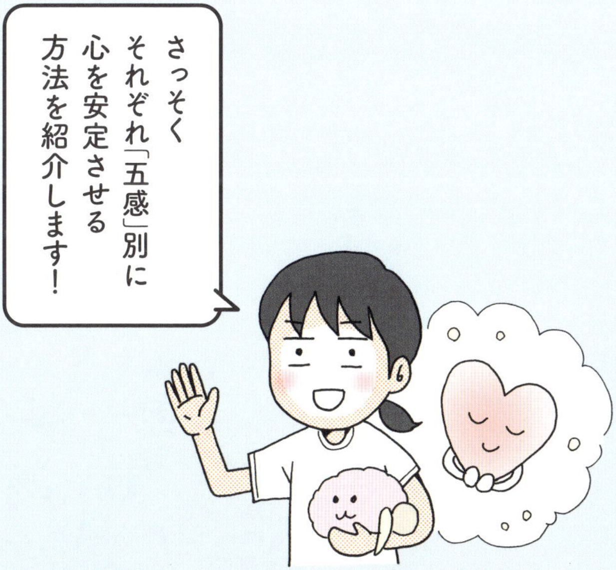
さっそく
それぞれ「五感」別に
心を安定させる
方法を紹介します！

コラム COLUMN 五感は大切なセンサー

「五感」とは生き物が環境の中にある「情報」（危ないことなど）を認知するために発達してきた感覚です。

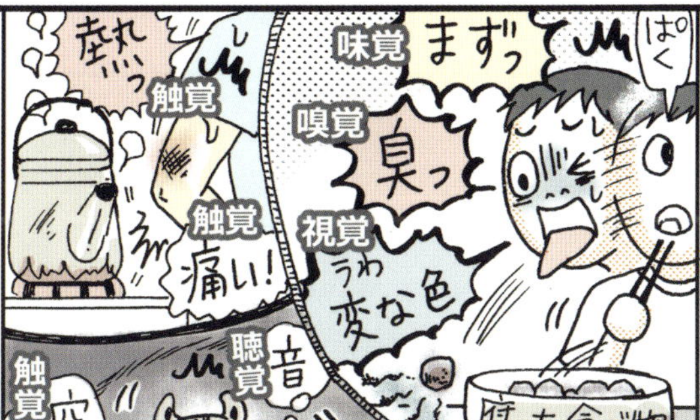
ぱく
味覚
まずっ
嗅覚
臭っ
視覚
うわ
変な色
腐った食べ物
敵
嗅覚
匂い
聴覚
音
触覚
空気が動いた
触覚
熱っ
触覚
痛い！

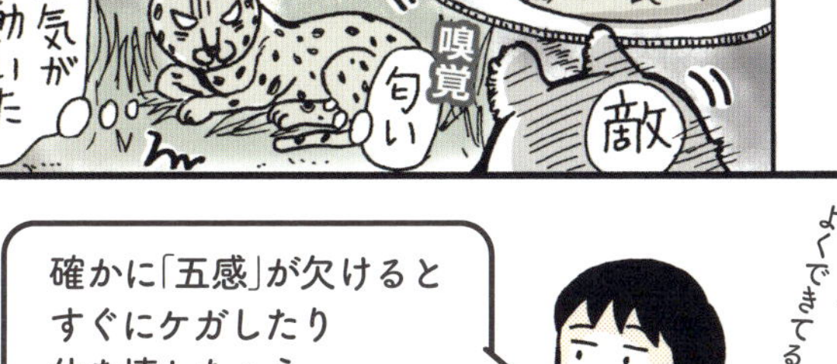
生物ってよくできてるなぁ！
確かに「五感」が欠けると
すぐにケガしたり
体を壊しちゃう…

WORK

心を落ち着かせる・安定させるための

視覚 聴覚 嗅覚

味覚 触覚

五感ワーク

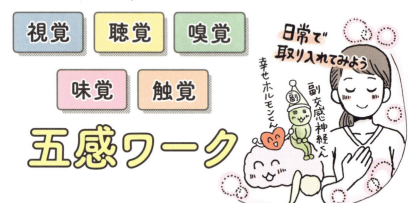

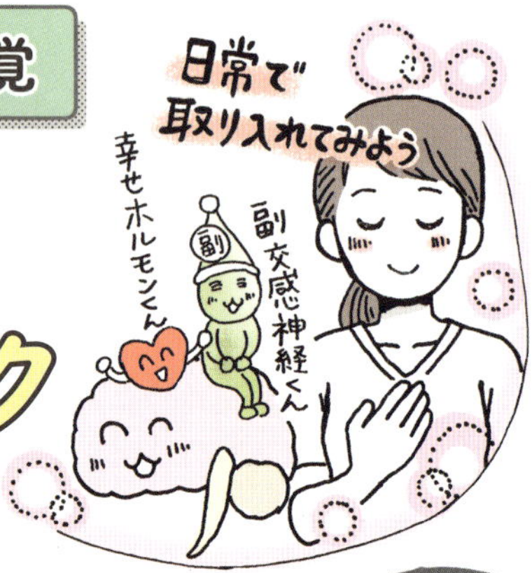
日常で
取り入れてみよう
幸せホルモンくん
副交感神経くん

視覚

自然の色を眺める

色彩心理学の研究でも、木々の緑を見たり、空の青さを見ると心拍や血圧が下がってリラックスすることがわかっています。
部屋で観葉植物を育てたり自然の風景のポスターや絵を飾るのも効果的。

副
副交感神経

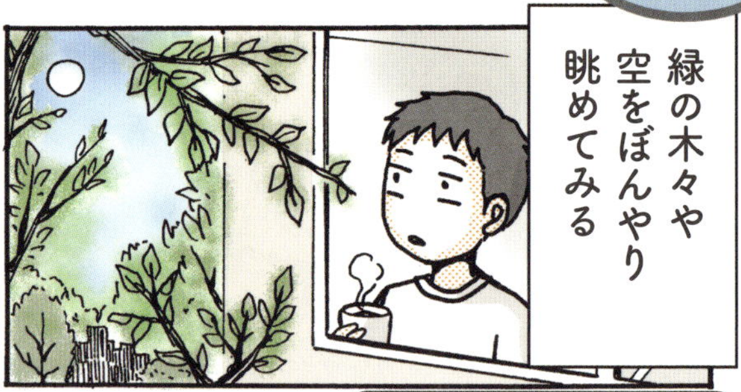
緑の木々や
空をぼんやり
眺めてみる

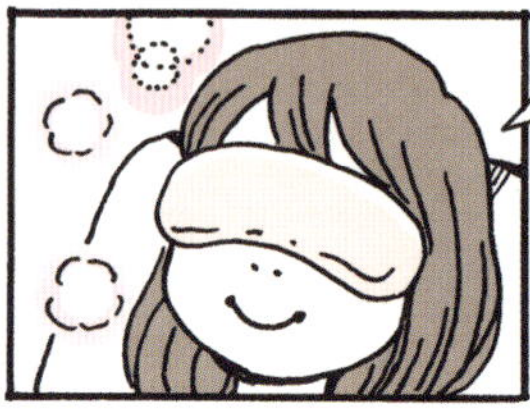
休ませるのもケアになる

外から受け取る情報のうち、約80%が「視覚」からといわれています。1日頑張った目、ネットやスマホを見て疲れた目を休ませて。

スローテンポの曲を聴く

聴覚

スローテンポの曲を聴くと副交感神経の働きが高まり、リラックスモードに。アップテンポの曲を聴くと、ストレスホルモンのコルチゾールが減少することもわかっています。好みのジャンルでOK♪

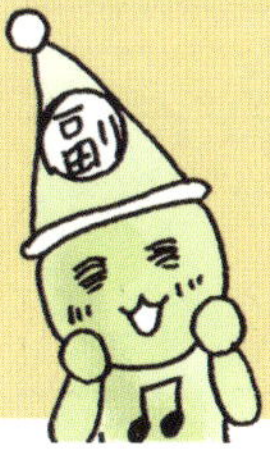
副

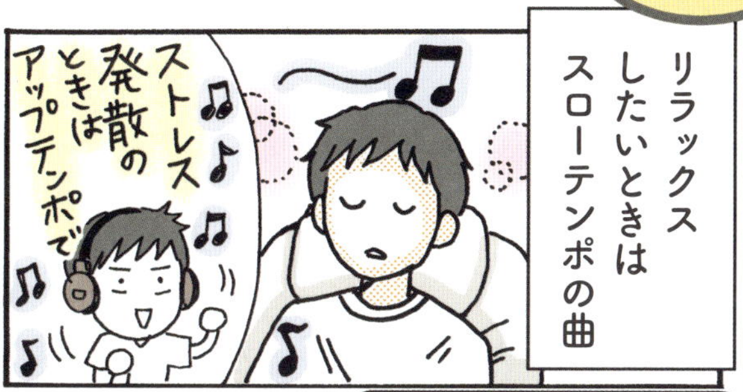
ストレス発散のときはアップテンポで
リラックスしたいときはスローテンポの曲

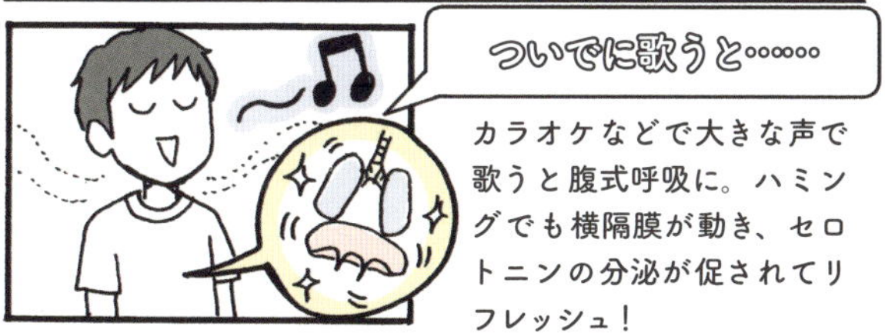
ついでに歌うと……

カラオケなどで大きな声で歌うと腹式呼吸に。ハミングでも横隔膜が動き、セロトニンの分泌が促されてリフレッシュ！

「視覚」「聴覚」「嗅覚」「味覚」「触覚」とも
ゆったりと感覚に意識を向けると効果的です！

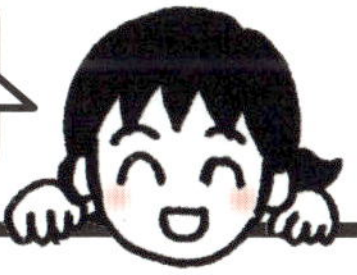

視覚の場合

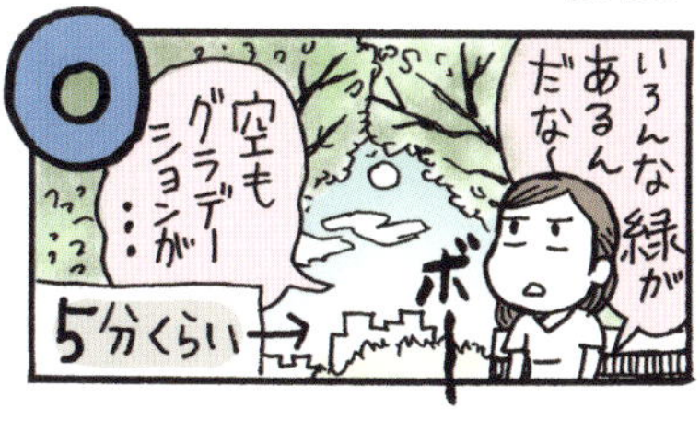
いろんな緑があるんだな〜
空もグラデーションが…
ボー
5分くらい→

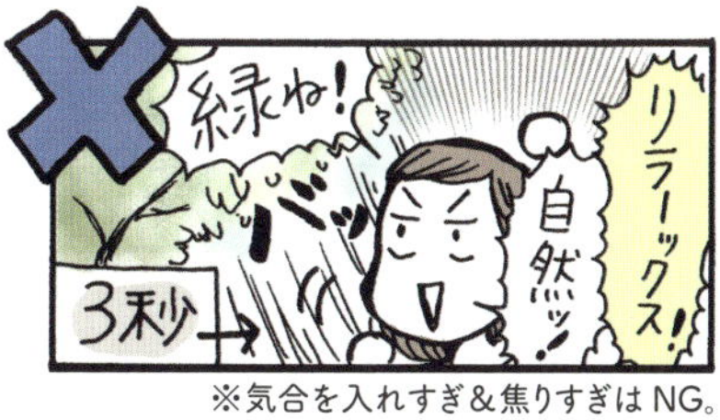
緑ね！
自然ッ！
リラーックス！
3秒→

※気合を入れすぎ＆焦りすぎはNG。

嗅覚

良い記憶を呼び起こす匂いを嗅ぐ

「嗅覚」は、脳の大脳辺縁系にダイレクトに届きます。その近くには「記憶」をつかさどる海馬があるため、匂いによって過去の記憶と感情が鮮明に呼び起こされるのです（プルースト現象）。どんな匂いが自分の良い思い出と結びついているか探すプロセスも、心のケアに。

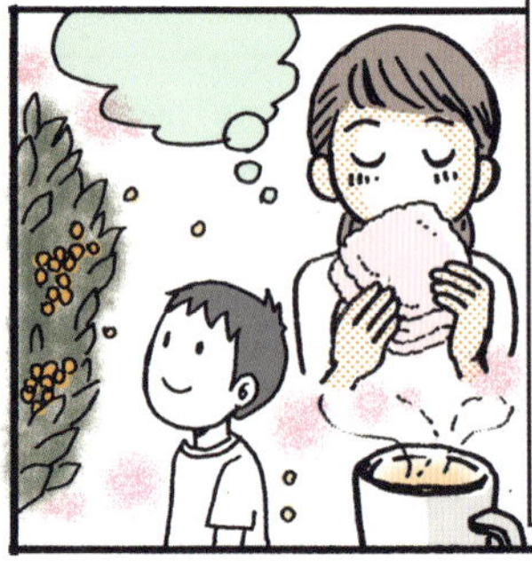

安心したり楽しかったことを思い出す匂いを見つけておく

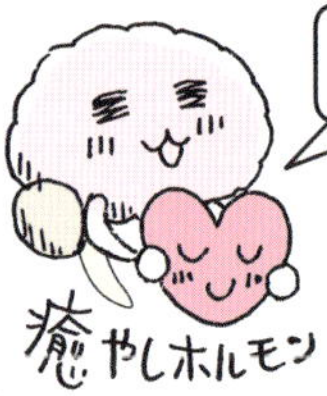

癒やしホルモン

好きなものの匂いで安心

心地よく感じる香りを嗅ぐとセロトニンが分泌され、幸福感やリラックスモードに。お気に入りの香りを見つけて♪

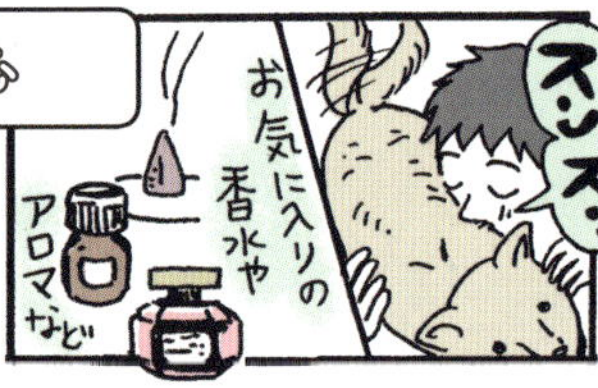

お気に入りの
香水や
アロマなど
スンスン

味覚

おいしいものを味わう

「おいしい」と感じるとβエンドルフィンやドーパミンが分泌され、幸福感をもたらします。ですが脳の報酬系の働きで食べすぎてしまうことも。適量を楽しみましょう♪

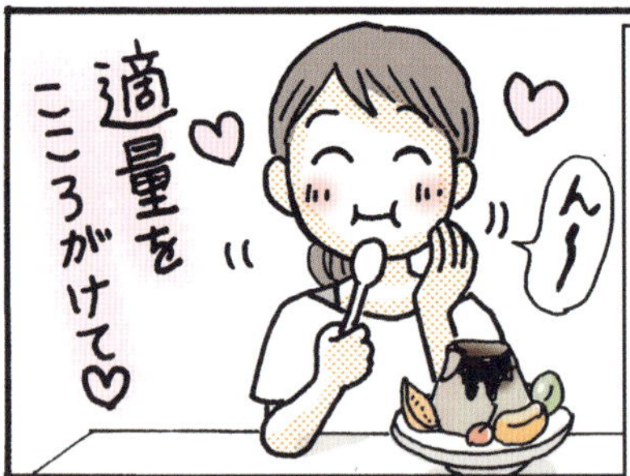

適量をこころがけて♡
んー

自分が「おいしい」と思う食べ物をゆっくり味わう

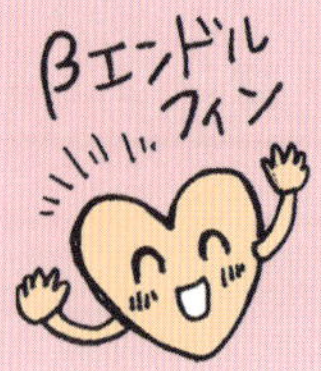

βエンドルフィン

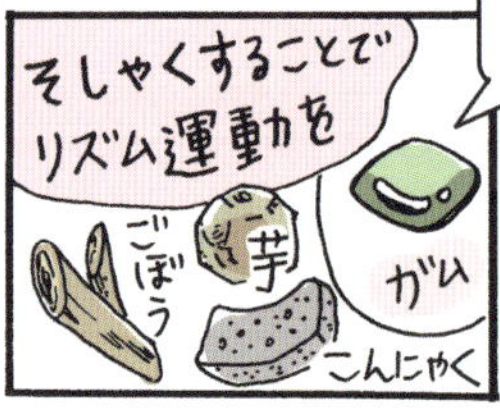

そしゃくすることでリズム運動を
ごぼう
芋
ガム
こんにゃく

食感を刺激する食べ物

厳密に言えば食感（触覚刺激）ですが、食べ物をゆっくりそしゃくすることは「リズム運動」にもなり、約5分ほどでセロトニンの分泌を促します。

触覚

柔らかいものに触れる

柔らかい素材に触れると、心地よさを感じる神経が活発に。副交感神経が優位になり、癒やしホルモンであるオキシトシンとセロトニンが分泌され、幸福感や安心感が得られます。

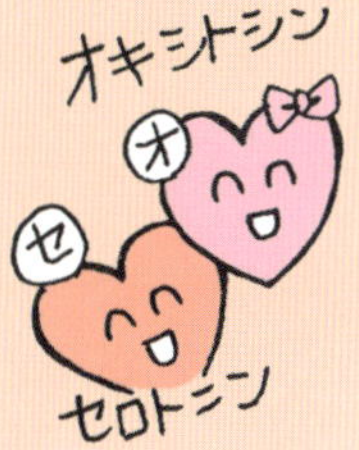
オキシトシン
オ
セ
セロトニン

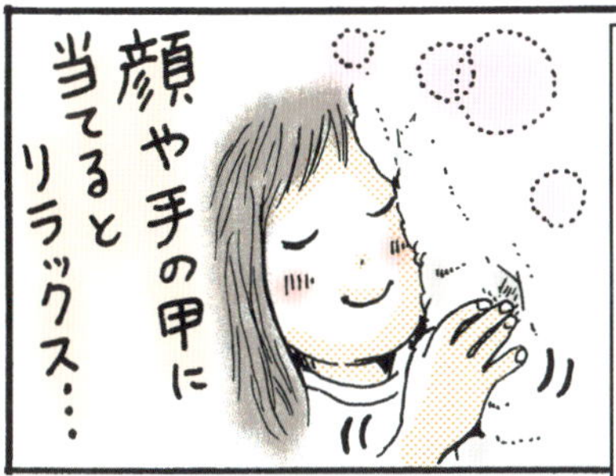
顔や手の甲に当てるとリラックス…

柔らかいタオルや毛布、ベルベット生地などをゆっくりなでる

オイル・クリームを塗る

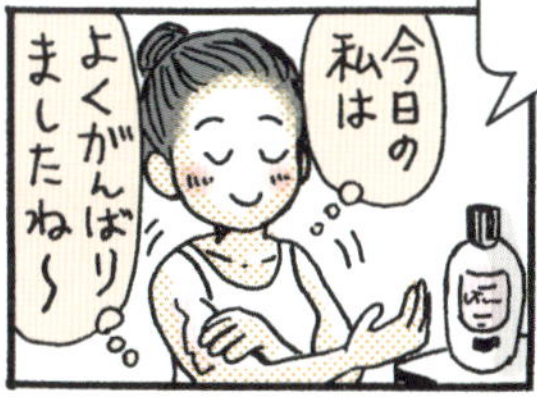
今日の私はよくがんばりましたね〜

ボディオイルやクリームを、自分自身をいたわる気持ちでやさしくゆっくりと塗るだけで、オキシトシンが分泌されて、リラックス効果が得られます。

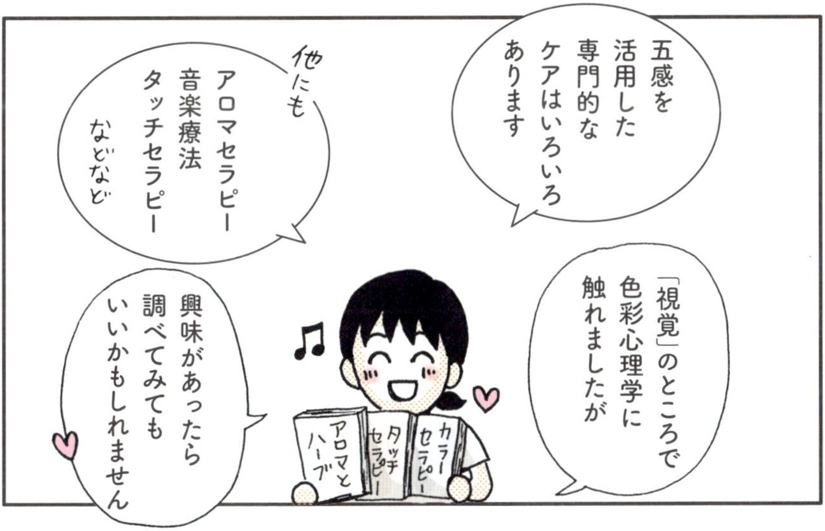
五感を活用した専門的なケアはいろいろあります
「視覚」のところで色彩心理学に触れましたが
他にも
アロマセラピー
音楽療法
タッチセラピー
などなど
興味があったら調べてみてもいいかもしれません
カラーセラピー
タッチセラピー
アロマとハーブ

次は【味覚】【嗅覚】【触覚】の
3つを合わせた面白いケアです

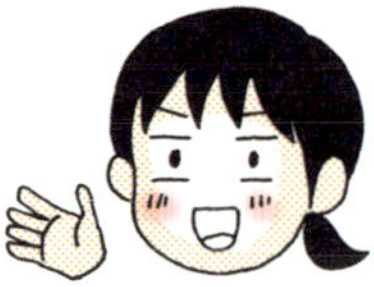

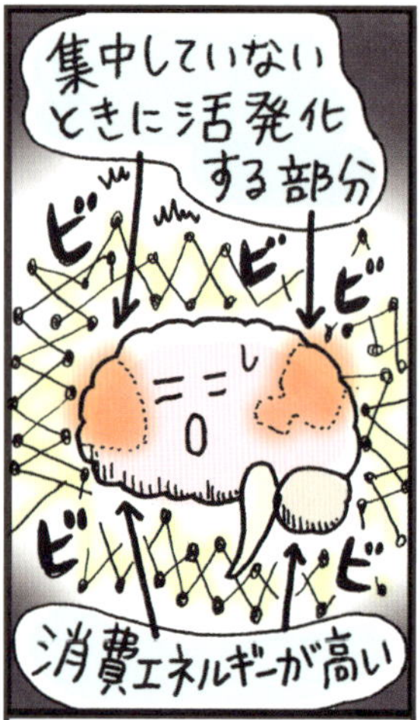
集中していないときに活発化する部分
ビ
ビ
ビ
ビ
ビ
消費エネルギーが高い

この状態は脳のエネルギーを大量に使うともいわれ「脳疲労」の原因の一つともされています。

※「マインドワンダリング」。思考がさまよう、心ここにあらずの状態。

こんなときにオススメ!

- モヤモヤするイライラする
- 考え事が止まらない
- やるべきことに手がつけられない
- 敏感になり過ぎてあれこれ考えてしまう

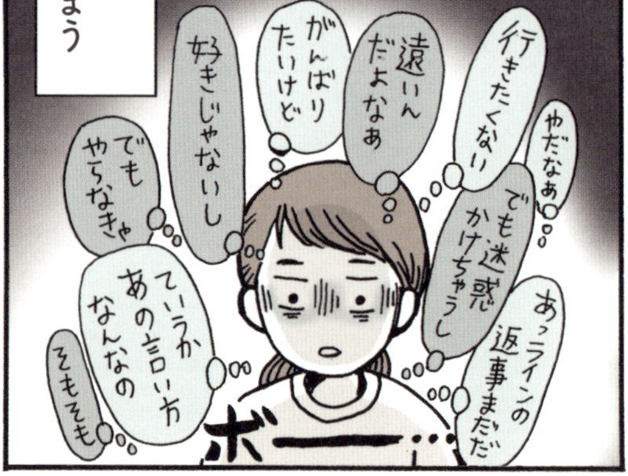
行きたくない
やだなぁ
でも迷惑かけちゃうし
あっラインの返事まだだ
遠いんだよなぁ
がんばりたいけど
好きじゃないし
でもやらなきゃ
ていうかあの言い方なんなの
そもそも
ボー…

脳の「モヤモヤ思考」のスイッチを切り替えて鎮静化
落ち着きを取り戻す方法です。

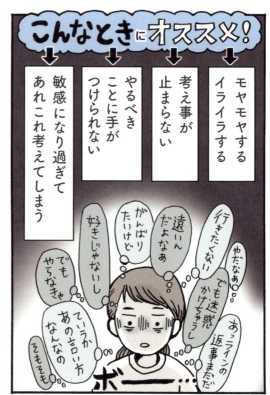

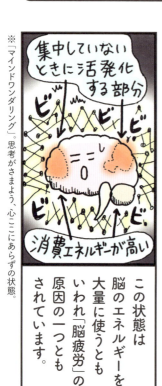

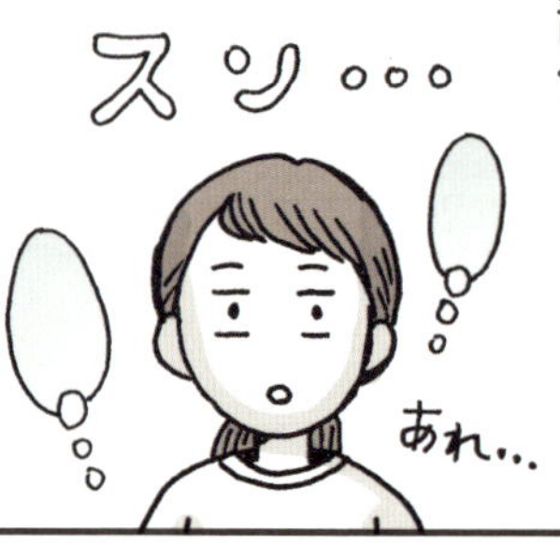
スッ…
あれ…

味覚　嗅覚　触覚

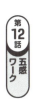

心のクールダウンに

超スローテイスティング

イライラ・ぐるぐる思考が止まらないときに

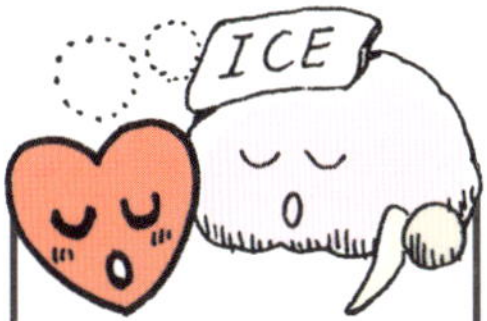
ICE

用意するもの

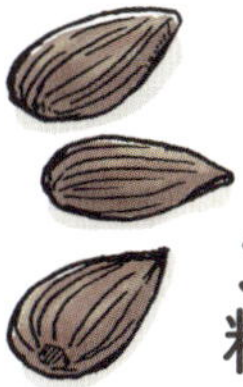

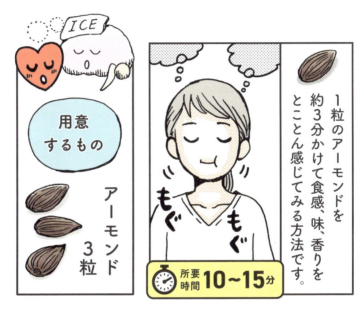

アーモンド3粒

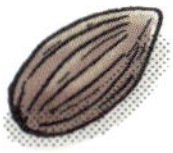

1粒のアーモンドを約3分かけて食感、味、香りをとことん感じてみる方法です。

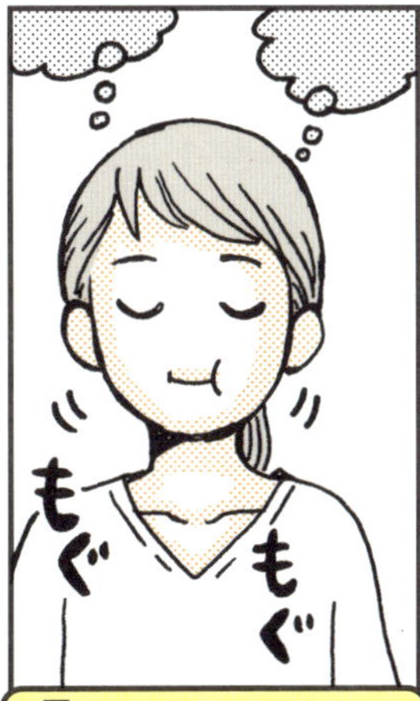
もぐ
もぐ

所要時間 10～15分

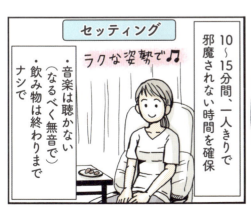

セッティング

10～15分間、一人きりで邪魔されない時間を確保

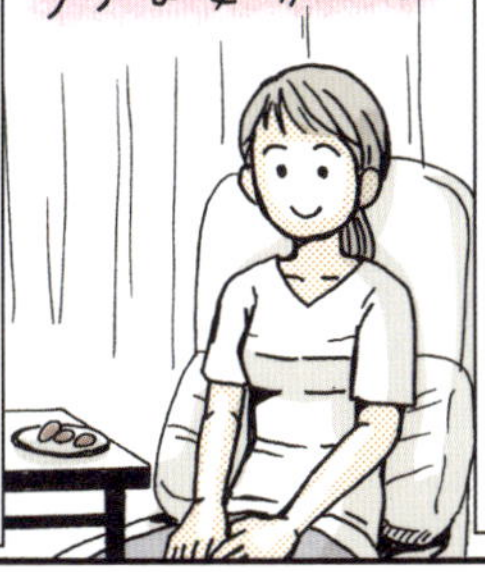
ラクな姿勢で♪

- 音楽は聴かない（なるべく無音で）
- 飲み物は終わりまでナシで

アーモンド以外でもOK！

- チョコアーモンド ×3粒
- レーズン ×5粒
- アーモンドフィッシュ ひとつまみ

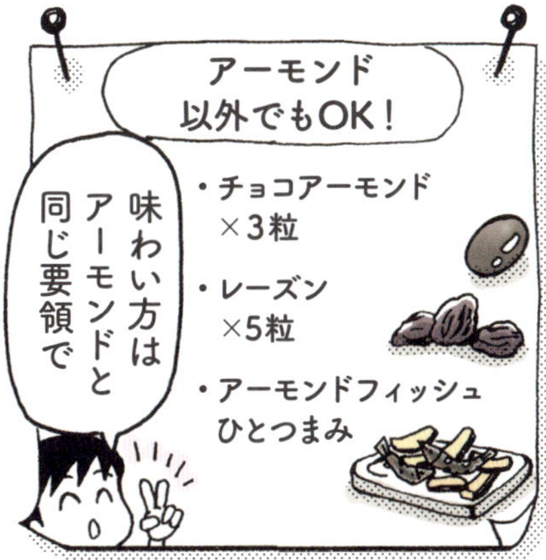
味わい方はアーモンドと同じ要領で

※プルーンや、うす味の煮干しでも（どちらも3個で）。

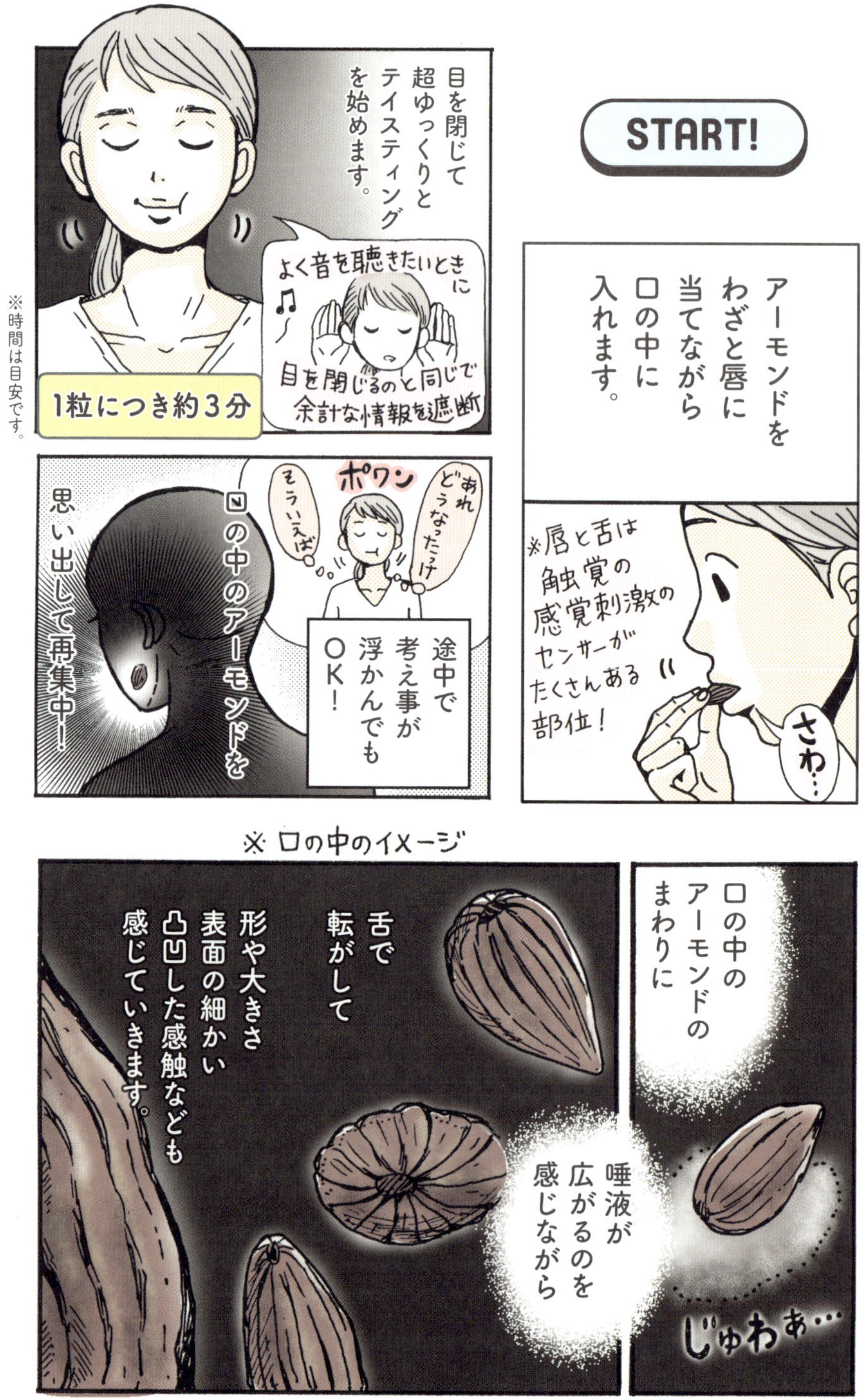
START!
目を閉じて超ゆっくりとテイスティングを始めます。
1粒につき約3分
※時間は目安です。
よく音を聴きたいときに
目を閉じるのと同じで余計な情報を遮断
アーモンドをわざと唇に当てながら口の中に入れます。
※唇と舌は触覚の感覚刺激のセンサーがたくさんある部位！
さわ…
ポワン
そういえば
あれどうなったっけ
途中で考え事が浮かんでもOK！
口の中のアーモンドを思い出して再集中！
※口の中のイメージ
口の中のアーモンドのまわりに唾液が広がるのを感じながら
じゅわあ…
舌で転がして形や大きさ表面の細かい凸凹した感触なども感じていきます。

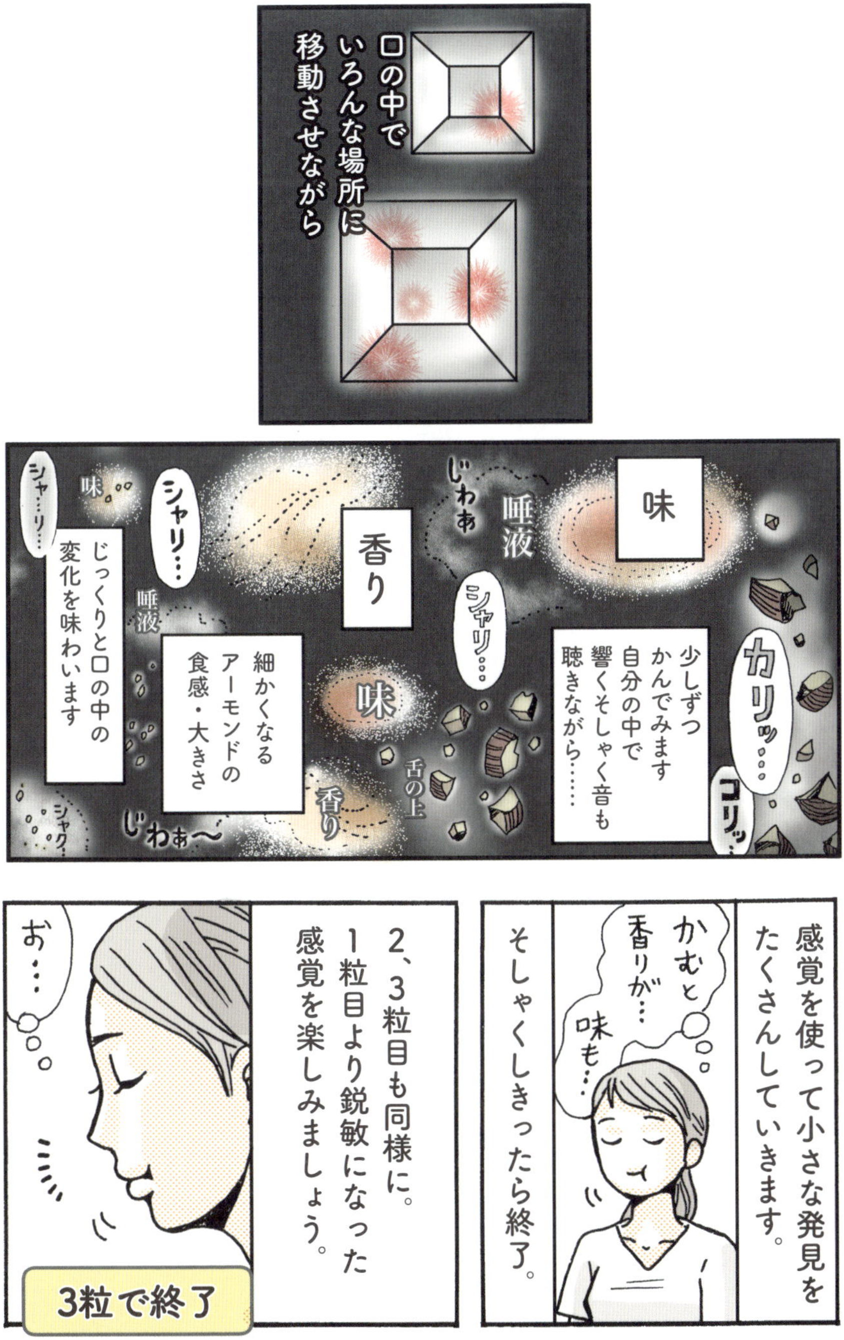
口の中でいろんな場所に移動させながら
少しずつかんでみます自分の中で響くそしゃく音も聴きながら……
カリッ…
コリッ
味
唾液
じわぁ
シャリ…
香り
細かくなるアーモンドの食感・大きさ
味
舌の上
香り
シャリ…
唾液
じっくりと口の中の変化を味わいます
シャ…リ…
味
シャク
じわぁ～
感覚を使って小さな発見をたくさんしていきます。
かむと香りが…
味も…
そしゃくしきったら終了。
2、3粒目も同様に。1粒目より鋭敏になった感覚を楽しみましょう。
お…
3粒で終了

※最初は1粒2分からでもOK。できる人は1粒の時間を延ばしてもグッドです。

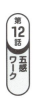

REPORT 崎田レポ

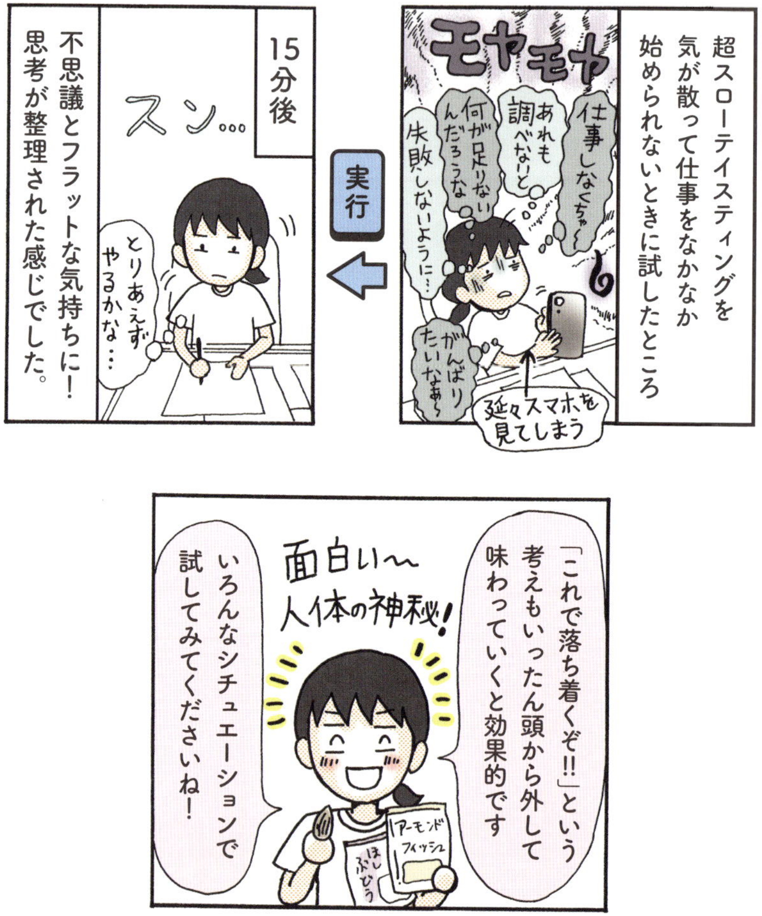
超スローテイスティングを
気が散って仕事をなかなか
始められないときに試したところ
モヤモヤ
仕事しなくちゃ〜
あれも調べないと
何が足りないんだろうな
失敗しないように…
がんばりたいなぁ〜
延々スマホを見てしまう
実行
15分後
スン…
とりあえずやるかな…
不思議とフラットな気持ちに!
思考が整理された感じでした。
「これで落ち着くぞ!!」という
考えもいったん頭から外して
味わっていくと効果的です
面白い〜
人体の神秘!
いろんなシチュエーションで
試してみてくださいね!
アーモンドフィッシュ
ほしぶどう

コラム COLUMN 味覚・嗅覚・触覚で落ち着くワケ

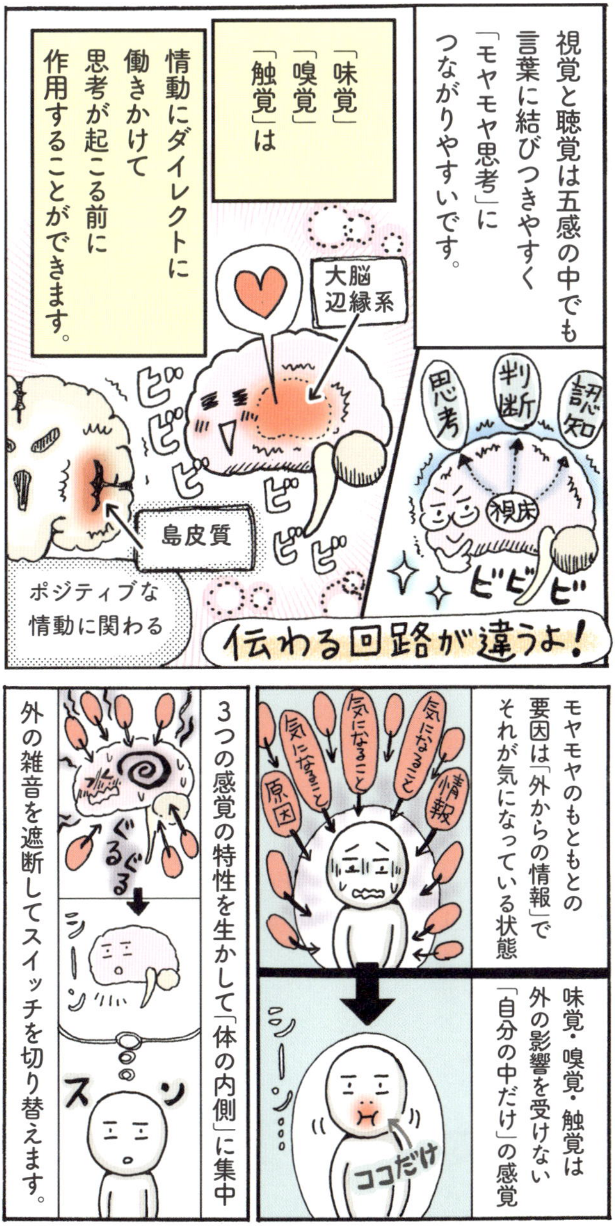
視覚と聴覚は五感の中でも言葉に結びつきやすく「モヤモヤ思考」につながりやすいです。
思考
判断
認知
視床
ビビビ
「味覚」「嗅覚」「触覚」は
情動にダイレクトに働きかけて思考が起こる前に作用することができます。
大脳辺縁系
ビビビビビビ
島皮質
ポジティブな情動に関わる
伝わる回路が違うよ！
モヤモヤのもともとの要因は「外からの情報」でそれが気になっている状態
気になること
気になること
気になること
情報
原因
味覚・嗅覚・触覚は外の影響を受けない「自分の中だけ」の感覚
シーン…
ココだけ
3つの感覚の特性を生かして「体の内側」に集中
ぐるぐる
シーン
スン
外の雑音を遮断してスイッチを切り替えます。

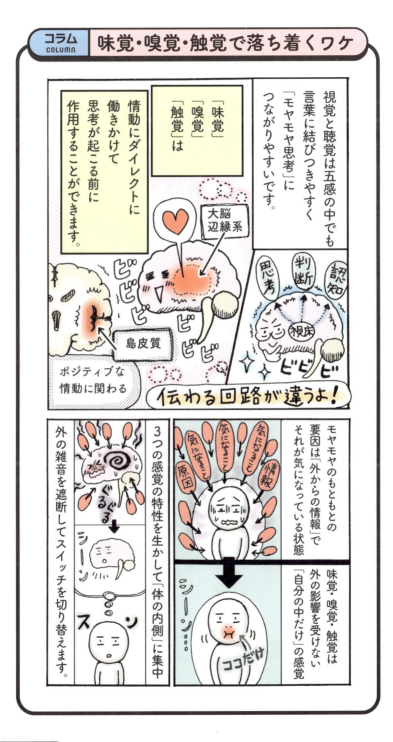

おわりに

うつ病になってもがき続けて約10年。ヨガとアルバイトを始めて1年ほどでうつを改善することができました。うつはつらかったけれど、些細なことで私は心がゆらぎがちなこと、また心と体調の変化がセットで押し寄せてくるのだと気づけたのは、良いことだったのかもしれません。

ただ、その後何年たっても落ち込みグセはあるし、ストレスに弱く、少しのことで神経がピリピリとし、心が疲れやすいのは変わりません。もちろん、ヨガは私の心の健康に大いに役立ってくれましたが、「ヨガのほかに、心を休める方法はないものだろうか？」と考えるようになりました。

心を休める方法って、人と話したり、おいしいものを食べたり、走ったりとか…？　でも運動は苦手だし…と思いながら、心やストレスケアを専門とする先生方に取材を始めました。お話をうかがうにつれ、「こんなに心を休める方法があったのか！」と感動し、自分で実践しながら方法をまとめてきました。

「心のしくみの知識を得る」「体をゆるませて心もゆるませる」という2つのアプローチを分けて紹介しました。ガチガチの心がゆるんだときの心地よさ、安心感。その変化はとても気持ちが良いものです。私が長年テーマとしている「心と体のつながり」も実感してもらえたらと思っています。

本書にはたくさんの「心の〝やすらぎスイッチ〟」を収録しました。

心が疲れたとき、しんどいときに。

まずは気軽な気持ちで試してみて、お気に入りの方法を見つけていただけたらうれしいです。いろいろなメニューがあるので「こういうときにはコレ、こういうときにはコレ」と使い分けていただくのもオススメです。

最後に、監修の先生方、デザイナーの山田益弘さん、小林亮さん、編集担当の西山裕子さん、この本に携わってくださったすべての方々に感謝いたします。

手にとっていただきありがとうございました！

崎田ミナ

やすらぎスイッチ
監修者プロフィール

YASURAGI MASTERS

体と心を癒やして整える「やすらぎスイッチ」の究極のワザを思いやり深く教えてくださった専門家のみなさんを紹介します！

※敬称略

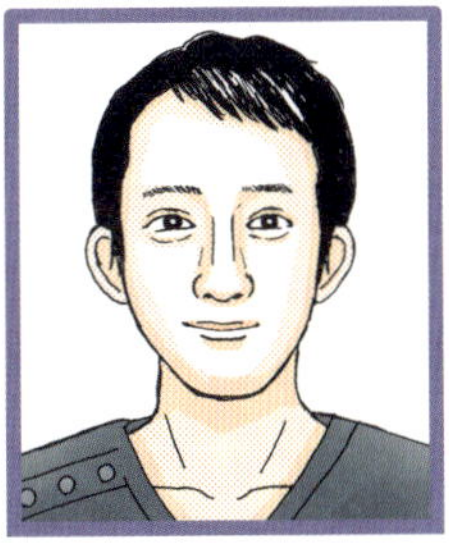

人生の安心拠点への案内人

鈴木 裕介《すずき ゆうすけ》　第1話　自分ライン育て

内科医・心療内科医・産業医・公認心理師。2008年高知大学卒。内科医として高知県内の病院に勤務後、メンタルヘルスに関わる。2018年、「セーブポイント」をコンセプトとした秋葉原内科saveクリニックを開院、院長に就任。身体的な症状だけではなく、その背後にある種々の生きづらさ・トラウマを見据え、こころと身体をともに診る医療を心がけている。著書に『我慢して生きるほど人生は長くない』『心療内科医が教える本当の休み方』（共にアスコム刊）などがある。

秋葉原内科 save クリニック	https://saveclinic.jp/	X	@usksuzuki

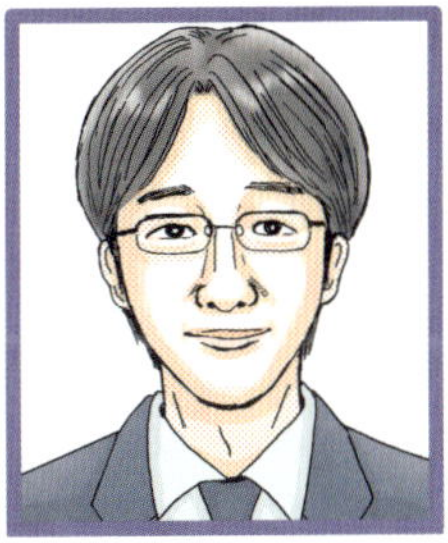

快適に生きる思考を紐解くメンタルカウンセラー

玉井 仁《たまい ひとし》　第2話　考え方のクセを知る

玉井心理研究室代表。博士（学術）、臨床心理士、公認心理師、精神保健福祉士。ロンドン大学ユニバーシティ・カレッジ・ロンドン卒業。現NPO法人青少年自立援助センターの立ち上げ・勤務後、放送大学大学院にて博士号取得。専門はパーソナリティ、衝動性、家族病理、トラウマ、対人関係など。公的機関の教育相談員、CIAP相談室相談員、家族機能研究所室長などを経て現職。学術発表も精力的に行う。著書に『マンガでやさしくわかる認知行動療法』（日本能率協会マネジメントセンター）、『私、合っていますか?』（ニューモラル出版）など。

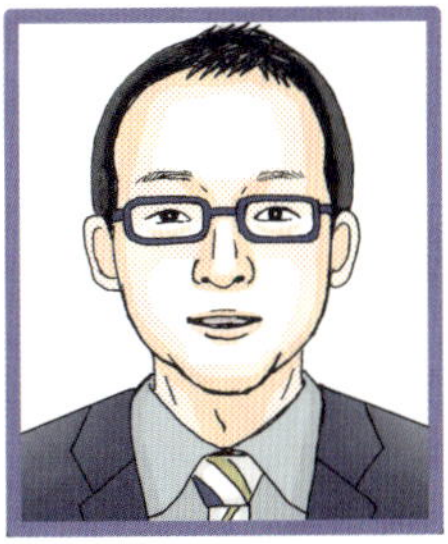

「睡眠×精神」医学研究のトップランナー

西多 昌規《にしだ まさき》　第3話　睡眠リセット

早稲田大学教授、早稲田大学睡眠研究所所長、精神科医。1970年、石川県生まれ。東京医科歯科大学（現・東京科学大学）卒業。国立精神・神経医療研究センター病院、ハーバード大学客員研究員、自治医科大学講師、スタンフォード大学客員講師などを経て、早稲田大学スポーツ科学学術院教授。専門は睡眠医学、精神医学、身体運動とメンタルヘルス、アスリートのメンタルケア。日本精神神経学会精神科専門医、日本睡眠学会総合専門医、など。『眠っている間に体の中で何が起こっているのか』（草思社）ほか著書多数。

働く人のストレスを解きほぐす心療内科医

伊藤 克人《いとう かつひと》

第4話　ストレスの正体
第5話　ゆるふわ「筋弛緩法」

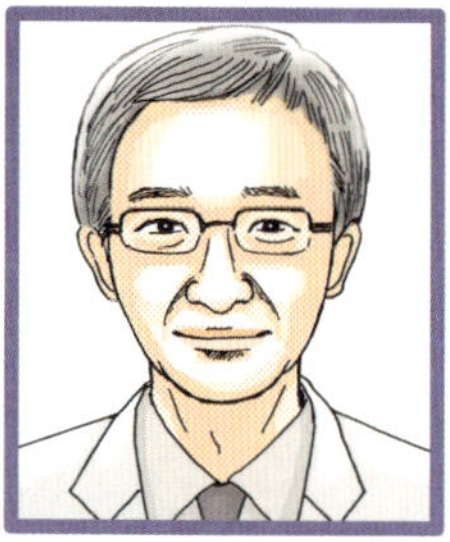

東急病院心療内科心療内科医、東急電鉄統括産業医。1980年、筑波大学医学専門学群卒業後、東京大学心療内科を経て86年より東急病院に勤務、2020年より現職。専門は、心身医学、産業医学、森田療法。産業医として働く人のメンタルヘルス対策、内科系心療内科の診療を行う。日本森田療法学会理事、日本心療内科学会評議員など。『最新版 過敏性腸症候群の治し方がわかる本』（主婦と生活社）『いちばんわかりやすい過敏性腸症候群』（河出書房新社）などメンタルヘルスに関わる著書多数。

タッチケア研究の第一人者

山口 創《やまぐち はじめ》

第6話 セルフハグ 第11話「笑う」「泣く」
第12話 五感ワーク

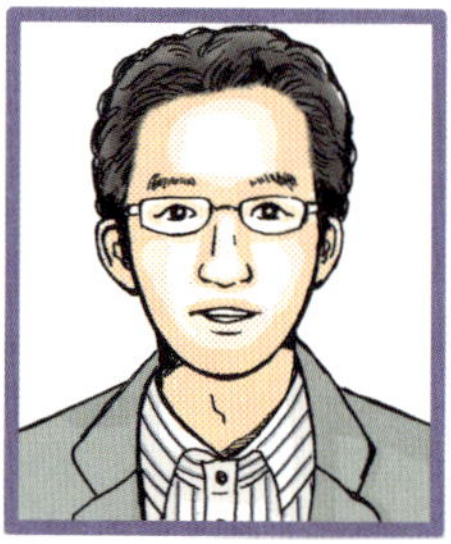

桜美林大学リベラルアーツ学群教授、臨床発達心理士。1967年、静岡県生まれ。早稲田大学大学院人間科学研究科博士課程修了。専攻は臨床心理学・身体心理学。タッチングの効果やオキシトシンについて研究する。『手の治癒力』『人は皮膚から癒される』（以上、草思社）、『皮膚感覚の不思議』（講談社ブルーバックス）、『皮膚は「心」を持っていた！』（青春出版社）、『からだの無意識の治癒力』（さくら舎）、『オトナ女子のおうちセルフケア』（秀和システム）など著書多数。

情動と呼吸の関係を解き明かした

本間 生夫《ほんま いくお》

第7話　呼吸筋ストレッチ

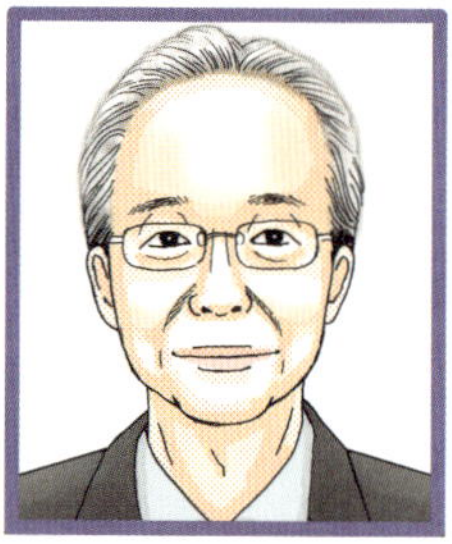

昭和大学名誉教授、東京有明医療大学名誉教授・理事、NPO法人「安らぎ呼吸プロジェクト」理事長。1948年生まれ。東京慈恵会医科大学卒業（医学博士）。専門は呼吸神経生理学。昭和大学医学部第二生理学教室教授、東京有明医療大学副学長、学長、日本情動学会理事長、日本生理学会常任幹事、日本生理学会副会長、日本体力医学会理事、厚生省特定疾患調査研究評価委員長などを歴任。著書に『すべての不調は呼吸が原因』（幻冬舎新書）など。

NPO 法人やすらぎ呼吸プロジェクト　https://yasuragi-iki.jp/

手や足ケアをもとに体と心を整える

市野 さおり《いちの さおり》

第8話　「温め」心メンテ

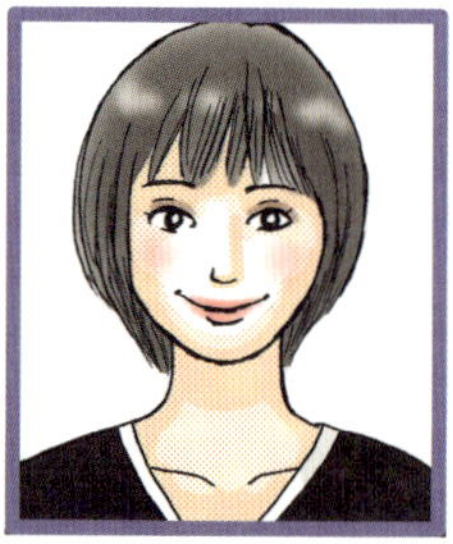

看護師、英国 ITEC 認定リフレクソロジストおよびアロマセラピスト。1968 年生まれ。自衛隊中央病院勤務後、アロマセラピーやリフレクソロジーの資格を活かし、統合医療ナースとして活動。その後、トータルヘルスケアサポート「コンフィアンサせき鍼灸院」で、西洋医療、漢方、アロマセラピー、メディカルハーブ、薬膳などの幅広い知識を活かしたボディケア、セルフケア指導を行う。セミナーも行っている。『不調と美容のからだ地図』（日経BP）など著書多数。

コンフィアンサ せき鍼灸院　http://confianzas.com/

心をケアするヨガを実践する精神科専門医

松島 幸恵《まつしま さちえ》 ｜ 第9話　心が整うヨガ

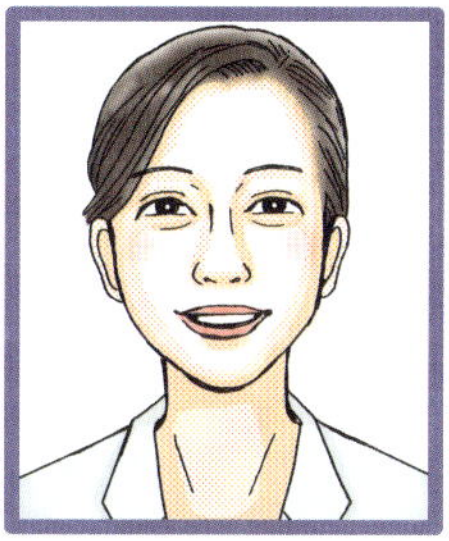

池袋オリーブメンタルクリニック院長。精神科専門医、産業医、精神保健指定医、法務博士。1999年、聖マリアンナ医科大学を卒業後、東京都立松沢病院、東京都立府中病院、山角病院、錦糸町クボタクリニックなどを経て、現職。日本医師会認定健康スポーツ医の資格を活かした運動療法、心をケアするヨガプログラム、MBSR（マインドフルネスストレス低減法）認定講師としての指導も行う。豊島区福祉サービス権利擁護事業推進委員として地域福祉向上にも尽力。

池袋オリーブメンタルクリニック　https://iomc.jp/

SNS界随一の心療内科専門医

大武 陽一《おおたけ よういち》 ｜ 第10話　自律訓練法

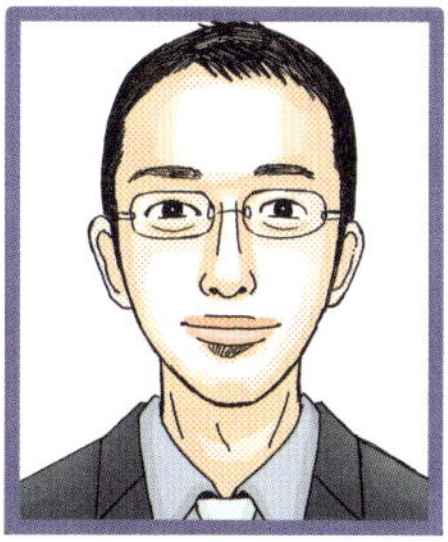

たけお内科クリニックからだと心の診療所院長。内科医、心療内科医、産業医、公認心理師。専門は、心療内科、腎臓、緩和ケア、プライマリケア、老年医学、産業医学、医療社会学など。心療内科、心身症の知識を一人でも多くの人に届けるべく、「内科医たけお」として各種SNS、ポッドキャストなどで日々医療情報の発信を行い、総フォロワー数は72kを超える。書籍の執筆や学校・学会での講演、企業の産業保健にも精力的に取り組んでいる。

クリニックのWebページ　https://www.body-mind-clinic.com/　**YouTube**　@ 内科医たけお

参考文献

『最新医学別冊 新しい診断と治療の ABC78/ 精神 8 心身症』久保千春（最新医学社）

『病気がみえる Vol.7 脳・神経　第 2 版』医療情報科学研究所編（メディックメディア）

『ボディ・ナビゲーション』Andrew Biel、監訳：阪本桂造（医道の日本社）

『休養学基礎：疲労を防ぐ！健康指導に活かす』杉田正明、片野秀樹、監修：日本リカバリー協会（メディカ出版）

『ひと目でわかる　脳のしくみとはたらき図鑑』監修：黒木俊秀、神野尚三、翻訳：小野良平（創元社）

『ひと目でわかる　体のしくみとはたらき図鑑』監修：大橋順、桜井亮太、翻訳：千葉喜久枝（創元社）

『いやな気分よ、さようなら 自分で学ぶ「抑うつ」克服法』デイビッド・D・バーンズ、翻訳：野村総一郎ほか（星和書店）

『からだのためのポリヴェーガル理論　迷走神経から不安・うつ・トラウマ・自閉症を癒すセルフ・エクササイズ』スタンレー・ローゼンバーグ、翻訳：花丘ちぐさ（春秋社）

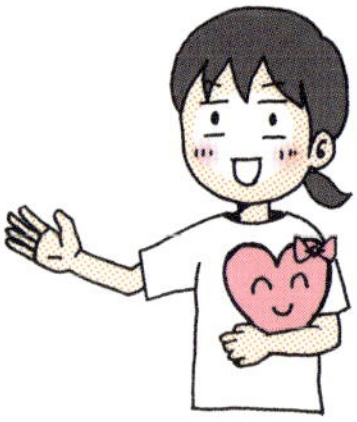

崎田ミナ
MINA SAKITA
イラストレーター、漫画家。1978年、群馬県生まれ。武蔵野美術大学短期大学部グラフィックデザイン科卒業。ヨガ通いによって、長年のうつ病を克服。著書の『自律神経どこでもリセット！ ずぼらヨガ』『自律神経どこでもリセット！ も〜っとすぼらヨガ』（共に飛鳥新社）、『職場で、家で、学校で、働くあなたの疲れをほぐす　すごいストレッチ』（エムディエヌコーポレーション）、『くう、ねる、うごく！ 体メンテ』（マガジンハウス）、『自分の手でときほぐす！ ひとりほぐし』（日経BP）はいずれもベストセラーになっている。近刊に『ピンポイントで整う！ じんわり押し活』（マガジンハウス）がある。

本書は『日経ヘルス』2022夏号〜2024秋号に連載した『心の休養ケア』の内容をもとに大幅加筆、再編集し、86〜95ページ、130〜145ページの書き下ろしを加えたものです。

もやもや、イライラ、コリコリ、うつっぽさ、
対人関係のストレスがすーっとやわらぐ！

やすらぎスイッチ

2025年 4 月21日　第 1 版 第 1 刷発行
2025年 6 月16日　第 1 版 第 3 刷発行

著者	崎田ミナ
発行者	佐藤珠希
発行	株式会社日経BP
発売	株式会社日経BPマーケティング 〒105-8308 東京都港区虎ノ門4-3-12
編集	西山裕子（日経ヘルス編集部）
デザイン・制作	山田益弘、小林 亮
企画	白澤淳子（日経ヘルス編集部）
印刷・製本	TOPPANクロレ株式会社

ISBN 978-4-296-20713-8